Peter Pukownik

Das Heilwissen der HL. HILDEGARD VON BINGEN

vianova
Verlag Via Nova

Peter Pukownik

Das Heilwissen der HL. HILDEGARD VON BINGEN

vianova
Verlag Via Nova

„Die medizinische Wissenschaft befindet sich in einer ständigen Entwicklung. Die Forschung an Universitäten, Kliniken, in den Praxen und der pharmazeutischen Industrie erbringt Tag für Tag Wissen, das heute in neue (und teilweise auch in alte und uralte) Behandlungsmethoden und Medikamente mit einfließt. Der vorliegende Ratgeber wurde aus der Praxiserfahrung des Autors mit größter Mühe und Sorgfalt geschrieben. Autor und Verlag können aber dennoch keine Haftung für die Gültigkeit und für eventuelle Nachteile oder Schäden, die aus den im Buch gemachten Hinweisen resultieren, übernehmen. Der Leser ist in jedem Fall verpflichtet, eventuelle Beipackzettel oder andere Hinweise bei den Medikamenten und Behandlungen genau zu lesen und alle Informationen über Dosierung, Nebenwirkungen und Gegenanzeigen zu berücksichtigen. Im Zweifelsfalle ist der Heilpraktiker, Arzt oder Apotheker um Rat zu fragen, wie auch andere wichtige Entscheidungen zu Behandlungen und Heilmitteln immer mit einem entsprechendem Therapeuten abgesprochen werden sollten."

---

1. Auflage 2011

Verlag Via Nova, Alte Landstr. 12, 36100 Petersberg

Telefon: (06 61) 6 29 73

Fax: (06 61) 96 79 560

E-Mail: info@verlag-vianova.de

Internet: www.verlag-vianova.de / www.transpersonale.de

Umschlaggestaltung: Guter Punkt, München

Bildnachweis: Hildegard von Bingen: © akg-images;

Kräuter: © Dorling Kindersley / Getty Images

Satz: Sebastian Carl

Druck und Verarbeitung: Appel und Klinger, 96277 Schneckenlohe

ISBN 978-3-86616-205-1

Widmung

Meiner lieben Frau Helga
zu unserer „Goldenen Hochzeit“

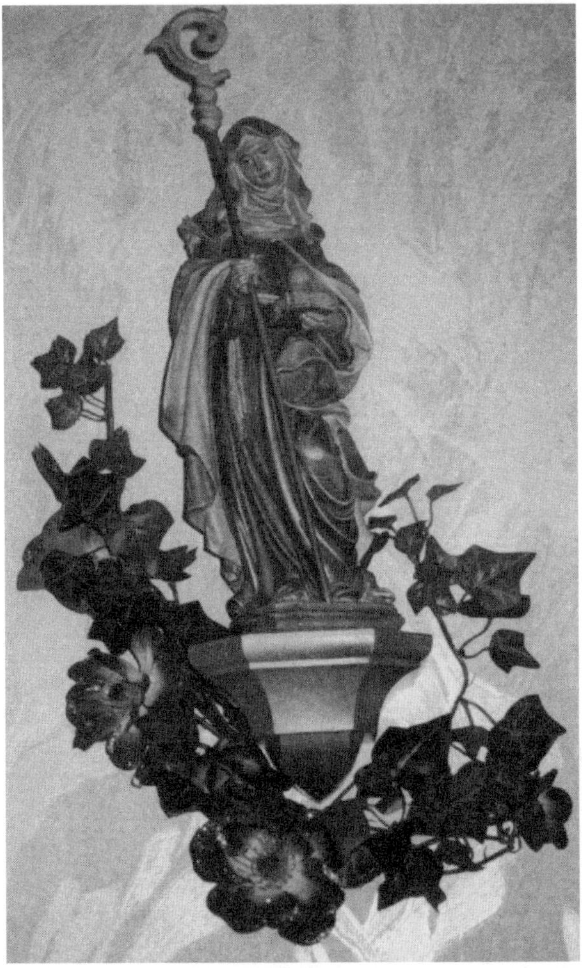

„Hl. Hildegard von Bingen mit Äbtissinnenstab, Buch und Salbentöpfchen“

INHALTSVERZEICHNIS

Vorwort ... 11
Einführung ... 17

HILDEGARD VON BINGENS HEILKUNDE ... 19
Hildegard von Bingen – Lebensdaten ... 20
Die heilige Hildegard und ihre Heil(s)kunde ... 22
Leitsätze ... 23
Die drei Krankheitsursachen bei Hildegard ... 24
Die Regeln der Hildegard-Heilkunde ... 25
Die Grundmittel der heiligen Hildegard ... 27
Dinkel ... 27
Fenchel (foeniculum vulgare) ... 37
Galgant – die heilende Schärfe ... 43
Bertram ... 48
Quendel ... 50
Rohkost ... 54
Phytinsäure und Osteoporose ... 55
Herzwein (Petersilien-Honig-Wein) ... 56
Die Weizenpackung ... 58
Kalbsfuß-Suppe ... 59
Die „Goldkur“ ... 61
Der Goldwein ... 63
Silber ... 64
Kupfer ... 68
Die allgemeine Krankenkost nach Dr. Hertzka ... 70
Säuren und Basen und die „Küchengifte“ ... 74
Die Edelkastanie (Maroni – castanea sativa) ... 78
Dachs ... 86
Mandeln (amygdalae dulces) ... 86
Kürbis (cucurbita pepo) ... 90
Haut-Krankheiten, besonders Akne und Psoriasis ... 93
„Bohnensuppe ohne Bohnen“ ... 94
Auflagen mit Bohnenmehl, Fenchelpulver und Weizenmehl ... 95

Hildegardische Darmsanierung ... 97
Das Durchfall-Ei ... 102
Starkes Erbrechen ... 103
Das Rezept für Dotterkekse ... 103
Colitis ulcerosa – Morbus Crohn ... 104
Lungen-Bronchial-Erkrankungen ... 106
Atemwegs-Erkrankte sollten bevorzugt essen und trinken. ... 106
Zu verwendende Gewürze bei Atemwegs-Erkrankungen: ... 108
Bei allen Atemwegs-Erkrankungen unbedingt meiden: ... 110
Wichtige Therapien bei Atemwegs-Erkrankungen: ... 110
Besonders hartnäckiger, trockener Husten ... 111
Rheuma-Therapie ... 112
Parkinson´sche Krankheit ... 116
Quitten ... 119
Weitere wichtige Mittel der Hildegard-Heilkunde ... 121
Akelei ... 121
Alant ... 122
Aloe ... 126
Andorn ... 127
Apfelknospen-Öl ... 132
Aronstab ... 133
Bärwurz ... 134
Beifuß ... 137
Bockshornklee / griechischer Klee (trigonella foenum) ... 139
Bohnenkraut (Pfefferkraut) ... 139
Brennnessel ... 140
Dill ... 144
Diptam ... 145
Eibisch ... 145
Flohsamen (semen psyllii) ... 146
Gewürznelke ... 150
Gundelrebe ... 152
Hirschzunge ... 153
Ingwer – Ingwer-Granulat ... 157
Wilder Lavendel (Speik) ... 159
Liebstöckel (Maggi-Kraut) ... 159
Meisterwurz ... 160

Myrrhe ... 162
Meerrettich ... 162
Muskatnuss ... 163
Mutterkraut ... 167
Odermennig ... 168
Pfingstrose ... 168
Rainfarn ... 169
Rebtropfen – ölige ... 170
Ringelblumen ... 171
Salbei (salvia officinalis) ... 171
Schafgarbe ... 174
Stimmkräuter ... 177
Tanne ... 178
Veilchen ... 179
Wegerich ... 182
Weihrauch ... 183
Weinessig ... 184
Weinraute (ruta graveolens) ... 185
Wermut ... 188
Die Wurmkur ... 192
Ysop ... 193
Zaunrübe (bryonia) ... 195
Zimt ... 195
Krebs-Therapie nach der hl. Hildegard ... 200
Das Wasserlinsen-Elixier und die Aalgalle ... 203
Der Mond und sein Einfluss auf Mensch und Natur ... 207
Räucherungen ... 211
Die Riech-Kräuter ... 211
Schmerzen durch festsitzenden Schnupfen ... 212
Der Aderlass ... 214
Indikationen des Hildegard-Aderlasses ... 215
Vom Verhalten nach dem Aderlass ... 216
Aderlass-Tabelle ... 217
Wo wird zur Ader gelassen? ... 218
Farben des Aderlass-Blutes und ihre Bedeutung ... 218
„Von der Verschiedenheit des Blutkuchens“ ... 219
Der Mini-Aderlass ... 220

Das hildegardische Schröpfen 223
Zeichnung der Head´schen Zonen nach Abele 227
Vom Podagra 228
Zusammenfassung der hildegardischen Schröpfstellen: 230
Zeichnung von Schröpfstellen am Körper 231
Schröpfen bei Nieren-Erkrankungen mit Rückenschmerzen 232
Schröpfen und Wickeln bei Ischialgie 234
Das Heilfasten nach Hildegard von Bingen 235
Drei gute Gründe zum Heil-Fasten: 237
Die „Holländische Fastenkur“ 239
Von der Heilkraft des Weines 241
Wein in der Hildegard-Heilkunde 242
Die Heilkraft der Gebete 244
Kurioses rund ums Fasten 248
Die Edelstein-Therapie 253
Achat 254
Amethyst 254
Bernstein 255
Beryll 257
Chalzedon 258
Diamant 259
Hyazinth 260
Jaspis 262
Karneol 265
Onyx 266
Rubin (Karfunkel) 268
Smaragd 269

Nachwort 273
Bezugs-Adressen von Hildegard-Mitteln und -Medikamenten: 275
Hildegard-Literatur (teilweise vergriffen) und Hildegard-Verbände: 276
Die Zeitschriften der drei großen Hildegard-Vereine: 277
Stichwortverzeichnis 278

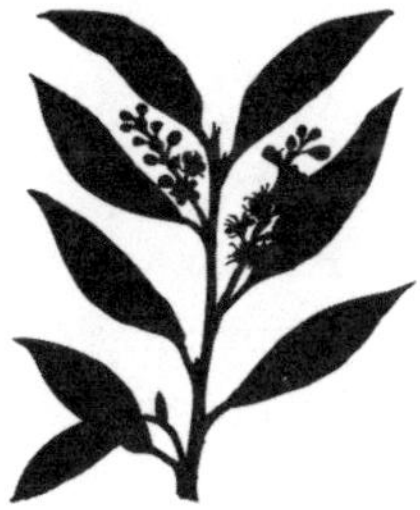

Vorwort

Die heilige Hildegard von Bingen sagte in ihren Schriften sinngemäß:

*„Medizin ist nicht dazu da, das Leben zu verlängern,
sondern dazu, das Leben lebenswerter und damit offener für Gott zu machen!"*

Und schon Sokrates (469 v. Chr.; † 399 v. Chr.) sagte – schon fast 1500 Jahre vor Hildegard, aber ganz in ihrem Sinne:

„Wenn jemand Gesundheit sucht, frage ihn erst, ob er bereit sei, künftighin die Ursachen der Krankheit zu meiden; erst dann darfst du ihm helfen!"

Dieses Buch entstand aufgrund von Anregungen vieler meiner Patienten und Freunde, die meinten, ich solle die praktischen Beispiele aus der Hildegard-Medizin, die ich ständig in der Praxis gebe und auch als Info-Blätter verteile, doch in einem Buch zusammenfassen – was ich hiermit getan habe.

Zum Text: Wenn ich Hildegard direkt erwähne, habe ich dies in *Kursivschrift* gesetzt. Ich habe mir allerdings erlaubt, ihre Texte oft auf das Wesentliche zu kürzen und teilweise in unsere heutige Sprache umzusetzen, da die mittelalterlichen Ausdrucksweisen nur schwer zu verstehen sind. Markante Wörter oder Ausdrücke habe ich dabei – ob Hildegard-Text oder meine Interpretationen – unterstrichen und fett geschrieben, sie sollten im Stichwortverzeichnis aufgeführt sein, damit man sich leichter tut, etwas zu finden.

Vorher muss aber einiges gesagt werden:

Keiner von uns hat das Rad erfunden, das haben unsere Ur-Ur-Ur-Vorfahren gemacht. Wir hätten es vielleicht erfunden, wenn es nicht schon da gewesen wäre. Aber wir Nachgeborenen konnten darauf aufbauen und weitermachen.

So ist es auch mit der Hildegard-Heilkunde. Sie – die hl. Hildegard von Bingen – hat uns durch ihre diktierten und aufgeschriebenen Eingebungen sehr viel Wissenswertes und Gutes hinterlassen, und viele nach ihr haben ihre Aufzeichnungen übersetzt, interpretiert und für unsere heutige Zeit praktikabel gemacht. Hier steht für mich und sicher alle Hildegard-Freunde unser Dr. med. Gottfried Hertzka natürlich an erster Stelle, auf dessen Buch „Die Wunder der Hildegard-Medizin“ ich 1978 gestoßen worden bin. Dieses Buch hat mich vom ersten Augenblick an fasziniert, und ich war eine Woche nicht ansprechbar, sondern habe es immer wieder gelesen. Auch das erste veröffentlichte Büchlein von Dr. Gottfried Hertzka „So heilt Gott“ – das ich mir dann sofort besorgte – und der persönliche Kontakt mit ihm und dem ersten Hildegard-Verein in Österreich mit Helmut Posch haben mich sehr viel weitergebracht.

Ich fing an, zu Hause in der Familie und in meiner Naturheilpraxis mit der Hildegard-Medizin zu experimentieren – mit sehr guten und teilweise für mich damals wie heute auch noch verblüffenden Ergebnissen. Auch besorgte ich mir natürlich noch andere Literatur, wie die Übersetzung von „Ursachen und Wirkungen“ (Causae et Curae) von Dr. Hugo Schulz, die Bücher von Schipperges, u. v. a. m., später dann die Übersetzungen aus der Schweiz von Frau Dr. Portmann und ihrem Team. Portmann ziehe ich heute noch immer wieder zu Rate. Auch tragen natürlich die Veröffentlichungen aller großen Hildegard-Vereine in Österreich, in der Schweiz und in Deutschland mit den Erfahrungen vieler Hildegard-Freunde und Kollegen dazu bei.

Ich selbst wurde ab meinem sechsten Lebensjahr von meiner Großmutter mit der Naturheilkunde „infiziert“. Sie war 48 Jahre lang in der bayerischen Rhön als Hebamme, „Knochenbrecherin“ (auch „Einrichterin“ genannt – heute Chiropraktikerin) und natürlich mit der übrigen Naturheilkunde tätig – also eine der „alten, weisen Frauen“. Ihre Vorfahren (und somit auch meine) übten dies alles nachweisbar schon seit etwa 300 Jahren als Hirten aus. Sie selbst wurde 97 Jahre alt. Wir sammelten als Kinder für sie verschiedene Heilpflanzen, fingen ihr Blutegel und schauten überall neugierig zu (manchmal natürlich nur heimlich), wenn irgendwelche Leute zu ihr kamen. Dann wurde ich ab 1959 an der Uni-Klinik in Würzburg durch meine Ausbildung als Masseur und med. Bademeister in der Schulmedizin und später als Physiotherapeut und noch später bei meiner Ausbildung als Heilpraktiker in der Naturheilkunde weiter geprägt. So fiel die Hildegard-Medizin 1978 bei mir natürlich auf sehr fruchtbaren Boden. Der Funke sprang sofort über und glüht heute nach über 30 Jahren intensiver Beschäftigung mit der Hildegard-Heilkunde immer noch.

Im Jahre 1983 sollte ich dann in München auf einem Naturheilkunde-Kongress der bayerischen Heilpraktiker einen Vortrag über Homöopathie halten. Ich lehnte das Thema ab und meinte, ich würde stattdessen in meinem Vortrag über die Hildegard-Heilkunde sprechen. Dies wurde aber vom Organisator der Tagung erst einmal rundweg abgelehnt. Nach drei bis vier Monaten wurde ich dann wieder von ihm angerufen, und er erklärte sich damit einverstanden, dass ich über die Hildegard-Heilkunde reden dürfe (scheinbar hatte man keinen anderen Referenten gefunden) – hätte aber nur 30 Minuten Redezeit. Ich setzte mich also hin und schrieb alles auf, was ich den Kolleginnen und Kollegen über „unsere" Hildegard erzählen wollte. Beim ersten Probelesen meines Vortrags kam ich auf dreieinhalb Stunden. Nun musste ich alles auf das Wesentlichste kürzen. Der Vortrag vor etwa 800 Personen dauerte dann noch genau 33 Minuten. Er wurde zum Schluss mit großem Applaus honoriert, und der damalige Vorsitzende Glas umarmte mich auf offener Bühne und meinte, dass dies eben noch echte Naturheilkunde sei, und veranlasste die Gründung eines „Arbeitskreises für Hildegard-Heilkunde", dessen Vorsitzender ich wurde und der heute noch besteht.

Bei diesem Arbeitskreis kamen alle interessierten Kolleginnen und Kollegen alle zwei Monate in München zusammen. Ich trug ein bestimmtes Thema aus der Hildegard-Heilkunde vor, wir vertieften dies in Diskussionen und jeder bekam die „Hausaufgabe", dies zu Hause in der Familie und in der Praxis mit den Patienten weiter auszuprobieren und beim nächsten Treffen die Ergebnisse vorzutragen. Dies war einige Jahre lang eine sehr fruchtbare Arbeit und floss in alle anderen Praxen mit ein und später dann auch in meine ab 1991 veröffentlichten Bücher über die Hildegard-Heilkunde.

Nur ein Beispiel daraus: Als wir über das Hildegard-Gewürz Bertram sprachen und die positiven, entgiftenden Wirkungen auf den Kopf, hatte ein oberbayrischer Kollege eine Idee: „Wenn Bertram die üblen Säfte aus dem Kopf holt, könnten wir doch Bertram-Pulver schnupfen. Er stellte sich als „Versuchskaninchen“ zur Verfügung, nachdem wir ihm versichert hatten, dass wir ihm „Erste Hilfe“ leisten würden, wenn etwas dabei schiefgehen würde. Unter unser aller neugieriger Aufsicht nahm er vorsichtig eine Prise Bertram-Pulver auf den Handrücken und schnupfte es in beide Nasenlöcher hoch. Er machte ein erstauntes Gesicht, musste einige Male kräftig niesen und meinte dann, dass dies nun „im Hirn ein herrlich freies Gefühl“ sei. Wir probierten es daraufhin alle und mussten dies bestätigen. Seither gehört dieses Bertram-Schnupfen in unseren Praxen u. a. zur Therapie bei allen Nebenhöhlen-Erkrankungen. Im Laufe der Jahre kamen noch viele solcher und ähnlicher Ergebnisse dieses Arbeitskreises dazu und sind heute teilweise eine Selbstverständlichkeit.

Man sollte sich aber immer möglichst genau an die Originaltexte von Hildegard halten. Auch hierzu ein Beispiel: Mein Apotheker in Bad Steben stellte für die nun langsam wachsende Zahl von „Hildegard-Patienten“ auch den Herzwein – also den Petersilien-Honig-Wein – nach dem Rezept der hl. Hildegard von Bingen zum Verkauf an die Patienten her. Viele wollten ihn nicht selber machen, sondern ihn lieber fertig kaufen, obwohl alle das Rezept von mir in Kopie als „Patienten-Informationsblatt“ in die Hand gedrückt bekamen. Nun sagten einige kritische Patienten dem Apotheker, dass sie es „unmöglich“ fänden, dass der Honig in diesem Herzwein gekocht würde. Da gingen so viele Inhaltsstoffe, u. a. viele Vitamine, verloren und es sei besser, den fertig gekochten Petersilienwein dann mit dem Honig nur noch sachte zu erwärmen. Er tat es und bekam von den Patienten die Rückmeldung: Der Herzwein wirke nicht mehr so gut wie vorher. Also kochte er ihn wieder, und alle waren zufrieden. Er vermutete dann, dass gerade durch das Kochen mit dem Honig hier ein bisher scheinbar noch nicht bekanntes Herz-Glykosid frei werden könnte und dadurch so gut wirke. Daran sieht man, dass wir nicht von ihren Anweisungen abweichen und nicht andere Erfahrungen bei Hildegards Rezepturen hineinmischen sollten.

So haben eigentlich alle, die jemals etwas mit der Hildegard-Heilkunde zu tun hatten und irgendwo etwas vorgetragen oder/und veröffentlicht haben, zu dieser Erfahrungs-Sammlung beigetragen und ich möchte ihnen allen dafür auch danken.

Im Laufe der Jahre und Jahrzehnte schrieb ich bei Bedarf – natürlich alle in Anlehnung an Hildegards Texte – eine ganze Reihe dieser „Patienten-Informationsblätter" über die verschiedensten Themen, die ich den Kranken in der Praxis zusammen mit den entsprechenden Erklärungen und Anweisungen aushändigte. Sie hatten dadurch etwas Konkretes vor sich und konnten vieles zu Hause selber machen, ohne dauernd in die Praxis kommen zu müssen. Dies hat sich im Laufe der Jahre sehr bewährt, und dieses Büchlein ist nun eine Zusammenfassung dieser „Patienten-Informationsblätter", ergänzt durch die eigenen Erfahrungen und die vieler Kollegen und Patienten.

Natürlich kann man nicht alle Sachen, die auf einen zutreffen, auf einmal anwenden – das wäre entschieden zu viel! Aber man kann sich das, was im Augenblick am besten und am schnellsten zu beschaffen ist, aussuchen, ausprobieren und schauen, wie man darauf reagiert. Was einem nicht bekommt oder wogegen man im Augenblick eine spontane Abneigung verspürt, sollte man natürlich nicht machen. Man muss sich immer den Spruch der hl. Hildegard vor Augen halten: *„Wir müssen auf die Stimme unserer Seele hören, wenn wir gesunden wollen."* Sie sagt uns schon, was im Augenblick am besten für uns ist – wir müssen nur in unser Innerstes hineinhorchen und uns dafür auch die nötige Zeit lassen.

Ebenso verhält es sich beim Essen und Trinken, bei den Geboten und Verboten. Wir leben in der heutigen Zeit, und für einen Menschen, der irgendwo im Arbeitsprozess steht, ist es sehr schwer, dies alles genau zu befolgen. Er wird hie und da schon Kompromisse machen müssen, und manchmal muss man eben auch einmal über die Stränge schlagen – das ist menschlich. Wenn aber jemand schwerstkrank ist, sollte er sich schon sehr genau an die Anweisungen halten. Je genauer er dies macht, desto eher wird er eine Besserung verspüren. Aber wenn jemand nur die Neigung zu einer Erkrankung hat, dann wird er sich selbst schon einmal Absolution erteilen.

Hierzu ein kleines Beispiel: Eine Patientin hatte die Neigung zu Asthma und Bronchial-Erkrankungen. Sie wusste genau, dass Pflaumen oder Zwetschgen die Erkrankung verstärken können (siehe: *Küchengifte*). Wenn es ihr sehr gut ging und die Zeit für frische Zwetschgenkuchen gekommen war, aß sie ihn mit großem Appetit. Manchmal ging es gut, ein andermal hatte sie danach einen Asthma-Anfall. So konnte sie selbst abschätzen, wie ihr augenblicklicher Zustand war.

Es ist außerdem unvermeidbar, dass es immer wieder gewisse Wiederholungen und Überschneidungen bei den verschiedensten Themen gibt. Außerdem sind sehr wichtige Sachen oft extra ausführlicher als bei den entsprechenden Themen aufgeführt. Dies sollte eben ein Buch sein, in dem man nicht nur einmal schnell nachschlägt, sondern in dem man öfter nachlesen sollte.

Ich wünsche Ihnen bei der Lektüre dieses Buches geruhsame und erbauliche Stunden und bei der praktischen Anwendung alles erdenklich Gute.

Lichtenberg, November 2010
Peter Pukownik, Heilpraktiker

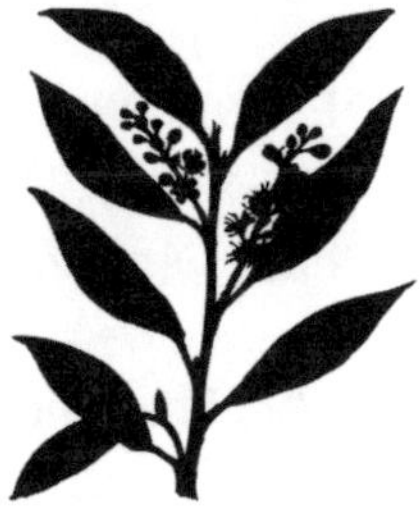

Einführung

Die Hildegard-Heilkunde erfährt seit den letzten Jahren und Jahrzehnten einen ungeheuren Aufschwung. Weil viele Patienten durch die vielen und zum Teil gefährlichen Nebenwirkungen chemischer Medikamente geschockt sind und auch weil sie immer mehr davon selbst bezahlen müssen, wenden sie sich immer öfter den alten Methoden, besonders der Hildegard-Heilkunde zu. Sie ist eine Ordnungstherapie, durch die das verlorene Gleichgewicht zwischen Körper, Seele und Geist – sprich Gesundheit – wieder hergestellt werden soll, und steht auf vier Säulen:

1. der Ernährungslehre
2. den Ausleitungsverfahren
3. dem Hildegard-Heilfasten und
4. den Heilmitteln

Hier soll den Lesern (fast) die ganze Bandbreite praxisgerecht nahegebracht werden. Die Patienten lassen sich meist gerne führen und machen mit, wenn man als Therapeut gleichzeitig auch Vorordner, Freund, Wegweiser und Begleiter ist. Die Erfolge sprechen dann für sich.

Viele Hildegard- (Lebens-und Heil-) Mittel sind über bestimmte Hildegard-Vertriebe und Reformhäuser zu bekommen, aber andere Rezepturen sind so individuell oder auch so ungebräuchlich (bisher wenigstens), dass der Therapeut oder der Patient sich für den Eigenbedarf diese selbst suchen und herstellen muss. So richtet sich die Zusammensetzung mancher Rezepturen nach dem Menschen, der Krankheit und dem Geschmack des Patienten, sodass sie ein anderer gar nicht für ihn bereiten kann. Deshalb sind in diesem Büchlein auch viele genaue Rezepte – auch einige Koch- und Back-Rezepte –, die man als

Patient selbst anwenden oder als Therapeut an Patienten weitergeben kann oder sogar muss. Die Zusammensetzungen verschiedener Tinkturen oder Pulver kann man selbst machen oder von einem Apotheker herstellen lassen.

Man kann die Hildegard-Heilkunde sehr harmonisch und wirkungsvoll sowohl mit der „normalen" Naturheilkunde als auch mit der Schulmedizin verbinden, ja, man muss es sogar meistens machen, weil man natürlich nicht alles damit „reparieren" kann! Man kann aber viele, oft sehr nebenwirkungsreiche Medikamente, langsam, aber sicher unter Kontrolle verringern bzw. sogar ersetzen. Hierbei sollte jedoch immer der diese Medikamente verordnende Arzt oder Heilpraktiker mit einbezogen werden.

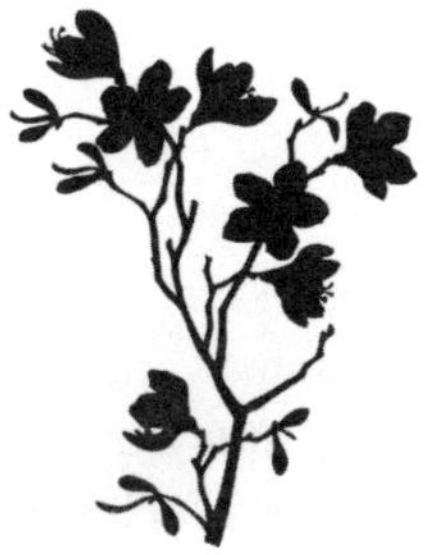

HILDEGARD VON BINGENS HEILKUNDE

Hildegard von Bingen – Lebensdaten

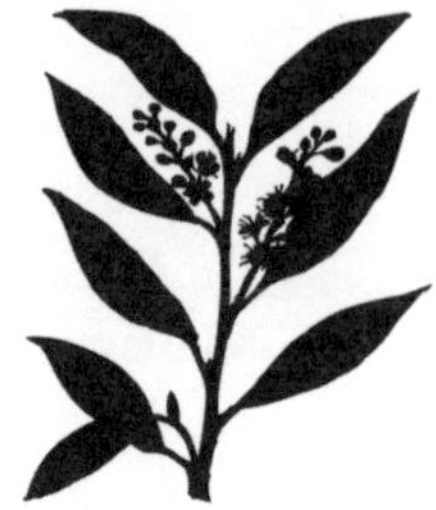

1098 wurde Hildegard von Bingen in Bermersheim bei Alzey in Rheinhessen als zehntes Kind der Landadeligen Mechtild und Hildebert von Bermersheim geboren. Sie waren Adelige des Hochstiftes Speyer und mit vielen des damaligen Hochadels verwandt – auch mit Kaiser Friedrich, genannt „Barbarossa“. Als „Zehnte“ war Hildegard von Anfang an Gott geweiht, also der Kirche – wie dies damals so üblich war.

1106 begann Hildegards Klosterausbildung, also in Lesen, Schreiben, Latein, Psalmieren, aber auch in der damalige Klostermedizin, Landwirtschaft und Handarbeiten durch die Klausnerin – ihrer Tante – der Benediktinerin Jutta von Sponheim, in der Klausur des Disibodenberges im Rheingau.

1114 trat sie endgültig und freiwillig ins Kloster ein. Sie legte das „Ewige Gelübde“ vor dem Erzbischof Otto von Bamberg ab, der später heilig gesprochen wurde.

1136 wurde Hildegard nach dem Tod der Äbtissin Jutta von Sponheim einstimmig und schon im allerersten Wahlgang zur Äbtissin gewählt. Auch dies war schon ein kleines Wunder in der damaligen Kirche, da es um solche Posten meist sehr viele und langwierige Streitereien gab.

1141 bekam Hildegard den Befehl von Gott zur Niederschrift ihrer Visionen, die sie seit ihrer Kindheit immer wieder hatte, aber bis zu diesem Zeitpunkt *„in ihrem Herzen bewahrte“*, wie sie später sagte. Sie hatte aber ihre Visionen immer bei klarem Tagesbewusstsein und nicht in einem Trance-Zustand wie viele andere, die auch Visionen hatten.

1147 – 48 wurde Hildegard auf Anregung von Bernhard von Clairvaux (auch später heilig gesprochen) auf der Synode in Trier (zu der viele geistige Würdenträger aus der ganzen westlichen Kirche kamen) durch eine Prüfungs-Kommission des Papstes Eugen III. getestet. Dieser war so begeistert von ihren Schriften, dass sie sofort durch ihn die Anerkennung als „Seherin vom Rhein" (Prophetissa teutonica) bekam. Dadurch war sie schlagartig bekannt und viele hochgestellte weltliche und geistliche Persönlichkeiten versuchten durch Briefe mit ihr in Kontakt zu kommen. Dadurch hatte sie den Durchbruch auf dieser Welt geschafft.

1141 – 51 hatte sie ihre erste Offenbarungsperiode – dies betraf Theologie und Psychologie. Sie schrieb bzw. diktierte ihr erstes Buch „Scivias" – „Wisse die Wege".

1151 – 58 hatte sie ihre zweite Offenbarungsperiode – dieses Mal mehr Medizin und Naturkunde. In dieser Zeit „komponierte und textete" sie – wie man heute sagen würde – auch Gesänge und ein Oratorium; stand mit vielen hochgestellten Persönlichkeiten in der damaligen Welt in Briefverbindung. Ihr Rat wurde gesucht. Über 300 dieser Briefe sind uns im Original erhalten. Sie bildeten die Grundlage der Altphilologen und Medizinhistoriker, der Übersetzungen, der verschiedenen Abschriften ihrer Bücher. Die Originale sind scheinbar auf dem Weg nach Rom verloren gegangen oder in einer Klosterbibliothek verschwunden.

1158 – 71 unternahm sie verschiedene Missions- und Predigt-Reisen zu Fuß, auf Schiffen und auf Ochsenkarren bis in die Niederlande, nach Augsburg, Würzburg, Bamberg, eventuell sogar bis nach Prag. Sie reformierte dadurch die damals vom Verfall bedrohte Kirche und wies die zu sehr verweltlichten Kleriker in ihre Schranken. Dabei predigte sie auf den Marktplätzen zu den Leuten, denn Frauen – auch Äbtissinnen – war es verboten, in den Kirchen zu predigen (gemäß dem Wort des hl. Paulus: *„Das Weib schweige in der Kirche"*.).

1158 – 78 hatte Hildegard ihre dritte und vierte Offenbarungsperiode – Psychologie und Theologie mit Medizin. Es gibt kein Werk von Hildegard, in dem nicht alles mit allem verbunden ist. Zum Schluss schrieb bzw. diktierte sie noch eine kleine Autobiographie. Dies ist wahrscheinlich das einzige Werk, das nicht auf Offenbarung beruht.

Am 17. Sept. 1179 starb Hildegard von Bingen genau an dem Tag, den sie schon Jahre vorher offenbart hatte.

Die heilige Hildegard und ihre Heil(s)kunde

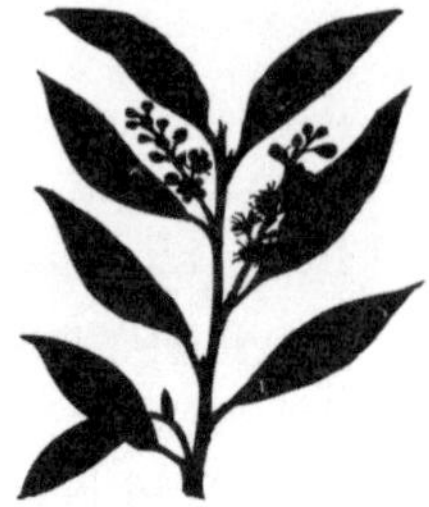

Ich versuche hier ihre Heil(s)kunde zu beschreiben und schreibe extra Heil(s) kunde, also in einem Wort die Heilkunde für den Körper und Heilskunde für die Seele, weil die Hildegard-Heilkunde immer beides zusammen behandelt. Man kann hier den Körper und die Seele nicht streng voneinander trennen – und das ist das Gute daran. Sie sagt auch, dass die Liebe eines der größten Heilmittel für Körper und Seele ist.

Das, was der hl. Paulus mit vielen Worten über die Liebe in der Bibel sagt, drückt Hildegard mit einem kurzen und prägnanten Satz aus:

„Die Liebe überflutet das All."

Damit ist alles gesagt. Kürzer und präziser kann man es nicht ausdrücken.

Schriften der heiligen Hildegard umfassen neben Theologie und Psychologie auch eine Heilkunde, da sie – wie schon erwähnt – das seelische und das irdische Heil, also auch die körperliche Gesundheit, immer in ihre Ganzheits-Lehre mit einbezog. Da ein gesunder Körper einfach die Voraussetzung für ein spirituelles Leben sei, weil das Heil der Seele und die Heilung des irdischen Körpers immer aufeinander bezogen seien und immer zusammengehörten. Sie geht in ihrer Heilkunde immer an die Wurzel des Übels und nicht nur an das Symptom, wie es heute leider zu oft gemacht wird. Ihre Therapien für Leib und Seele haben sich im Laufe der Jahre sehr bewährt und werden heute wieder verbreitet eingesetzt. Man sollte dabei aber immer ihr benediktinisches Motto beachten: „Ora et labora – Bete und arbeite", denn das Geistige gehört immer mit dazu. Deshalb auch dieser Rhythmus von gemeinsamen Gebeten, gemeinsamem Essen und auch gemeinsamer Arbeit in den Klöstern. Auch bei den Fastenkursen wird dieser benediktinische Rhythmus eingehalten: Vorträge – Meditation – Körperübungen – Meditation usw. Die Hildegard-Heilkunde, inzwischen fast ein eigener Zweig der Naturheilkunde, kann man immer harmonisch mit der „normalen“ Naturheilkunde und auch – wenn es zum Wohle des Patienten nötig ist – mit der Schulmedizin verbinden, weil diese in manchen Fällen doch einiges besser machen kann; zum Beispiel wo die Naturheilkunde an ihre Grenzen stößt. Basis dieser Hildegard-Heilkunde ist, neben der richtigen Ernährung und Lebensführung, auch die geistigen Einstellung, das Verhältnis zu sich selbst, zu seinen Mitmenschen, zu seiner Umwelt und zu Gott.

Leitsätze

Leitsatz Nr. 1 der Hildegard-Heilkunde

„Wir müssen auf die Stimme unserer Seele hören,
wenn wir gesunden wollen!“

Das heißt: Wir müssen uns wieder auf unsere normalen, gesunden Instinkte zurückbesinnen. Die Kleinkinder verfügen noch über diese Instinkte, die ihnen aber durch Erziehung und „Kultur“ langsam aberzogen werden.

Leitsatz Nr. 2 der Hildegard-Heilkunde

Die „Discretio“ oder „das rechte Maß in allen Dingen“. Hildegard schreibt dazu:

„Die Seele liebt in allen Dingen das diskrete Maß. Wann auch immer der Körper des Menschen ohne Diskretion isst und trinkt oder etwas anderes dieser Art verrichtet, werden die Kräfte der Seele verletzt. Deshalb soll sich der Mensch selbst das rechte Maß auferlegen!“

Diese „Discretio“ sollen wir in allen Dingen bewahren – wie sie an verschiedenen Stellen immer wieder schreibt – auch beim Fasten, Beten und dem (körperlichen) Lieben.

Theophrastus Bombastus von Hohenheim, genannt Paracelsus, übernahm dies über 300 Jahre später und sagte ähnlich:

„All´ Thing seyn Gift und nichts ist ohne Gift,
nur die Dosis macht´s, ob Thing nicht Gift seyn!"

Dies ist im Grunde genommen das Prinzip der Homöopathie.

Meine Großmutter sagte auch zu ihren Patienten: „Ein Schnaps zur rechten Zeit kann Medikament sein – eine ganze Flasche ist Gift."

Paracelsus sagte auch – genau wie Hildegard:

„Wir können uns durch das tägliche Essen krank machen
oder uns auch stärken und uns gesund erhalten!"

Die drei Krankheitsursachen bei Hildegard

1. Krankheiten durch Vererbung
2. Seelisch bedingte Krankheiten und
3. Krankheiten durch Ernährungsfehler

Zu 1.: Was wir mit unserm Erbgut machen, ist unsere Sache. Ich hatte zwei Brüder als Patienten in der Praxis, beide Söhne eines Metzgermeisters und dann selbst Metzgermeister mit großen Betrieben. Beide hatten von Eltern und Großeltern die Veranlagung zu Rheuma und Gicht. Der eine aß mit Vorliebe fettes Schweinefleisch, verachtete Obst und Gemüse und hatte natürlich Rheuma und Gicht. Der andere Bruder aß wohl auch etwas Fleisch und Wurst, aber wenig, und ernährte sich als Metzger teilweise sogar vegetarisch – von Rheuma und Gicht keine Spur!

Zu 2.: Die Psyche beeinflusst alle inneren Organe und somit den ganzen Körper. Nach neuesten Studien aus den USA sollen bis zu 95 Prozent aller Erkrankungen psychisch bedingt sein. Selbst bei Unfällen ist demnach die Psyche die Hauptursache. Wenn ich mich vorher über irgendetwas geärgert habe, innerlich noch etwas erregt bin und dadurch nicht die nötige Aufmerksamkeit aufbringe, ist die Psyche die Hauptursache eines Unfalles.

Zu 3.: Hildegard sagt, dass bei der Nahrung der Heilwert der Nahrung wichtig sei, die *„Subtilität“* (= Feinstofflichkeit), *„Eure Nahrung sei euer Medikament!“* und die *„Viriditas“* = „Grünkraft“ in der Nahrung, aber auch in unserem ganzen Tun und Lassen im täglichen Leben.

Die Regeln der Hildegard-Heilkunde

- Der richtige Rhythmus zwischen Schlafen und Wachen:
  Das bewusste Einschlafen und die Aufarbeitung der Tagesspannungen durch die Träume in den sogenannten REM-Phasen (das sind Tiefschlafphasen, immer wieder unterbrochen von kurzen Wach- oder Fast-Wachphasen) sind sehr wichtig. Der immer wieder einmal unterbrochene Schlaf ist besser als totales Durchschlafen (was moderne Schlafforscher heute bestätigen)! Bewegung und Ruhe, ein gesunder Lebensrhythmus zwischen Arbeit, Freizeit und Schlaf (je etwa acht Stunden) werden empfohlen. Essen gehört bei Hildegard zur Freizeit, und man sollte es entsprechend genießen. Und der beste Weg zur Gesundheit ist der Fußweg (also sollte man sich möglichst einen Hund anschaffen und oft spazierengehen). Die Füße und besonders die beiden großen Zehen sind die Tastsinne der Seele (deshalb ist beispielsweise die Reflexzonen-Therapie am Fuß sehr wichtig, um das Gleichgewicht zwischen Körper und Seele wieder herzustellen).

- Die Lebensenergie aus der positiven Natur schöpfen:
  durch die Elemente Feuer – Luft – Wasser und Erde. Geruhsame Spaziergänge und mit allen Sinnen diese schöne Welt staunend, bewundernd in sich aufnehmen, verhelfen Körper und Seele zum nötigen Ausgleich.

- Die Stärkung der seelische Abwehrkraft:
  Die tiefempfundene Reue (= innere Umkehr) ist bei Hildegard das allerstärkste Seelen- und Körper-Heilmittel. Auch Jesus sagte ja bei seinen Heilungen: *„Gehet hin, und sündigt nicht mehr!“* Das „In-sich-Gehen“, Musik

in Ruhe genießen, Entspannung, Gebet, Meditation, Autogenes Training usw. sind sehr wichtig für die seelische und körperliche Gesundheit.

- Heilung durch Essen und Trinken:
  Die „Subtilität" aller Nahrung ist sehr wichtig. Falsches Essen und Trinken sind heute die größten Krankheitsursachen. („Der Weg zur Gesundheit führt meist nicht durch die Apotheke, sondern viel mehr durch die Küche" – bei Hildegard besonders). Die Subtilität hat der Fastenarzt Franz Xaver Mayr so beschrieben: *„Was der Schmied verträgt, zerreißt den Schneider."* Die Discretio sollte man immer im ganzen Leben beachten, beim Essen und Trinken, auch beim (Bei-) Schlafen und Wachen, auch beim Fasten nach Hildegard von Bingen und selbst beim Beten. Wichtig ist auch der Zeitpunkt des letzten Essens am Abend, über das Pfarrer Sebastian Kneipp sagte: „Späte Abendmahlzeiten füllen die Särge".

- Ausscheidung und Absonderungen:
  Wichtig sind auch die Ausscheidungen über alle Körperöffnungen: über Darm, Nieren und Blase, Lunge, Nase, Haut. Dies geht nur durch ausreichende Flüssigkeits-Zufuhr: etwa 35 Gramm Flüssigkeit pro Kilogramm Körpergewicht und pro Tag – so die Berechnung einer Deutschen Uni-Klinik. Wenn dies noch nicht ausreicht, dann sollte man sich den Rat von Paracelsus zu Herzen nehmen:

  „Wenn Du eine Krankheit hast, so mache ein Loch und lasse die Krankheit heraus."

  Er meinte damit das blutige Schröpfen, Cantharidenpflaster, Aderlass usw. In der Hildegard-Heilkunde wird der „Hildegard-Aderlass" gemacht – auch nach besonderen Anweisungen unblutig und blutig geschröpft. Wichtig ist auch das „Hildegard-Heilfasten".

Die Grundmittel der heiligen Hildegard

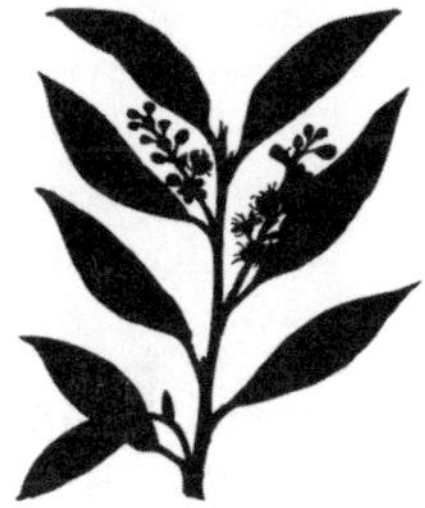

Dinkel

Die Basis der Hildegard-Ernährung ist der im Körper basisch (= entsäuernd) wirkende Dinkel. Dinkel und „Dinkel-Gofio“ sind ein Segen für die Menschheit.

Hildegard sagt zum Dinkel: *„Der Dinkel ist das beste Getreide, und er ist warm und fett und kräftig, und er ist milder als alle anderen Getreidearten, und er bereitet dem, der ihn isst, rechtes Fleisch und rechtes Blut, und er macht frohen Sinn im Gemüt des Menschen. Und wie auch immer die Menschen ihn essen, sei es in Brot, sei es in anderen Speisen, er ist gut und mild. Und wenn einer so krank ist, dass er vor Krankheit nicht essen* (kauen) *kann, dann nimm die ganzen Körner des Dinkels und koche sie in Wasser, unter Beigabe von Fett oder Eidotter, sodass man ihn wegen des besseren Geschmacks gern essen kann, und gib das dem Kranken zu essen, und es heilt ihn innerlich wie eine gute und gesunde Salbe.“*

Dinkel ist die unbestrittene Nummer eins unter allen Lebens- und Heilmitteln Hildegards. Deshalb steht er auch an erster Stelle in diesem Buch. Man müsste ihm eigentlich irgendwo einmal ein Denkmal setzen – und dies wird irgendwann sogar noch geschehen. Meine eigenen Erfahrungen und die mit meinen Patienten und natürlich auch mit allen Hildegard-Freunden sind so vielfältig, dass ich dem Dinkel hier ein großes Kapitel widmen muss.

Dinkel wurde früher besonders in den rauen Mittelgebirgen angebaut. Ortsnamen wie „Dinkelsbühl“ zum Beispiel zeugen heute noch davon. Da beim voll ausgereiften Getreide die Körner vor der Ernte schon sehr leicht ausfallen, erntete man oft vor der Reife und darrte das Korn dann künstlich nach. Es kam dann unter dem Namen *„Grünkern“* in den Handel (man tut heute in der Werbung teilweise so, als ob Grünkern ein eigenes Getreide sei). Das am Halm voll ausgereifte Korn hat aber durch die natürliche Reifung viel mehr positive Wirkungen auf den Körper und ist vollwertiger als der unreife Grünkern. Man vergleiche nur einmal einen Apfel frisch vom Baum und einen im Lagerhaus künstlich gereiften Apfel.

Dinkel ist sehr leicht verdaulich, macht aber lange satt durch die verschiedenartigen Kohlehydrate und die verschiedenen Aufschlusszeiten im Körper (man nennt dies „Bio-Verfügbarkeit“). Dadurch belastet er den Verdauungstrakt nicht so wie andere Nahrungsmittel. Deshalb ist er besonders für Kranke, Diabetiker und Kinder geeignet. Die Inhaltsstoffe, besonders das Eiweiß, werden schon bei niedrigen Temperaturen, also auch schon beim Kochvorgang, für die menschliche Ernährung voll aufgeschlossen, was bei anderen Getreidearten nicht immer der Fall ist. Außerdem entsäuert er den heute oft körperlich und geistig „stocksauren“ Menschen. Dinkel reagiert wohl im Reagenzglas sauer, aber im Körper entsäuernd. Er ist zur Wiederherstellung der Gesundheit (oder zu deren Erhaltung) bestens geeignet.

Thiocyanat im Dinkel stärkt die Abwehrkräfte.

Anfang der 1980er Jahre – also noch lange vor der Öffnung der Grenzen zur DDR – fand eine Hildegard-Tagung auf der Insel Reichenau statt, die von Dr. Strehlow organisiert worden war. Dort erfuhr ich durch Professor Wolfgang Weuffen, langjähriger Ordinarius und Direktor des Hygieneinstituts der Ernst-Moritz-Arndt-Universität in Greifswald in der ehemaligen DDR, einiges über Thiocyanat im Dinkel. Die überragenden und teilweise unwahrscheinlichen Heilerfolge mit Dinkel sind in erster Linie auf diesen Inhaltsstoff Thiocyanat zurückzuführen. Professor Weuffen ist der beste Erforscher dieses Inhaltsstoffes. Etwa 95 Prozent aller Arbeiten über Thiocyanat auf der ganzen Welt tragen seinen Namen, da er sich seit dem Jahre 1947 damit intensiv beschäftigt hat. Er meinte, wenn man über Dinkel spricht, sollte man auch unbedingt über das Thiocyanat im Dinkel sprechen; es handelt sich dabei übrigens um eine gebundene Blausäure.

Nach seinen Aussagen enthalten alle Pflanzen und alle Tiere auf dieser Welt diese gebundene Blausäure. Es gibt keinen lebenden Organismus auf der Welt, in dem kein Thiocyanat gefunden würde. Selbst im Meerwasser ist dieser lebensnotwendige Stoff in geringen Mengen enthalten. Je mehr davon dem Körper zugeführt wird, desto stabiler ist sein Gesundheitszustand. Thiocyanat wirkt auf die einzelne Zelle und somit auf den ganzen Körper. Die Funktion der Zelle wird durch Thiocyanat positiv angeregt. Das ist besonders wichtig für die Infektabwehr, die Immunologie.

Freie Blausäure ist ein Gift, aber in dieser gebundenen Form ist sie lebensnotwendig. Blausäure – Zyanin – wird im Körper durch Verbindung mit Schwefel zum Thiocyanat. Thiocyanat regt das ganze Immunsystem an, speziell im wichtigen Darmbereich. Es wirkt auch antitoxisch, hat also eine entgiftende Funktion. Es ist kein Gegengift, sondern die Zelle, die durch ein Gift geschädigt ist, kann diesem Gift durch Thiocyanat entgegenarbeiten und dadurch gesund überleben.

In der normalen Körperflüssigkeit sind zwei bis drei Milligramm Thiocyanat pro Liter Serum enthalten. Der Körper versucht, diesen Spiegel immer aufrechtzuerhalten. Bei körperlicher Belastung, beim Stress, einer Infektion zum Beispiel, oder bei irgendetwas, was dieses Gleichgewicht stört, erhöht sich diese Menge innerhalb kürzester Zeit bis auf 10 bis 20 Milligramm, in besonders belastenden Situationen sogar bis auf 25 Milligramm Thiocyanat pro Liter Serum. Je besser dieser Vorgang im Körper funktioniert, desto besser ist das Abwehrsystem. Je langsamer dies der Fall ist, desto schlechter ist es um die Abwehrbereitschaft dieses Menschen bestellt.

Im Speichel und im Magen eines gesunden Menschen ist dieses Thiocyanat in sehr hoher Konzentration ständig vorhanden, und zwar zwischen 10 und 40 mg. Es sorgt dafür, dass die Abwehr gegen schädigende Stoffe schon dort im Magen beginnt. 60 Prozent des Thiocyanats entnimmt der Mensch seiner täglichen Nahrung, 40 Prozent synthetisiert der Körper selbst. Wenn der Mensch nicht auch selbst das Thiocyanat im Körper erzeugen würde, könnte er seinen Thiocyanat-Spiegel nicht so gleichmäßig aufrechterhalten.

Laut Professor Weuffen verfügten die aus der Gefangenschaft heimkehrenden Soldaten ab dem Jahre 1945 über fast kein Thiocyanat mehr im Körper. Sie erholten sich aber sehr schnell, wenn ihnen neben der entsprechenden Nahrung auch Thiocyanat in Form von Medikamenten zugeführt wurde. Dies wurde auch im Tierversuch nachgewiesen.

Tiere, die nach einer künstlich gesetzten Infektion den höchsten Thiocyanat-Spiegel hatten, bauten auch am meisten Antikörper gegen alle Infektion auf, hatten diese am schnellsten überwunden und erholten sich viel schneller und besser davon. In der ehemaligen DDR wurden in den „Landwirtschaftlichen Produktions-Genossenschaften" (den LPGs) mit diesem Thiocyanat immer wieder Großversuche in der Tierzucht durchgeführt. 800 Kälber, die bei der Geburt 50 Kilogramm wogen, wurden 100 Tage lang mit Thiocyanat behandelt und wogen dann nicht, wie normal 100 Kilogramm, sondern 102 Kilogramm und waren gesundheitlich besser als die Vergleichsgruppe ohne Thiocyanat. Die Massenzunahme bei einem Jungtier ist das beste Zeichen für seinen Gesundheitszustand. Auch sind bei den behandelten Tieren die allgemeinen Kosten für Medikamente und Tierarztkosten weit unter dem Durchschnitt der anderen Vergleichs-Tiere gewesen, was ganz deutlich auf eine allgemein bessere Abwehrsituation hinweist.

Durch unsere heutige weit verbreitete „Fast-Food-Ernährung" und durch zu einseitige Ernährung mit Nahrungsmitteln, die keine Lebensmittel mehr sind, kommt es aufgrund der zu geringen Zufuhr von Thiocyanat zu einer Abwehrschwäche und somit zu einer größeren Anfälligkeit als bei einer normalen oder sogar einer Dinkel-Ernährung. Die Konservierungsstoffe in der Nahrung – die ja zu den modernen Küchengiften gehören – töten die Abwehrstoffe im Darm ab und zerstören so zum Teil das lebensnotwendige Thiocyanat, das sich dort befindet.

Gesundheit ist also essbar, die heilige Hildegard und ihre Ernährungs-Heilkunde – wo ja der Dinkel die allergrößte Rolle spielt – beweisen dies einwandfrei.

Nachdem wir den Dinkel in der Familie erst einmal selbst ausprobiert und als sehr gut verdaulich und wohlschmeckend empfunden hatten, traute ich mich auch, ihn den Patienten zu empfehlen. Meine ersten Erfahrungen am Patienten machte ich dann Anfang 1979 bei einer Frau, die alt, schwach und sehr krank war und fast nur noch im Bett lag. Ihr empfahl ich Dinkel – erst einmal eine Abkochung zum Trinken, und dann sollte sie versuchen, die weich gekochten Körner langsam und bedächtig zu kauen. Sie tat es, stand wieder öfters auf und kam mit der Zeit wieder zu Kräften.

Dann kam eine Mutter mit einem drei Monate alten Baby, das völlig apathisch, appetitlos und abgemagert war, in die Praxis. Ihr empfahl ich auch diese Abkochung aus Dinkelkörnern für ihr Kind. Sie sollte diese Dinkelkörner-Brühe dem Kind im Fläschchen geben und damit auch die Babynahrung – statt mit normalem Wasser – anrühren. Das Kind wurde mit jedem Tag gesünder, fröhlicher und kräftiger. Bei der ersten Konsultation fragte sie, was sie mit den gekochten Körnern denn machen solle. Ich meinte, dass sie diese mit Gemüse oder auch mit Fleisch und Soße selber essen könne. Sie zog daraufhin die Nase etwas hoch und sagte nichts dazu.

Aber dieses Problem erledigte sich von selbst: Beim ersten Besuch war ihre zweieinhalbjährige Tochter mit in der Praxis. Die Mutter meinte, dass sie mit dieser auch einmal kommen müsse, da sie immer blass aussah und ihr so gar nicht gefalle. Aber in der Zeit, in der sie dem Baby das Fläschchen mit der Dinkelbrühe reichte, hatte die Tochter alle gekochten Dinkelkörner gegessen und behauptete, dass diese „guuut" schmecken würden. Die zweieinhalbjährige Tochter bekam wieder rote Backen und wurde lebhafter und gefiel der ganzen Familie besser. Danach wurden alle anderen Familienmitglieder so langsam, aber sicher „Dinkelfans".

Diese Dinkelkörner-Abkochung empfahl ich daraufhin allen Müttern, die mit ihren Babys in die Praxis kamen. Sie sollten diese Brühe pur geben oder auch damit einen Babybrei oder andere Sachen bereiten. Die Abkochung sollte eventuell auch mit dem Hildegard-Gewürz Quendel zubereitet werden, besonders bei Hauterkrankungen. Dies alleine half schon in fast allen Fällen.

Den spektakulärsten Fall hatte ich etwas später. Eines Tages rief mich am frühen Morgen ein Patient von mir an und erzählte mir, dass ein Freund von ihm – den ich selbst nicht kannte – in der Nacht einen Selbstmordversuch unternommen habe. Er habe eine Hand voll Schlaftabletten mit ½ Flasche 80 %igem Rum geschluckt. Er wunderte sich, dass er am nächsten Morgen noch lebte. Er hatte sich den Mund, Speiseröhre und Magen damit so überreizt, dass er alles wieder erbrochen hatte. Vom Mund bis Magen war alles verätzt und er hatte furchtbare Schmerzen. Er werde ihm Krankenhaus nun alle halbe Stunde mit einer basischen Flüssigkeit vom Mund bis Magen gespült, aber es würde ihm nicht viel helfen. Noch während er mir dies am Telefon erzählte, kamen mir die Worte Hildegards über Dinkel in den Sinn: *„Und es heilt ihn innerlich wie eine gute und gesunde Salbe!"* Dies sagte ich ihm auch. Er und seine Frau bereiteten dem Freund die Dinkelabkochung und brachten sie ihm ins Krankenhaus. „Vom ersten Schluck an eine Wohltat!", waren die Worte dieses Patienten. Er schluckte von da an täglich 3 bis 4 Liter dieser basischen Brühe, brauchte nicht mehr gespült zu werden und genas wieder. Sein Lungenkrebs, weswegen er den Suizid begehen wollte, natürlich nicht. Einige Monate später gelang ihm der nächste Versuch mit anderen Mitteln.

Rezept für Dinkelbrühe: Etwa 50 Gramm Dinkelkörner in rund einem Liter Wasser ungefähr 20 bis 30 Minuten kochen, danach abseihen und trinken oder weiter verwenden. Man kann sie natürlich auch mit Salz und anderen Gewürzen schmackhafter und vor allem heilsamer machen. Die übrig gebliebenen, weichgekochten Körner kann man zu Gemüse oder Sonstigem essen, wie es bei meinen Fastenkursen in den Meditationshäusern geschieht. Hier bekommen die Körner die nicht fastenden Teilnehmer im Haus mit Gemüse und / oder Salat vorgesetzt.

Eine Patientin hatte ständig kalte Hände und Füße und einen zu niedrigen Blutdruck, also Hypotonie. Alle Mittel und Behandlungen, die ich bei ihr versuchte, halfen immer nur vorübergehend – dann war der alte Zustand wieder da. 1978 lernte ich die Hildegard-Heilkunde kennen und verordnete ihr sofort als erstes den Herzwein nach Hildegard von Bingen (Petersilien-Honig-Wein). Der wirkte ein wenig – der niedrige Blutdruck wurde etwas besser, die kalten Hände und Füße blieben jedoch. Dann las ich bei Hildegard, dass rohes Getreide nicht gut sei, weder für Gesunde noch für Kranke.

Da diese Patientin seit Jahrzehnten Vegetarierin war und mit Vorliebe jeden Morgen ihr Getreidemüsli aus rohen Körnern aß, wollte ich ihr dies ausreden. Das war, als ob ich an einer scharfen Ladung Dynamit die Zündschnur angezündet hätte: Was mir einfallen würde, ihr das sooo gesunde Körnermüsli ausreden zu wollen! Damit hätte sie sich erst in einen Zustand gebracht, der zu ertragen wäre. Vorher sei sie sterbenskrank gewesen. Nur durch ihr Körnermüsli sei sie einigermaßen gesund geworden. Sagte es, verließ erbost meine Praxis und kam einige Jahre nicht mehr.

Inzwischen hatte ich durch die Gepflogenheiten auf den Kanaren und durch Lesen über die tibetische Medizin und Lebensweise das Rösten der Körner kennen gelernt. Auf den Kanaren nennt man das geröstete und gemahlene Getreide „Gofio“ und gibt es zu fast jedem Essen dazu. Die Tibeter rösten und mahlen Gerstenkörner und nennen es „Tsampa“, ihr Nationalgericht und Hauptnahrungsmittel. Ich machte zu Hause dasselbe mit den Dinkelkörnern: Ich röstete sie in einer Pfanne ohne Fett goldgelb. Danach schrotete ich die erkalteten Körner in einer Getreidemühle und bereite damit – mit verschiedenem Obst und Milch – ein „Frischkornmüsli“. Meine Frau und ich nennen es „Dinkel-Gofio“ Es bekam uns sehr gut und auch allen meinen Patienten, denen ich es empfohlen hatte.

Nach einigen Jahren ließ sich die Patientin, die meine Praxis erbost verlassen hatte, wieder einmal wegen einer anderen Beschwerde bei mir sehen. Ich behandelte sie und erzählte ihr – da sie immer noch ständig kalte Hände und Füße und einen zu niedrigen Blutdruck hatte – von dem Dinkel-Gofio. Sie probierte es erst etwas widerwillig aus, und siehe da – die Hände und Füße wurden warm und der Kreislauf stabilisierte sich. Da sie ihr Müsli – jetzt nur noch mit „Dinkel-Gofio“ zubereitet – auf Dauer aß, brauchte sie keine Medikamente mehr für ihren Kreislauf, hatte jetzt immer warme Hände und Füße und fühlte sich allgemein wohler.

Nur einen Vorwurf hat sie mir noch gemacht: „Warum haben Sie mir das mit dem „Dinkel-Gofio“ nicht gleich gesagt?“ Ich musste ihr antworten, dass ich diese Zusammenhänge damals eben noch nicht so kannte. Man lernt ja ständig etwas dazu – und das ist gut so.

Eine andere Patientin, die bei mir jahrelang wegen ihres niedrigen Blutdrucks mit sehr wechselndem Erfolg in Behandlung war, kam eines Tages zu mir, weil sie eine von der Schulmedizin diagnostizierte Bauchspeicheldrüsen-Entzündung hatte, eine Pankreatitis. Ich verordnete ihr unter anderem eine totale Umstellung ihrer Ernährung auf Dinkel – die sie vorher immer strikt abgelehnt hatte. Speziell verordnete ich ihr natürlich Gofio zum Frühstück. Ihre Beschwerden ließen langsam nach, und sie fühlte sich wohler. Aber ein Phänomen, das sie mir erzählte, konnte sie sich nicht erklären: Zu Beginn ihrer Umstellung auf Dinkel-Kost hatte sie unmittelbar nach jeder Mahlzeit einen heißen Kopf, was aber nach einigen Tagen geringer wurde und dann langsam nachließ. Ihr Blutdruck, der vorher immer sehr schwankte zwischen 110 zu 70 (da fühlte sie sich schon ganz gut) und 90 oder gar 80 zu 50, 40 oder „ich weiß nicht mehr“, war jetzt fast konstant bei 120 zu 80, mal 10 höher oder 5 tiefer. Das machte der Dinkel. Hildegard sagte ja, dass der Dinkel „warm“ sei. Bis zu diesem Zeitpunkt konnte ich mir dies nicht so recht erklären, jetzt wusste ich es ganz genau, was sie damit meinte.

Eine besonders amüsante Erfahrung mit Dinkel-Gofio-Körnern machte ich bei einem Besuch von Verwandten mit Kindern im Alter von rund 10 Jahren. Wir unterhielten uns über „uns Körnerfresser“, wie wir von ihnen halb spöttisch, halb verachtend tituliert wurden, und natürlich auch über Dinkel und Gofio. Sie wollten nicht glauben, dass dies so gesund und trotzdem wohlschmeckend sei. Wir stellten ihnen ein Schälchen mit goldgelb gerösteten Dinkel-Körnern mit auf den Tisch. Sie kosteten, zogen verächtlich die Nase hoch und ließen es bei der einen Kostprobe sein.

Die Kinder dagegen naschten etwas von den Körnern, zogen sich das Schüsselchen auf ihre Seite und aßen es in kurzer Zeit leer. Auf meine Frage, ob sie mehr davon wollte, sagten sie begeistert ja und machten auch noch das zweite Schüsselchen leer. Als sie nach Hause fuhren, gaben wir ihnen den Rest den wir auf Vorrat geröstet hatten – ca. 1 Kilo – in einem Beutel mit. Später riefen uns die Verwandten an, wir sollten ihnen die genaue Herstellungsart noch einmal erklären. Ihre Kinder hatten auf der 2-stündigen Heimfahrt den Beutel leer gegessen, brauchten kein Abendessen mehr und fragten die Eltern, ob sie ihnen nicht auch so etwas Gutes machen könnten.

Dinkel-Kaffee

Beim Rösten der Körner kommt es immer wieder vor, dass einige etwas dunkler werden. Die lese ich aus den goldgelben Körnern aus und röste sie noch etwas nach, dass sie dunkelbraun werden, aber nicht schwarz. Die Körner werden dann nach dem Auskühlen zu grobem Schrot vermahlen und für Dinkel-Kaffee verwendet. Dafür wird etwa ein Esslöffel dieses Schrots mit rund einem Liter kochendem Wasser überbrüht und dann bei kleiner Flamme noch etwa fünf Minuten nachgeköchelt, abgeseiht und mit etwas (Ziegen-)Milch genossen. Das schmeckt recht gut und ist das beste Mittel bei Übersäuerung des Magens – auch bei einem Kater, wenn man einmal etwas zu viel Alkohol getrunken hat. Die Stärke dieses Dinkelkaffees richtet sich nach dem individuellen Geschmack – mal mehr oder weniger Wasser oder Schrot.

Bei Übersäuerung des Magens

Bei Übersäuerung des Magens helfen auch wunderbar die Dinkel-Flocken. Darauf haben mich erst meine Patienten gebracht. Sie erzählten mir, dass sie, wenn sie das Gefühl eines sauren Magens, Sodbrennen oder saurem Aufstoßen haben, einfach einen Teelöffel voll Dinkel-Flocken in den Mund nehmen und diese langsam durchgekauten Flocken schlucken. Dies helfe ihnen fast augenblicklich. Hier muss man allerdings darauf achten, dass man keine selbst kalt gepressten Flocken nimmt (hierfür werden Extra-Pressen für die Selbstherstellung von manchen Firmen verkauft). Wenn Dinkelkörner in Betrieben zu Flocken verarbeitet werden, werden sie mit hochgespanntem Dampf bei 130 bis 140 Grad Celsius weich gemacht und dann gequetscht. Durch die Erhitzung sind sie dann „wie gekocht" und nicht mehr roh, was erst die gute Verträglichkeit ausmacht.

Aber der Dinkel ist ein wahrer „Alleskönner". Bei Durchfällen aller Art ist eine „Dinkelmehlsuppe" das Mittel der Wahl. Man rührt das Mehl einfach in das heiße Wasser ein oder – noch besser – man macht eine leichte Mehlschwitze, indem man in einem Topf mit etwas Butter oder Öl das Dinkelmehl leicht anröstet und dann mit Wasser oder Gemüsebrühe aufgießt, gut abgewürzt – fertig. Durch den vielen Kleber im Dinkel-Mehl wird der Durchfall gestoppt.

Bei Nieren-Erkrankungen aller Art dagegen macht man eine „Dinkelgrieß-Suppe". Hier kann man auch beides machen, entweder einrühren oder leicht anrösten und dann aufgießen. Dies sollten Patienten immer zur „Unterstützung bei jeder Art von Nieren-Erkrankungen" machen, mit gutem Erfolg. Egal, was sie sonst noch für Therapien bekommen – sei es naturheilkundlich oder schulmedizinisch – es wirkt unterstützend bei jeder Therapie.

Der Tipp, den schon Dr. Hertzka ganz am Anfang zum Abnehmen und zur Darm-Anregung gegeben hat, der „Dinkel-Kopfsalat", hat sich sehr gut bewährt. Hierbei werden Dinkelkörner in Gemüsebrühe weichgekocht. Die Brühe wird als Vorsuppe getrunken und die noch warmen Körner unter einen mit Gewürzen, Kräuter, Öl und Essig angemachten Salat gemischt und so zusammen gegessen. Das füllt den Magen, macht satt und ist doch nicht so viel, wie ein ganzes Essen mit allem Drum und Dran. Dr. Hertzka empfahl dies sowohl als „Fastenspeise", wenn man abnehmen wolle, als auch zur Anregung des Darms.

Meine Frau macht uns auch ab und zu „Disotto". Hierbei werden die weichgekochten Körner in einer Pfanne in etwas Öl und vielen (auch scharfen) Gewürzen mit etwas Gemüse nach Wahl angeröstet. Das schmeckt gut, vor allem, wenn man noch ein Glas „hildegardisierten Wein" dazu trinkt (ein Glas Wein, in dem mit etwas Wasser die Säure des Weins gebrochen worden ist). Wir nennen es in Anlehnung an „Risotto" mit Reis dann einfach „Disotto", weil es mit Dinkelkörnern gemacht wurde.

Der Kreativität und Phantasie sind bei den verschiedenen Dinkel-Zubereitungen keinerlei Grenzen gesetzt.

Man kann Dinkel süß oder salzig essen (aber immer mit Wasser kochen). Wenn man Milch mit verwenden möchte, dann diese erst nach dem Kochvorgang mit etwas Wasser dazugeben. Man kann Spätzle und auch Spaghetti aus Dinkel machen (oder im Handel kaufen), man kann Kuchen oder Brot damit backen und ihn überall einsetzen, wo man normales Getreide oder die Produkte daraus verwendet.

Dinkel ist ein „Heilmittel" für oder gegen alles, selbst für Diabetiker. Dinkel hat nämlich eine sehr hohe Bioverfügbarkeit der Kohlehydrate, d. h., dass die Kohlehydrate nur sehr langsam, nach und nach an den Körper abgegeben werden. Das ist besonders für Diabetiker sehr wichtig, da dadurch die Insulin-Ausschüttung im Körper langsamer und kontinuierlicher vor sich geht und man evtl. weniger Medikamente braucht.

Seit der Atom-Katastrophe von Tschernobyl am 26. April 1986 ist Dinkel noch wichtiger, denn es hat kaum radioaktive Strahlen in sich aufgenommen – die blieben in den äußeren Spelzen hängen. Deshalb kann man Dinkelspelz sowohl zur Abschirmung von natürlicher Erdstrahlung als auch gegen Elektrosmog als Matratzenauflagen oder als Kissen verwenden.

Dinkelbrot wurde in einigen Gegenden auch „Rebhuhnbrot" genannt: Weil man den Dinkel in keiner Weise mit Dünger oder Mittel gegen Insekten behandelte, war der Dinkelacker ein vorzüglicher Fressplatz für die Rebhühner. Sie tummelten sich hier vorzugsweise und fraßen viele Schädlinge. Dadurch gedieh der Dinkel durch die Rebhühner besonders gut.

Außerdem verträgt Dinkel keinen Kunstdünger. Er mickert dann dahin und wächst nicht recht vom Fleck. Dies veranlasste den Hildegard-Freund Pater Dr. Dr. Alfons Berkmüller, Arzt und Theologe, zu der Aussage: „Der Dinkel besitzt die Unverschämtheit, Kunstdünger nicht zu vertragen!“

Er hat lange Zeit in einer Krebsklinik gearbeitet und erzählte einmal, dass sie den Krebskranken nur alte Dinkelbrotkrusten zum Kauen gaben. Sie mussten diese sehr intensiv kauen, erzeugten dadurch bis zu acht Liter Speichel mit seinen vielen Enzymen und dem heilsamen Thiocyanat darin und heilten damit so manchen Krebskranken aus. Wenn man versuchte, diesen massiven Speichelfluss mit Kaugummi zu erzeugen, hatte er nicht die Qualität wie mit alten Dinkelbrot-Krusten, und der Erfolg blieb aus.

In der überall angebotenen Hildegard-Literatur steht noch eine Menge Anregungen und Rezepte. Aber Vorsicht! „Eine Schweinshax´n mit Dinkelkörnern“ – solche oder ähnliche Rezepte findet man dort teilweise auch – ist nicht gerade im Sinne Hildegards.

Fenchel *(foeniculum vulgare)*

In der Hildegard-Heilkunde ist Fenchel neben Dinkel mit das wichtigste Lebens- und Heilmittel, das es gibt: als Medikament in Pulver- und Tablettenform und die Körner als Tee, aber auch die Knolle zur gesunden Hildegard-Ernährung als Gemüse oder Salat. Fenchel gilt als eines der Universal-Mittel. Dünner Fencheltee eignet sich besonders gut zum Fasten!

In der „normalen“ Naturheilkunde werden Fenchelsamen als Tee, besonders bei Verdauungsstörungen in der Kinderheilkunde, oft mit Milch gemischt oder in Brei gegeben. Auch bei Husten zur leichten Beruhigung und bei stillenden Müttern zur Steigerung des Milchflusses.

Im Original-Text der heiligen Hildegard von Bingen heißt es: *„Wenn man ihn roh isst, schadet er nicht. Und wie immer er gegessen wird, macht er den Menschen fröhlich, vermittelt ihm angenehme Wärme, guten Schweiß und gute Verdauung.*

Auch sein Samen ist warm und nützlich für die Gesundheit des Menschen, auch wenn er anderen Kräutern beigegeben wird in Heilmitteln. Wer Fenchel oder seinen Samen täglich nüchtern isst, der verringert in sich üblen Schleim und Fäulnis, unterbindet üblen Atemgeruch und bringt die Augen zu klarem Sehen.“

Daraus kann man folgende Schlüsse ziehen:

1. Fenchel kann man in jeden Diätplan einbauen. Bei Krankenkost oder Fastenkuren in jeder Menge unbedenklich als Tee: die ganzen Samen-Körner (ungequetscht) zwei bis drei Minuten aufkochen und noch mindestens zehn Minuten ziehen lassen. Samen auf keinen Fall mahlen oder quetschen. Die Stärke des Tees richtet sich nach dem individuellen Geschmack. Der Tee sollte lieber etwas dünner als zu stark sein.

2. Auch Gemüse-Fenchel kann von jedem ohne Schaden gegessen werden. Fenchel gehört zu den wenigen Gemüsesorten, die die heilige Hildegard auch als Rohkost zulässt. Die frische Gemüseknolle kann unangemacht roh gegessen werden oder kleingeschnitten und gewürzt als Salat. In Salzwasser oder Gemüsebrühe gekocht, kann sie als Beilage oder mit Käse und Mutterkümmel überbacken verspeist werden.

3. Hildegard sagt, dass *„Fenchel den Menschen fröhlich macht!“*. Er wirkt *„gegen Melancholie und Schwermut“*, also unterstützend bei Depressionen, wenn man ihn verzehrt oder auch als Fenchelsaft einreibt: mehrere Wochen mehrmals täglich mit dem Saft Stirn, Schläfen, Brustbereich und Magengrube (Solar Plexus) einreiben. Die Reihenfolge ist hierbei wichtig.

4. Fenchel vermittelt *„eine angenehme Wärme“*. Ein durchwärmter Körper ist angenehm, stabilisiert und reguliert den Kreislauf gut für Patienten, die immer frieren, meist Ältere, junge Mädchen und Frauen mit Schilddrüsen-Überfunktion und Hypotonie. Bei Hypertonikern bewirkt Fenchel eine Entkrampfung der Gefäße.

5. Fenchel erzeugt *„einen guten Schweiß und gute Verdauung“*, also eine Reinigung über Haut und Darm. Die Darmfunktion wird verbessert, und schädigende Gärungsprozesse im Darm werden abgebaut. Abfallprodukte werden dadurch auf ganz normalem Wege über den Darm und auch über die Haut

„entsorgt“. Hildegard sagt dazu: *„Der üble Schleim und die Fäulnis werden in ihm gemindert“*, der Magen-Darm-Trakt wird durch Fenchel ausgeheilt *„wie mit einer guten Salbe“*, wie Hildegard an verschiedenen Stellen von Dinkel und Fenchel immer wieder schreibt. Fenchel gibt es übrigens auch zum Lutschen in Tablettenform.

6. Durch Ausheilung des Magen-Darm-Bereiches verbessert sich auch der Atem, da üble Mundgerüche meist von dort aufsteigen. Wenn der Magen-Darm-Trakt durch regelmäßigen Fenchel-Genuss ausheilt, kann auch kein übler Atem mehr aufsteigen.

7. Da auch weniger Gift-Gase aus dem Darm in den Kreislauf übergehen können, werden nun auch „die Augen klar“. Logo! Man kann sich – wenn einem danach ist – immer eine Handvoll Fenchelsamen in die Tasche stecken und immer wieder einige davon intensiv durchkauen und dann schlucken. Dies empfehle ich allen meinen Magen-Darm-Patienten.

Fenchel zusammen mit anderen Heilmitteln

Schmerzen durch festsitzenden Schnupfen. Hildegard schreibt: *„Wenn Schmerzen durch starken Nasenfluss beim Menschen auftreten, nehme er Fenchel (-Kraut) und viermal so viel Dill, lege es auf einen steinernen Dachziegel oder einen dünnen Ziegelstein, der im Feuer erhitzt ist, und wende Fenchel und Dill hin und her, bis es raucht. Diesen Rauch und seinen Duft ziehe er mit der Nase und dem Mund in sich hinein, und dann esse er die erwärmten Kräuter mit Brot. Mache er dies vier oder fünf Tage, damit sich die ausfließenden Säfte mild von ihm trennen.“* Man kann für die frischen Kräuter eine saubere Blumentopf-Tonscherbe nehmen und auf dem Herd oder einem Camping-Gaskocher erhitzen.

Bei Magen-Beschwerden jeder Art

„Ein Mensch, der üblen Schleim in seinem kranken Magen hat, nehme Fenchel, etwas mehr Brennnessel und zweimal so viel Liebstöckel wie Fenchel und Brennnessel zusammen und mache daraus mit etwas Mehl oder Brot eine Speise und esse sie oft, und es nimmt dem kranken Magen den Schleim weg."

Von der Brennnessel alleine, besonders im Frühjahr, sagt Hildegard, dass sie *„den üblen Schleim aus dem Magen"* nehme. Mit Fenchel und Liebstöckel ist die Brennnessel dann noch viel stärker wirksam für den Magen. Also nach obigem Rezept einen Brei bereiten, mit Dinkelmehl oder Gofio verbacken, gewürzt mit allem, was *„die Stimme der Seele einem sagt"*, auch Galgant, Bertram und Quendel mit verwenden und bei Magenbeschwerden jeder Art öfters davon essen.

Universalmittel Fenchelmischpulver „Sivesan"

„Man nehme Fenchelsamen und halb so viel Galgant, viertel so viel Diptam und halb so viel Habichtskraut wie Diptam, pulverisiere dies und seihe es durch ein (grobes) *Tuch. Eine Stunde nach dem Mittagessen schütte er etwas von diesem Pulver in warmen, nicht in heißen Wein und trinke dies. Dieses Pulver hält den gesunden Menschen gesund, den Kranken stärkt es, verschafft gute Verdauung, verleiht ihm Kräfte und vermittelt eine gute und schöne Gesichtsfarbe. Es nützt jedem Menschen, ob gesund oder krank, wenn es nach dem Essen gegessen wird."*

Dieses Misch-Pulver ist das Universalmittel überhaupt, es wird auch „Fenchelmischpulver" oder „Sivesan" genannt.

Rp.	Fruct. Foeniculi pulv. (Fenchelsamen)	16.0
	Rhiz. Galangae pulv. (Galgant-Plv.)	8.0
	Hb. Dictamni albi pulv. (Diptam-Plv.)	4.0
	Hb. Hieracii pilosellae pulv. (Habichtskraut-Plv.)	2.0
	M. D. S. Fenchelmischpulver.	

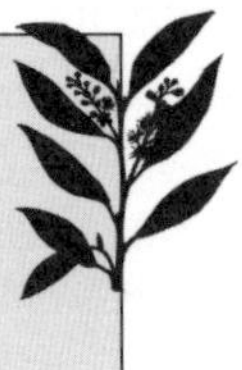

Regelmäßig ca. 1 Std. nach dem Mittagessen 1 Gläschen (Herz-) Wein (ca. 20 ml) erwärmen und mit 2 – 3 Messerspitzen Pulver vermischt trinken. (Gibt es auch als Fertigpulver über die Hildegard-Vertriebe, könnte man aber auch selbst oder in jeder Apotheke herstellen.)

Indikationen: Angina pectoris; Patienten, die einen Herzinfarkt hatten; vorbeugend gegen Thrombosen; Hyper- und Hypotonie; bei nervösen Manager-Erkrankungen; Nierenerkrankungen aller Art und bei allgemeiner Abwehrschwäche; zur Stoffwechsel- und Kreislauf-Verbesserung (besonders in der Rekonvaleszenz) und nach schweren Operationen; auch bei häufigen Schweißausbrüchen und Wechseljahrsbeschwerden.

Zwei Husten-Weine mit Fenchel

„Wer Husten hat, nehme Fenchel und Dill in gleichem Gewicht und füge ein Drittel Andorn bei, koche das mit Wein, seihe es durch ein Tuch und trinke es, und der Husten wird weichen.“

Rp.	Hb. Marrubii (Andorn-Kraut)	10 Gramm
	Hb. Foeniculi (Fenchel-Kraut)	30 Gramm
	Hb. Anethi (Dill-Kraut)	30 Gramm

Die Kräutermischung in 1 Liter Wein 3 – 4 Min. kochen, etwas ziehen lassen, abseihen; mehrmals tgl. ein kleines Gläschen warm trinken, bis der Husten vorbei ist. Damit verschwindet meist auch die Ursache des Hustens, z. B. eine Erkältung oder Grippe, die damit gebessert oder sogar ausgeheilt wird.

Weiter bei Hildegard: *„Und wenn jemand in der Brust hustet, sodass er dort Schmerz zu empfinden beginnt…“* Also bei starkem Husten mit Brustschmerzen ist der zweite Hustenwein besser wirksam als der erste.

Rp.	Hb. Levistici (Liebstöckel-Kraut)	1 Teil
	Fol. Salviae (Salbei-Blätter)	1 Teil
	Hb. Foeniculi (Fenchel-Kraut)	4 Teile

Die Mischung wird so lange in Wein gelegt, bis er den Geschmack der Kräuter angenommen hat. Dann abseihen und etwas Wein nach jedem Essen erwärmt trinken.

Kopfschmerzen durch verdorbene Speisen

„Wenn eine verdorbene Speise einem Menschen Kopfschmerzen bereitet, soll er gleiche Gewichtsteile Salbei, Majoran und Fenchel nehmen und mehr als das Gesamtgewicht dieser drei Andorn."

Rp.	Fol. Salviae (Salbei-Blätter)	1 Teil
	Hb. Majoranae (Majoran-Kraut)	1 Teil
	Hb. Foeniculi (Fenchel-Kraut)	1 Teil
	Hb. Marrubii (Andorn-Kraut)	4 Teile

Die frischen Kräuter im Mixer zu Brei verarbeiten, weiche Butter dazugeben und das Ganze zu einer Salbe verrühren. Bei Kopfschmerzen durch verdorbene Speise oder Speise, die man nicht vertragen hat, den Kopf an den schmerzenden Stellen einreiben, abdecken und schlafen gehen. Meist sind die Schmerzen am nächsten Morgen verflogen oder zumindest erheblich gelindert.

Bei Schmerzen der Leber und/oder der Lunge

Bei Schmerzen der Leber und/oder der Lunge bereitet man einen warmen Wein mit Süßholz, Zimt, Ysop und Fenchel.

Rp.:	Rad. Liquiritiae (Süßholz-Wurzel)	2 Teile
	Cort. Cinnamomi (Zimt-Rinde)	3 Teile
	Hb. Hyssopi (Ysop)	4 Teile
	Sem. Foeniculi (Fenchel-Körmer)	10 Teile

„Unter Beigabe von genügend Honig in Wein stark kochen, sodass keine Bitterkeit darin ist", (also so viel Honig hineingeben, dass der Wein nicht mehr bitter schmeckt) „neun *Tage und neun Nächte stehen lassen, abseihen und trinken bei Leber- und Lungen-Schmerzen." – „Wenn in der Leber oder der Lunge starke Schmerzen sind, trinke er neun Tage jeden Tag. Vor dem Trinken frühmorgens esse er ein wenig und trinke er dann. Abends esse er zum Sattwerden und vor dem Schlafen trinke er genug davon." – „Wenn aber die Schmerzen der Leber und/oder der Lunge nur mäßig sind, sollte man nur jeden dritten Tag davon*

in der oben angegebenen Art trinken und er wird geheilt werden, es sei denn, Gott will nicht.“

Die Worte „*... es sei denn, Gott will nicht*“ können wir interpretieren, dass irgendwo körperliche Blockaden (Herde in Zähnen, Kiefern, Nebenhöhlen, Mandeln, Blinddarm, Narben, usw.) oder psychische Blockaden vorhanden sind.

Nach dem Dinkel und Fenchel müssen nun natürlich die Hildegard´schen Grund- oder Basisgewürze Galgant, Bertram und Quendel folgen, ohne die eine Hildegard-Küche undenkbar ist.

Galgant – die heilende Schärfe

Galgant (*alpinia officinarum*) gehört zur Familie der Ingwer-Gewächse. Das scharf-aromatisch schmeckende Pulver mit angenehm würzigem Duft, das aus den etwa zehn Jahre alten, getrockneten Wurzeln hergestellt wird, ist das am meisten verwendete Medikament, aber auch das Gewürz der gesamten Hildegard-Heilkunde. Nebenwirkungen sind bisher noch keine bekannt geworden, aber durch seine Schärfe kann man damit auch kaum überdosieren.

Galgant stammt aus Ost-Asien und kam auf der Seidenstraße schon zu den Römern und von dort über die Alpen zu uns. Die heilige Hildegard kannte ihn natürlich und schreibt dazu (stark verkürzt): „*Galgant ist warm und heilkräftig. Wer Fieber hat, trinke dieses Pulver in Quellwasser, wer Rückenschmerzen hat, siede Galgant in Wein, wer Herzweh hat und im Herzen schwach ist, esse genügend Galgant*“.

Galgant ist schon alleine für sich ein „Super-Mittel“, und wenn man ihn mit anderen (Hildegard-) Mitteln mischt oder ihn beim Essen mit verwendet, ist die Wirkungspalette noch größer. Galgant in der Küche gibt eine der typischen Schärfen der asiatischen Küche, und man kann ihn überall mit verwenden, bei Nudeln, Körnern, Reis und Kartoffeln, mit Gemüse, Obst, Pilzen, Fisch und Fleisch, ja, selbst bei Süßspeisen, zum Beispiel den „Quitten-Gutzeln“ (siehe *„Quitten“)*.

Galgant-Pulver – in Tablettenform gepresst – ist in der Hildegard-Praxis das schnellstwirkende Hildegard-Herzmittel bei allen Zuständen von Schwindel, Schwäche und Schmerzen, die vom Herzen kommen, auch bei krampfartigen Herzbeschwerden (Angina pectoris). Er wirkt normalisierend auf Herz- und Kreislauf (Herzfrequenz, Blutdruck), ersetzt sogar teilweise Nitro-Präparate. Er wirkt entzündungshemmend, krampflösend auf alle Organe und Gefäße, (auch Verdauungs-, Atemwegs- und Uro-Genital-Trakt).

Einige Beispiele aus der Praxis: Während eines Kurses bei mir im Haus bekam eine Teilnehmerin eine Gallen-Migräne, also starke Kopfschmerzen im rechten Schläfenbereich. Ich gab ihr sofort einige Galgant-Tabletten. Sie sollte davon nun alle fünf Minuten eine Tablette lutschen. Eine Stunde später war Pause. Sie fühlte sich nun sehr wohl und hatte keinerlei Schmerzen mehr. Nun wollte sie sich sofort auf den Pausen-Kaffee stürzen. Ich warnte sie, dass sie dies nach dem Anfall jetzt nicht machen solle. Sie trank trotzdem eine Tasse Kaffee, eine Gallenkolik war die Folge, und nun half Galgant nicht mehr.

Meine Frau bekam eine schmerzhafte Gürtelrose im Schulterbereich. Ich machte sofort einen Galgantwasser-Umschlag (Galgant-Pulver in klarem Wasser aufgelöst) und gab ihr auch Galgant-Wasser zu trinken. Da dies kurz vor unserem Kururlaub geschah, gingen wir zum Hausarzt, um uns die Kurmittel verordnen zu lassen. Als er die frische Gürtelrose sah, wollte er ihr sofort ein Schmerzmittel verordnen und konnte kaum glauben, dass sie durch die Galgant-Behandlung keinerlei Schmerzen hatte (und auch keine mehr bekam). Dieses Galgant-Wasser hilft allerdings nur bei einer frischen Gürtelrose, also im akuten Zustand. Wenn die Bläschen schon eingetrocknet sind, hilft Galgant hierbei nicht mehr!

Ich selbst bekam nachts nach einem zu üppigen Essen am Abend bei Freunden plötzlich Herzschmerzen – wie ich meinte. Ich lutschte sofort eine Galgant-Tablette – die ich immer in greifbarer Nähe habe. Danach bekam ich heftiges Aufstoßen und der vermeintliche Herzschmerz war sofort weg. Es war also nicht das Herz, sondern zu viel Luft im Magen-Darm-Bereich, die das Zwerchfell hochdrückte, dadurch das Herz etwas einengte und sich durch herzähnliche Schmerzen bemerkbar machte. Man nennet dies in der Schulmedizin einen „gastro-cardialen-Symptomen-Komplex“ oder auch kurz einen „Roemheld“, nach dem Entdecker dieses Komplexes.

Dies gab ich natürlich auch immer an meine Patienten weiter, von denen viele ähnliche Erfahrungen machten.

Fazit: Nicht alles, was im Brustkorb schmerzt, ist das Herz.

Für Kinder und sehr empfindliche Leute lasse ich Galgant-Honig zubereiten, indem man einfach Galgant-Pulver in flüssigen (im Wasserbad leicht erwärmten) Honig einrührt. Die Stärke richtet sich nach der Empfindlichkeit der Patienten. Im Handel gibt es den Galgant-Honig mit 5, 10, 20 und 30 Prozent Galgant-Anteil. Man kann ihn aber sehr einfach selbst zubereiten. Bei Bedarf ein- bis dreimal täglich drei bis vier Messerspitzen voll auf Brot essen oder einfach im Mund zergehen lassen. Er wirkt so gegen Durchblutungsstörungen, Krämpfe aller Art und auch bei Erschöpfungszuständen nach überstandenen Infektionskrankheiten.

In dem Buch „Geheimnisse der Kloster-Medizin" von Dr. Antje-Katrin Kühnemann, bekannt durch die „Sprechstunde" im Bayerischen Fernsehen, kann man über Galgant und Pfeffer Folgendes nachlesen:

„Der modernen Labor-Medizin gelang eine überraschende Entdeckung: Sowohl Galgant als auch Pfeffer enthalten tatsächlich herzwirksame Stoffe. Ein darin befindliches ätherisches Öl kann die Verklumpung jener Blutplättchen verhindern, die beim Herzinfarkt an einer geschädigten Gefäßwand ein Blutgerinnsel, einen Thrombus, bilden und so ein Herzgefäß verschließen können."

Andere Untersuchungen amerikanischer Wissenschaftler von 1994 berichten über scharf schmeckende, Krebs hemmende Substanzen, die unter anderem in der „Galgantwurzel" gefunden worden sind. Diese Substanzen stimulieren im Körper das entgiftende Enzym GST, das durch diese Entgiftung nicht nur die Zellen vor Umweltschäden, sondern auch vor Krebs schützen können. Im Tierversuch wurde bewiesen, dass die Wirkstoffe aus der Galgantwurzel positiv auf die Leber, den Darm und die Lunge wirken.

Es werden also die von der heiligen Hildegard von Bingen vor über 800 Jahren aufgestellten Indikationen durch moderne Labor-Techniken voll bestätigt. Diese Wirkungen werden sicher – neben der teilweisen Unterernährung – auch der Grund dafür sein, dass im asiatischen Raum, wo diese scharfen Curry-Gewürzmischungen mit Galgant zum täglichen Leben gehören, es relativ wenig Herz-Kreislauf-Erkrankungen und Herzinfarkte gibt.

Eine junge Patientin von mir hatte öfter Krampfanfälle. Im EEG (dem Elektro-Enzephalogramm) fand man die typischen Kurven einer Epilepsie. Aufgrund dieser Feststellungen durfte sie keinen Führerschein machen und musste alle halbe Jahre zu Kontroll-Untersuchungen gehen. Ich verordnete ihr die regelmäßige Galgant-Einnahme – dreimal täglich eine Tablette lutschen und möglichst an jedes Essen Galgant geben. Nach einem halben Jahr Einnahme von Galgant fand man keine Spur mehr von der Epilepsie (sie hatte auch keine Krampfanfälle mehr), nach der nächsten Untersuchung nach einem Jahr durfte sie dann endlich den Führerschein machen, weil keine Krampfanfälle mehr zu befürchten waren! Das war Anfang der 1990er Jahre. Bis jetzt – im Jahre 2010 – sind sie auch nicht mehr aufgetreten.

Durch Galgant-Gaben wird jedes Fieber erträglicher und klingt schneller ab, ohne aber abgeblockt zu werden. Aber auch die unangenehmen Nachwirkungen einer Virus-Infektion werden abgeschwächt und die Zeit der Rekonvaleszenz verkürzt. Nach der Ausheilung sind die Kranken viel schneller wieder körperlich und geistig voll einsatzfähig.

Große Hilfe kann auch der Galgant-Wein bringen. Den kann man sehr leicht selber machen, und ich empfehle ihn bei allen akuten Rückenschmerzen. Ein Teelöffel geschnittene Galgant-Wurzel wird in 250 Milliliter Wein (ein Viertelliter) ein bis drei Minuten kräftig gekocht, abgeseiht und davon bei akuten Schmerzen alle ein bis zwei Stunden, danach noch jeden Tag ein bis zwei Gläschen (je zwei cl) warm getrunken. Der Schmerz bessert sich mit jedem Schluck.

Eine Einschränkung: Rückenschmerzen, die durch eine Verkantung eines oder mehrerer Wirbelkörper verursacht werden oder sogar durch einen Bandscheibenvorfall sprechen darauf nur relativ wenig an. Hier muss man sich durch den Orthopäden, einem Chiropraktiker oder sogar durch einen Chirurgen helfen lassen. Rückenschmerzen hingegen, die ganz oder teilweise durch Ausstrahlungen innerer Organe erzeugt werden – was sehr oft der Fall ist – werden durch den warmen Galgant-Wein wohl positiv beeinflusst, auch Verkrampfungen der Rücken-Muskulatur. Manche Patienten, die öfters unter Rückenschmerzen leiden, machen sich „ihren" Galgant-Wein (egal, ob mit Rot- oder Weißwein) auf Vorrat und heben ihn im Kühlschrank auf. Bei Beschwerden wird er sofort etwas erhitzt und so hat man ihn im akuten Fall immer parat.

Auch wenn es offiziell keine Nebenwirkungen gibt, sind doch im Laufe der Jahre einige weitere Wirkungen von denen, die Galgant lange Zeit verwenden, beobachtet worden:

Eine Galgant-Tablette, abends gelutscht, vermindert oder beseitigt sogar das Schnarchen. Dies hilft allerdings nur, wenn keine anatomischen Veränderungen im Nasen-Rachen-Raum vorhanden sind. Hier müsste dann der HNO-Arzt helfen und eventuell operativ eingreifen. Da Schnarcher durch die Apnoe viel eher einen Herzinfarkt bekommen als Nichtschnarcher, ist man also hier mit Galgant bestens versorgt, denn Hildegard gibt ihn ja bei *„Schmerzen in der Brust, im Herzen und in der Milz"*, also auch bei den Vorboten eines Herzinfarktes, der Angina pectoris.

Galgant vermindert und beseitigt auch die Hitzewallungen der Wechseljahre, wie mir immer wieder von Frauen berichtet wird. Durch die Entkrampfung der Gefäße können die „Wallungen" nicht ihre volle Wirkung erzielen. Dies empfinden natürlich viele Frauen im „kritischen Alter" als sehr angenehm. Zusätzlich kann man hier von der Hildegard natürlich noch die *Weinraute* als Kraut oder als Tabletten mit einsetzen (siehe: *Weinraute*).

Personen mit Halsschmerzen berichteten, dass sich diese nach dem Lutschen von zwei bis drei Galgant-Tabletten hintereinander oftmals sofort gebessert haben.

In der Hildegard-Heilkunde gibt man bei Übelkeit in der Regel Galgant, entweder als ganze Tabletten zum Lutschen oder als Galgant-Honig.

In der übrigen Naturheilkunde gibt es ein Kartoffelrezept gegen Übelkeit beim Autofahren: Man nimmt zwei rohe Kartoffeln, sauber abgewaschen, aber mit der Schale, in die Hand und drückt sie einige Zeit fest. Der Nachtschattenwirkstoff geht in die Haut über und kann so wirken. Dies hilft besonders gut bei Kindern.

Bertram

Bertram ist ein Wärme und mildes Klima liebendes Kraut, das etwa 30 Zentimeter hoch wird, das doppelt-fiederspaltige Blätter und eine weiße, kamillenähnliche Blüte hat. Der deutsche Bertram (*pyrethrum roseum*) ein Chrysanthemengewächs, ist in entsprechend klimatisch günstigen Gegenden auch noch heute in Deutschland wild anzutreffen, wenn auch relativ selten, zum Beispiel im Gebiet des Kaiserstuhls. Für die Heilkunde wird die getrocknete Wurzel verwendet.

Wegen der sehr besseren Wirkung aber wird heute meist nur noch der römische Bertram (*anacyclus pyrethrum*) verwendet, der rund um das Mittelmeer wächst. Er wirkt sehr viel stärker als der deutsche Bertram, kommt häufiger vor und ist auch viel ertragreicher, weshalb er heute auch in klimatisch geeigneten Gegenden in Kulturen angebaut wird.

Bertram war schon im Altertum ein anerkanntes Heilmittel. Schon in den Schriften von Dioskurides, der von 40 bis 90 n. Chr. zur Zeit Kaiser Neros lebte, wird Bertram als Heilmittel gegen Epilepsie erwähnt. Später erscheint Bertram immer wieder als Teil von Rezept-Mischungen, die gegen Krämpfe aller Art eingesetzt wurden.

Über Bertram schreibt die heilige Hildegard von Bingen in ihren Schriften (verkürzt): „*Für einen gesunden Menschen ist er gut, weil er die Fäulnis in ihm mindert, das gute Blut vermehrt und einen klaren Verstand bereitet. Auch den Schwerkranken bringt er wieder zu Kräften und schickt nichts unverdaut aus dem Menschen hinaus. Wer viel Schleim im Kopf hat und Bertram oft isst, dem mindert er diesen Schleim. Oft genossen vertreibt er Brustfellentzündung, bereitet reine Säfte und macht die Augen klar. Wie auch immer er genommen wird, ist er nützlich und gut, sowohl für Kranke als auch für Gesunde. Wer ihn oft isst, dem vertreibt er die Krankheit und verhindert, dass er krank wird. Dass er beim Essen im Mund Speichel auslöst, kommt davon, dass er die üblen Säfte herauszieht und die Gesundheit zurückgibt.*“

Nach dieser Wirkungsbeschreibung durch die heilige Hildegard ist es eigentlich für jeden fast ein Muss, auch dieses Gewürz in die Hildegard-Küche mit aufzunehmen. Dies sollte jeder tun, der seine Kost auf Dinkel umstellt, denn Bertram gehört wie das Hildegard-Standard-Gewürz Galgant mit zur Basistherapie.

Bertram sollte als Medikament regelmäßig bei allen Verschleimungen der Nase und der Nebenhöhlen genommen werden, da er *„den Schleim im Kopf“* mindert. Ein findiger Hildegard-Freund aus Oberbayern kam sogar auf die Idee, dass – wenn er den Schleim aus dem Kopf zieht – man dann eigentlich Bertram auch schnupfen könnte. Es wurde ausprobiert und es klappte vorzüglich. Seither gehört bei den Nebenhöhlen-Erkrankungen das Schnupfen von Bertram mit zur Verordnung – neben den anderen Therapien natürlich. Ich verordne bei solchen Sachen eine Bertram-Kur:

1. jeden Morgen einen halben Teelöffel Bertram in einem halben Glas Wasser trinken;
2. Bertram an jedes Essen, an das es geschmacklich passt, geben;
3. Bertram öfters schnupfen, also etwas davon in jedes Nasenloch hochzuziehen.

Dabei muss man allerdings sagen, dass dann die Patienten auch zwischendurch immer wieder einmal etwas Wasser in die Nase hochziehen sollten und danach kräftig ausschnäuzen. Das Bertram-Pulver holt wohl den Schleim aus Nase und Nebenhöhle, aber es bildet sich nach öfterem Gebrauch auch dann eine trockene Kruste in der Nase, und diese sollte immer wieder aufgelöst werden.

Auch bei schlechten Blutwerten – egal welcher Art – und bei schlechter Verdauung gehört Bertram in jedes Essen. Je schlechter es einem Patienten geht, desto dringender notwendig ist dieses Gewürz. Man kann Bertram mit seiner angenehm milden Schärfe, die einen erfrischenden Nachgeschmack im Mund zurücklässt, als Geschmacksverbesserer für jedes Essen bezeichnen.

Bei meinen Fastenkursen kommt es immer wieder vor, dass einige Faster nachts aufwachen und einen dicken, zähen, schmutzigen Schleim im Mund haben. Dies ist die Wirkung des Bertrams in der Fastensuppe, da er ja die üblen Säfte herauszieht. Es ist eine ganz tolle Reinigung im Kopf- und Nebenhöhlen-Bereich. Auch kommt es während des Fastens oftmals zu schnupfenartigen Ausflüssen aus der Nase, obwohl die Leute keine Erkältung haben. Auch dies ist darauf zurückzuführen.

Inzwischen hat ein holländischer Arzt in Afrika sehr positive Erfahrungen mit Bertram bei Malaria- und Aids-Kranken gemacht, wie Dr. Strehlow unlängst berichtete. Dies wird wahrscheinlich demnächst in einem größeren Forschungsprojekt genauer untersucht und – wenn dies voll bestätigt wird – eine Sensation sein.

Im „Großen Madaus" von 1935 wird übrigens Bertram auch typischerweise als „Speichelfluss-Wurzel" bezeichnet. Ich finde, besser kann man die Wirkung dieses großartigen Gewürzes und Medikamentes fast nicht ausdrücken.

Quendel

Quendel ist der wilde Wiesen-Thymian (*thymus serpyllum*), der in ganz Europa überall dort zuhause ist, wo der Boden mager, sauer und steinig ist. Er bevorzugt eine sonnige Lage. Es gibt rund 40 verschiedene Arten, und sie werden zwischen zehn und 40 Zentimeter lang, liegen aber meist am Boden, und die kleinen rosaroten bis blauroten Blüten bilden einen kugeligen oder länglichen Blütenstand. Er wächst in ganz Mitteleuropa an vielen Stellen in Mengen, und viele Hildegard-Freunde sammeln ihn zum Trocknen und frisch für Salben im Hochsommer von Juni bis September.

Vom Quendel sagt die heilige Hildegard: „*Wer krankes Fleisch hat, dass seine Haut ausblüht, esse oft Quendel mit Fleisch oder im Mus gekocht, und er wird innerlich geheilt und gereinigt werden. Wer die kleine Krätze hat, zerstoße Quendel mit frischem Fett, mache eine Salbe daraus und salbe sich damit, und er wird die Gesundheit erlangen. Und wenn das Gehirn krank und wie leer ist, pulverisiere er Quendel, vermische das Pulver mit Mehl und Wasser und mache Törtchen und esse sie oft, und sein Gehirn wird sich besser befinden.*"

Deshalb sollte man Quendel bei allen Erkrankungen der Haut an jedes Essen und jedes Gebäck geben, evtl. zusammen mit Bertram und Galgant. Das Essen bekommt eine ganz neue und tolle Geschmacksrichtung. Man kann damit auch einmal Gäste bewirten und so, quasi über die Gewürze, die Hildegard-Heilkunde populär machen.

Innerlich also bei allen Haut-Erkrankungen, die ja fast alle von innen kommen, aber auch bei einer Gehirnleere – also bei Durchblutungs-Störungen des Kopfes, speziell nach geistiger Überanstrengung – möglichst in allen Speisen und Gebäck – Quendel mit verwenden.

Hildegard-Freunde kennen die Quendel-Plätzchen. Dies sind ganz normale (Dinkelmehl-) Plätzchen nach irgendeinem Rezept, denen man eine beliebige Menge – je nach Geschmack – Quendelpulver beigemischt hat. Wenn jemand total fertig und ausgelaugt von der Arbeit kommt, kann er mit einigen Quendel-Keksen und einem Gläschen Hildegard-Herzwein seinen „leeren Akku" wieder aufladen – was speziell von PC-Arbeitern sehr geschätzt wird.

Äußerlich aber, bei Erkrankungen der Haut, sollte man den frischen Quendel – den alle Hildegard-Freunde vor Neumond ernten – zerstoßen und mit Butter vermischt eine Quendel-Salbe bereiten und auf die Stellen des Hautausschlages auftragen.

Im Frankenwald gehört der Quendel zu den alten Volksheilmitteln. Von alters her wurde und wird noch heute den Babys mit Milchschorf dünner Quendel-Tee (nicht mehr als einen Teelöffel auf einen Liter Wasser) gegeben. Dann werden die kranken Babys täglich in Wasser gebadet, dem man eine dünne Quendel-Abkochung beigegeben hat, sowie mit der Quendel-Salbe (die, wenn möglich, aus Ziegenbutter hergestellt wird) eingerieben. Quendel wird in alle Speisen gegeben, wo er geschmacklich hineinpasst.

Der Milchschorf und alle übrigen Hauterkrankungen und Allergien heilten bei den so behandelten Kindern meist total aus, und Babys und Kleinkinder, die so behandelt wurden, hatten auch noch als Erwachsene nie mehr irgendwelche Probleme mit der Haut oder Allergien. Der Quendel-Salbe wird hier allerdings neben der „Maienbutter" (wegen der frischen Kräuter, die die Ziegen im Mai fressen) noch etwas flüssiger Honig und reines Bienenwachs zugesetzt. So im kühlen Erd- oder Felsenkeller aufbewahrt, hat man „seine Quendelsalbe" immer zur Hand. Die heutige Butter, die meist mit Silo-Futter „hergestellt" wird, eignet sich meines Erachtens nicht dafür.

Deshalb empfehle ich allen Müttern, ihren Kleinkindern viel Quendel in irgendeiner Form zu geben.

Hier noch einmal das Rezept für die Quendel-Salbe:

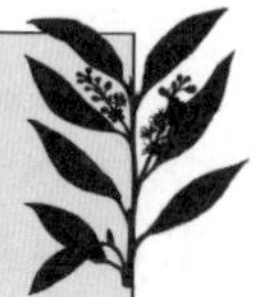

2 Teile frischer Quendelsaft,
8 Teile (Ziegen-)Mai-Butter,
1 Teil flüssiger Honig und
1 Teil durch Erwärmung verflüssigtes Bienenwachs

Ist dies nun von Hildegard überliefert und in die Volksheilkunde eingeflossen oder wirklich alte Volksheilkunde, die in die Hildegard-Heilkunde schon vor über 800 Jahren mit einfloss? Wir werden dies wohl niemals erfahren.

Da der Quendel sowohl von außen als auch von innen reinigend auf die Haut und den ganzen Körper wirkt und jede innere Reinigung natürlich über die Entgiftung der Leber ablaufen muss, ist hier noch ein Rezept aus der russischen Volksheilkunde interessant. Dort wendet man Quendel bei den Alkoholkranken zur Entwöhnung und Entgiftung als Tee an.

Man überbrüht dazu täglich zwei ganze Esslöffel des zerkleinerten, getrockneten Quendel-Krautes mit nur einem Viertelliter kochendem Wasser, lässt dies einige Minuten ziehen und siebt es ab. Von diesem sehr starken Tee sollte der Patient mindestens zwei bis drei Wochen lang alle zwei bis drei Stunden tagsüber ein bis zwei Esslöffel einnehmen. Die Reaktionen der so behandelten Alkoholiker sind sehr unterschiedlich: Die einen bekommen davon Durchfall und starken Harndrang, die anderen einen regelrechten Ekel vor jeglichem Alkohol und gleich gegen Nikotin mit dazu, verbunden mit starker Übelkeit, die bis zum Erbrechen führen kann. Auch kann man immer wieder Haut-Reaktionen beobachten, die auch als Entgiftungs-Reaktionen zu bewerten sind. Diese Kur hilft auch oft noch in weit fortgeschrittenen Fällen sehr gut, da sie den Körper und die Leber total zu reinigen scheinen. Bei dieser Entgiftungskur sollten allerdings die Betroffenen und ihre Angehörigen über die eventuell auftretenden „Nebenerscheinungen" gut informiert sein. Zudem sollten auch alle damit einverstanden sein, und ein Therapeut, der diese Art der Behandlung kennt, sollte als „Helfer und Berater" in greifbarer Nähe sein. Wenn man dies vorher nicht weiß, kann es möglich sein, dass der Betroffene in die Intensiv-Station eines Krankenhauses eingeliefert wird und dort alles Mögliche versucht wird, diesen Zustand zu ändern – dabei sind dies doch „nur" Entgiftungsreaktionen.

Diese drei Standard-Gewürze Galgant, Bertram und Quendel zusammen verwendet, bringen einen wohlschmeckenden, etwas exotisch anmutenden Geschmack an jedes Essen, das von den meisten Leuten als sehr angenehm empfunden wird, vorausgesetzt, man überwürzt nicht mit einem, aber das ist ja bei allen anderen Gewürzen auch so. Gerade das harmonische Abwürzen, das man eine Art Geschmacks-Komposition durch alle Zutaten und Gewürze bekommt, ist ja das tiefe „Geheimnis“ einer jeden guten Küche. Und da die Hildegard-Küche auch als solche zu bezeichnen ist, muss man dies hier natürlich auch so machen.

Zusammenfassung des ersten Teils:

Wenn man Dinkel und Fenchel als Basis der Ernährung und diese drei Grund-Gewürze der Hildegard-Heilkunde, Galgant, Bertram und Quendel, in die tägliche Ernährung versucht mit einzubauen, so weit wie möglich die sogenannten *„Küchengifte“* (siehe *„Küchengifte“)* meidet und seine Einstellung zu sich, seinen Mitmenschen und seiner Umwelt positiv gestaltet, hat man schon einen ganz gewaltigen Schritt in Richtung „Gesundsein und Gesundbleiben“ für sich und seine Familie getan. Man sollte immer daran denken: Gesundheit ist essbar, die heilige Hildegard von Bingen zeigt uns den Weg dazu.

Kekse mit diesen 3 Gewürzen (einzeln oder alle 3 zusammen): Man macht nach eigenem Rezept oder nach dem Rezept der später aufgeführten „Hildegard-Nervenkekse“ einen Teig und würzt diesen mit einem oder mehreren der obigen Basis-Gewürze der Hildegard-Heilkunde nach eigenem Geschmack ab.

Man kann natürlich noch jede Menge anderer Gewürze mit verwenden, z. B. natürlich Salz, Chili (die Schärfe tötet im Magen-Darm-Trakt die schädlichen Bakterien ab) und andere Kräuter, aber niemals überwürzen, sonst ist das beste Essen schlecht. Und dann natürlich Zeit lassen zum Essen! Das beste Essen, das hastig und nur mechanisch unter der Nase reingeschoben wird, kann jedem Menschen schaden. Man sollte es gut kauen und genießen und bei jedem Bissen wirklich beim Essen sein und nicht bei der nächsten Arbeit oder beim nächsten „Event“. Man sagt ja: „Was du tust, das tue ganz!“ Deswegen bringen die sog. „Arbeitsessen“ auch meist recht wenig – ob in der Wirtschaft oder in der Politik.

Rohkost

Die heilige Hildegard von Bingen lässt uns wissen, dass sie von Rohkost und rohen Körnern in der Ernährung des Kranken absolut nichts hält, weil dies nach ihren Aussagen den Kranken mehr schadet als nützt – und übrigens auch dem Gesunden schadet. In der Praxis haben sich diese Aussagen Hildegards bewährt (siehe Kapitel *„Dinkel“* und *„Gofio“*).

Man muss allerdings ganz klar unterscheiden zwischen dem, was allgemein als Rohkost bezeichnet wird, und dem, was Hildegard darunter versteht. Für Hildegard ist alles Rohkost, was entweder nicht gekocht ist oder nicht durch Gewürze und Kräuter, (Wein-)Essig und Öl für die menschliche Ernährung aufgeschlossen wurde. Das heißt also, dass die rohe Mohrrübe (Rüebli), aus der Hand gegessen, für sie Rohkost ist, dieselbe Mohrrübe, in rohem Zustand geraspelt und roh als Salat mit Gewürzen, Kräutern, Weinessig und Öl angemacht, keine Rohkost mehr ist. Sie schreibt, dass das Gemüse dadurch wie vorgekocht ist.

Bei Zwiebeln zum Beispiel sagt Hildegard, dass man sie nur gekocht genießen soll. Die Zwiebeln am Salat sind aber – wenn sie vor dem Anmachen als Salat-Soße mit Salz, Pfeffer und anderen Gewürzen schön durchgedrückt und mit Weinessig und Öl vermischt werden, wie vorgekocht.

Von den rohen Körnern (auch rohen Dinkelkörnern) sagt Hildegard, dass sie für Gesunde nicht gut seien und Kranke davon sogar Schaden nehmen können. Nur Fenchel als Samen und Gemüse und Esskastanien (Maroni) als ganze Frucht oder als Maroni-Mehl können ohne Schaden auch roh gegessen werden. In Honig eingerührt ist das rohe Maroni-Mehl sogar ein vorzügliches Leber-Medikament.

Deshalb ist die Vorverarbeitung der rohen Körner zu „Gofio“ eine akzeptable Alternative. Man braucht dann auf seine bisherigen Gewohnheiten, zum Beispiel dem Frischkorn-Müsli am Morgen, nicht mehr zu verzichten und ernährt sich trotzdem gesund.

Patienten mit niedrigem Blutdruck (Hypotonie), die rohe Körner essen, haben oft über Jahre hinweg immer kalte Hände und Füße, wogegen Medikamente nur sehr wenig helfen. Wenn sie aber ihr Frischkorn-Müsli aus gerösteten und grob geschroteten Dinkelkörnern herstellen, bekommen sie nach kurzer Zeit warme Hände und warme Füße, o h n e irgendein Medikament einnehmen zu müssen.

Phytinsäure und Osteoporose

Vor einigen Jahren hat man entdeckt hat, dass rohes Getreide in sehr hohem Maße Phytinsäure enthält. Phytinsäure ist ein Bestandteil der Nahrung, den man hauptsächlich in rohen Getreidekörnern, auch im rohen Dinkel findet. Im Verdauungstrakt verbindet sich diese Phytinsäure mit den anderen Mineralien zu Komplexsalzen und verhindert dadurch teilweise deren Aufnahme vom Darm in den Körper, speziell die Aufnahme des für die Knochen so wichtigen Calciums.

Durch diese verminderte Aufnahme organischer Mineralstoffe kann sich der Knochenzustand enorm verschlechtern, speziell in den Phasen, in denen der Körper viel Calcium benötigt, also immer dann, wenn etwas aufgebaut werden muss. Das ist:

- in der Wachstumsphase des menschlichen Körpers, also in der Kindheit und in der frühen Jugend,
- bei Frauen während einer Schwangerschaft, in der sie für den Knochenaufbau des ungeborenen Kindes viele gut verträgliche Mineralstoffe benötigen
- später ab einem gewissen Alter bei der Osteoporose, in der ja der Knochen-Abbau stärker vonstatten geht als der Knochen-Aufbau.

Wenn dann in diesen Phasen der Entwicklung noch eine solche Resorptionsstörung dazukommt, kann sich der Zustand dramatisch verschlechtern.

Phytinsäure befindet sich in sehr hohem Maße in jedem rohen Getreide, wird aber durch Erhitzen, also durch Verkochen oder Verbacken und auch durch die Vorverarbeitung zu Gofio, so weit abgebaut, dass es (fast) nicht mehr zur Wirkung kommen kann.

Hieraus resultiert wahrscheinlich der Umstand, dass man bei Veganern, also bei Vegetariern, die keinerlei tierisches Eiweiß zu sich nehmen, also auch auf alle Milchprodukte verzichten, immer wieder schlimme Fälle von Osteoporose antrifft. Wenn dazu noch das Frischkornmüsli aus rohem Getreide kommt, wird es natürlich besonders schlimm. Wenn das Müsli aber aus Dinkel-Gofio hergestellt wird, ist diese Phytinsäure abgebaut und dadurch auch diese Calcium -Resorptionsstörung beseitigt.

Herzwein (Petersilien-Honig-Wein)

nach der heiligen Hildegard von Bingen

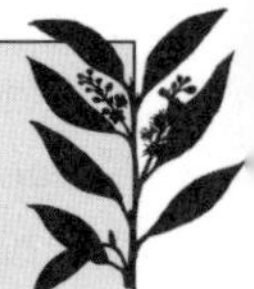

Rp. (zur Verordnung auf einem Rezept) V. petrosolinum c. mel

Hier erst einmal das Rezept zum Selbermachen:
8 bis 10 große Stängel frische Petersilie mit allem Grün (aber ohne Wurzeln);
1 Liter Weißwein, guten, möglichst biologischen (bei Magen-Darm-Störungen oder Überempfindlichkeit in diesem Bereich Rotwein nehmen);
1 bis 2 EL reinen Weinessig (je nach Säure des Weines mehr oder weniger);
100 bis 150 Gramm reinen Bienenhonig, möglichst von einem Imker aus der Nähe des Wohnortes. Patienten mit Neigung zu Unterzucker sollten bis zu 300 Gramm Bienenhonig nehmen.

Zubereitung: Die frische Petersilie wird grob zerkleinert zusammen mit ein bis zwei Esslöffeln reinem Weinessig in den Wein gegeben. Bei süßem Wein kann man etwas mehr Weinessig, bei herbem Wein etwas weniger nehmen, je nach Geschmack des Einzelnen. Diese Mischung wird zehn Minuten möglichst zugedeckt kräftig gekocht, dabei aber immer wieder einmal durchgerührt, da es sehr stark schäumen kann. Wenn man den Herzwein offen kocht, verdampft zu viel und man bekommt ein Konzentrat. Danach erst den Honig zufügen und bei kleiner Flamme nochmals vier bis fünf Minuten köcheln. Dieses Köcheln mit dem Honig ist sehr wichtig, da erst dadurch die richtige Wirkung im menschlichen Körper erreicht wird.

Abfüllung zur Aufbewahrung: Der Herzwein sollte noch heiß in gut gereinigte Flaschen mit Schraubverschluss abgefüllt werden, in die man vorher zur Desinfektion je einen Teelöffel reinen Alkohol gegeben hat (Empfehlung von Dr. Hertzka). Diesen Alkohol lässt man zur besseren Haltbarkeit in den Flaschen.

Anwendung: Bei Herz-Kreislauf-Beschwerden oder auch regelmäßig nimmt man von diesem Herzwein zwei- bis dreimal täglich, bei Bedarf auch öfters, einen Esslöffel voll. Bei Neigung zu Unterzucker, zum Beispiel beim Fastenkurs, bekommt jeder Teilnehmer zu Beginn eine Flasche dieses Herzweins. Davon soll er am Vormittag gegen 10 Uhr und am Nachmittag gegen 16 Uhr noch extra ein „Stamperl" einnehmen. Der Herzwein kann unbedenklich über längere Zeit oder auf Dauer eingenommen werden.

Der Alkoholgehalt liegt bei dieser Zubereitungsart bei etwa zwei bis drei Prozent. Bei trockenen Alkoholikern oder bei Kindern kann man immer eine kleine Menge – für zwei bis drei Tage – nochmals kräftig einige Minuten bei offenem Topf kochen, sodass der Alkohol vollkommen verfliegt. An meinen Hildegard-Heilfastenkursen haben immer wieder trockene Alkoholiker teilgenommen. Nach anfänglichen Bedenken haben alle diesen Herzwein, so frisch aufbereitet, gut vertragen und keinerlei Alkohol-Gelüste bekommen. Diese abgekochte Menge, aber auch eine angebrochene Flasche, sollte möglichst im Kühlschrank aufbewahrt und bald verwendet werden. Verschlossen ist der Wein bei kühler Kellerlagerung einige Monate bis zu einem Jahr haltbar, teilweise sogar noch länger.

Den Herzwein sollte man aber ebenso wie jeden anderen Medizin-Wein niemals eiskalt trinken, sondern immer nur leicht erwärmt. Man kann dies machen, dass man ihn so lange in Mund behält, bis er Körper-Temperatur angenommen hat. Die Wirkung ist dann sogar noch besser, weil die wirksamen Stoffe teilweise schon über die Mundschleimhaut aufgenommen werden. Man kann ihm aber auch einen Schuss kochendes Wasser zugeben und ihn dann so erwärmt (und verdünnt) trinken. Auch hierbei vor dem Schlucken immer erst einige Zeit im Mund lassen.

Die Wirkungen dieses Universalmittels auf „Herz, Nieren und Nerven" sind sehr positiv und auch sehr vielseitig. Er hilft (bei Verkrampfungen eventuell zusammen mit Galgant) bei:

1. Wetterfühligkeit bis hin zum Föhn
2. Hyper- und Hypotonie (also bei zu hohem und bei zu niedrigem Blutdruck)
3. unterstützend bei leichten Ödemen, also Schwellungen im und am Körper
4. stabilisierend und anregend bei Nierenschwäche;
5. nächtlicher Schlaflosigkeit (hier abends nehmen) und auch bei nervösen Störungen jeder Art

6. begleitend während der Schwangerschaft
7. und last not least bei allen Herz- und Kreislauf-Störungen.

Besonders bei meinen schwangeren Patientinnen hat sich dieser Herzwein bestens bewährt. Viele nahmen ihn während der ganzen Schwangerschaft und hatten dadurch wenig oder kaum Beschwerden in dieser doch sehr schweren Zeit.

Die mit den Zutaten ausgekochte Petersilie sollte man zum Schluss noch ein- bis zweimal mit etwas Wasser ansetzen, kurz aufkochen und diesen Absud trinken. Dies regt sehr stark die Ausscheidungen über die Nieren an und ist ein angenehmes Getränk.

Die Weizenpackung

Diese Weizenpackung verordne ich allen Patienten, die speziell mit Rückenschmerzen und Schmerzen in den Gelenken in die Praxis kommen. Sie werden behandelt, bekommen ein Rezept mit den entsprechenden (homöopathischen, naturheilkundlichen und hildegardischen) Mitteln in die Hand gedrückt und ein Informationsblatt mit Anweisungen für die Weizenpackung.

Rezept für eine Weizenpackung: Ein bis zwei Kilogramm Weizenkörner (bei landwirtschaftlichen Verkaufsstellen, zum Beispiel der BAYWA oder direkt bei einem (Bio-) Bauern). Diese werden in zwei bis drei Liter Wasser 10 bis 15 Minuten angekocht (nicht zu weich kochen) und auf ein Leinentuch gegeben. Dann sollte sich der Patient mit dem schmerzendem Rücken oder der schmerzenden Partie direkt auf die Körner legen (ohne ein Tuch zwischen Körner und Haut), so warm, wie man es vertragen kann, aber nicht zu heiß, damit man sich nicht verbrennt. Gut einpacken (lassen) und so lange auf den Körnern liegen bleiben, wie man es als angenehm empfindet.

Die Körner können öfters im Dampftopf aufgewärmt werden, solange sie nicht zu weich sind oder sauer riechen. Zum erneuten Erwärmen die Körner mit dem Leinentuch zusammen in einen Topf mit Dampfeinsatz geben und erhitzen. Niemals in der Mikrowelle! Solange die Schmerzen akut sind, sollte dies täglich gemacht werden, bei Besserung nur noch jeden zweiten bis dritten Tag durchführen.

Unterstützen sollte man dies eventuell mit chiropraktischen Behandlungen, mit homöopathischen Mitteln und mit durchblutungsfördernden Einreibungen, die man öfters verwenden sollte, besonders nach der Weizenpackung.

Übereifrige Hildegard-Freunde nahmen für diese Packung manchmal Dinkel-Körner. Auch mit anderen Getreidekörnern haben es einige Patienten versucht. Aber alles half nicht so gut wie die Weizenkörner. Wir sollten also in allen Fällen den Hildegard-Anweisungen möglichst genau folgen. IHR war es gegeben, uns solche Rezepturen mitzuteilen. Die Erfahrungen zeigen: Je genauer wir dies machen, desto besser helfen sie.

Ein weiteres Mittel aus dem Schatz von Hildegard ist der Galgant-Wein. den man unbedingt bei Rückenschmerzen mit dazunehmen sollte (Rezept siehe *„Galgant“*).

Kalbsfuß-Suppe

Es ist die „Frischzellen-Therapie der Hildegard-Heilkunde“ für Knochen und Gelenke, wie Dr. Hertzka es einmal ausdrückte.

Diese Kalbsfuß-Suppe hilft besonders bei Abnutzungen im Wirbelsäulen- und Gelenkbereich. Sie bewirkt, dass die Knorpelschicht sich wieder aufbaut, und stärkt das Bindegewebe und die Bänder im Gelenkbereich. Dadurch wird eine Stabilität aufgebaut, die man mit nichts anderem erreichen kann.

Unterstützen sollte man dies innerlich durch regelmäßige Gaben von Symphytum. Dieser lateinische Name heißt auf Deutsch „Beinwell“ und wächst in vielen Gebieten bei uns, wo es feucht und halbschattig ist. Der botanische Name kommt aus dem Griechischen und heißt „zusammenwachsen“. Der deutsche Name kommt aus dem Mittelhochdeutschen und setzt sich zusammen aus den Wörtern „Bein“ (Knochen), und „well“, was „gut“ heißt. Beinwell ist also gut für die Knochen.

Wenn man diese Kalbsfuß-Suppe und ein Symphytum-Präparat zusammen bei Patienten mit Arthrose einsetzt, durch mechanische Therapie (zum Beispiel Massage, Krankengymnastik usw.) und / oder mit biologisch-homöopathischen

Präparaten die Durchblutung steigert und der Patient auch ausreichend trinkt (mindestens 35 Gramm Wasser pro Kilogramm Körpergewicht), dann steht einer Regeneration eigentlich fast nichts mehr im Wege.

Da man die „Kalbsfüße“ für diese Suppe nur sehr schwer kaufen kann, da sie heute als Abfall gelten und ungeputzt schon in den Schlachthöfen weggeworfen werden, sollte man sich mit einem Metzger in Verbindung setzen, damit dieser die *„Füße von jungen Rindern“* – so die Worte Hildegards – aufhebt. Wenn gerade kein Käufer da sein sollte, kann er sie ja geputzt einfrieren.

Die Kalbsfüße werden aufgehackt in einem Topf mit Wasser bedeckt und mit Gewürzen und Kräutern eigener Wahl ausgekocht. Dieser Vorgang sollte ganz langsam vonstatten gehen. Manche Patienten lassen die Suppe stundenlang vor sich hin köcheln, andere geben sie in den Schnellkochtopf und kochen sie dort ein bis zwei Stunden und lassen sie dann langsam abdampfen. Die ausgekochten Füße kann man dann weggeben. Die daraus gekochte Suppe wird in kaltem Zustand so steif, dass man sie mit einem Messer schneiden kann. Würzen kann sie jeder nach seinem Geschmack, sollte dabei aber – neben Salz, Pfeffer, vielleicht einige Senfkörner und einige Wacholderbeeren, ein Lorbeerblatt, eine oder mehrere grob geschnittene Zwiebeln, Knoblauch usw. dazugeben, auch die Hildegard-Grundgewürze Galgant, Bertram und Quendel hierbei nicht vergessen.

Man kann diese Kalbsfuß-Suppe direkt essen, mit Dinkelnudeln oder Dinkelgrieß als Einlage, man kann damit aber auch Gemüse oder Eintöpfe zubereiten. Der Phantasie sind hier keinerlei Grenzen gesetzt. Einige Hildegard-Vertriebe haben auch schon eine fertige Kalbsfuß-Suppe im Glas in ihrem Programm. Da diese natürlich nach dem Geschmack der Hersteller gewürzt ist, ist sie nicht jedermanns Geschmack. Außerdem ist sie nicht gerade billig.

Auch beim Ersatz von zerstörten Gelenken durch künstliche Gelenke kann die Kalbsfuß-Suppe sehr wirksam eingesetzt werden. Hier kann man zur Unterstützung dieser Operationen – sowohl in der vorbereitenden Phase als auch hinterher in der Aufbauphase – mit der Hildegard-Heilkunde enorm mithelfen (außer dieser Suppe noch Schafgarben und die Goldkur.)

Die „Goldkur“

Bei Schmerzen aller Art – die speziell durch Rheuma und Gicht (also beim gesamten rheumatischen Formenkreis) hervorgerufen werden und bei chronischen Magen-Darm-Beschwerden empfiehlt uns die heilige Hildegard von Bingen die „Gold-Kur“. Schon Hippokrates setzte Gold bei Rheuma ein, wir wissen nur nicht mehr wie. Deshalb wird es heute auch in der Schulmedizin eingesetzt, aber als Goldsalz-Injektionen, was sehr nebenwirkungsreich ist. Dabei kommt es bei diesen Gold-Injektionen auf diese „Ak–tion“, in der Regel als „Re–Aktion“, zu einer Reaktions-Starre, das heißt, nach diesen Injektionen hilft kein anderes Medikament mehr, auch stärkste Cortisongaben helfen nur noch bedingt – wie man mir glaubhaft versicherte. Also bleiben wir lieber bei Hildegard, denn diese Gold-Kur hat sich inzwischen bei vielen Therapeuten und noch mehr Patienten bestens bewährt.

Die Hildegard´sche Goldkur sollte man anwenden bei:

1. Rheuma, Arthritis und Gicht
2. Magen-Beschwerden aller Art, also bei Gastritis (Magenschleimhaut-Entzündung oder -Reizung, Hildegard bezeichnet dies als einen „kalten Magen“) und bei einer allgemeinen Überempfindlichkeit des Magens, aber auch bei Über- oder Unter-Säuerung des Magens,
3. zur allgemeinen Stabilisierung der ganzen Gesundheit und
4. auch zur Vorbeugung, also zur Prophylaxe, gegen alle diese Krankheiten.

Diese Gold-Kur wird nur einmal im Jahr durchgeführt an zwei aufeinanderfolgenden Tagen, nur sehr selten zweimal im Jahr. Das notwendige „Rohmaterial“ bekommen wir über die bekannten Hildegard-Vertriebe. Eine Dose mit zwei Esslöffeln Dinkelfeinmehl und 0,6 Gramm Nugget-Goldpulver (Hildegard sagt dazu *„im Feuer gereinigtes Gold“*), die wir am ersten Tag morgens mit etwas Wasser anrühren und den Teig roh auf nüchternen Magen essen. Die zweite Packung enthält schon aus demselben Teig gebackene Plätzchen, die wir am nächsten Morgen nüchtern essen.

Viele fragen, warum einmal roh und einmal gebacken? Meine Gedanken dazu: Diese zwei Teile der Goldkur sind zwei völlig verschiedene Reize, die auf den Körper ausgeübt werden. Durch die Hitzeeinwirkung beim Backvorgang wird die Struktur des Teiges völlig verändert und wirkt auch völlig anders auf den

Körper als der rohe Teig vom Vortag. Und da diese Reize an zwei verschiedenen Tagen ausgeübt werden, wirken sie auch ganz anders.

Gold wirkt warm auf den Körper, der rohe Teig dagegen braucht Wärme zur Verarbeitung im Körper (Hildegard warnt vor rohem Getreide). Wenn aber am nächsten Tag die Plätzchen gegessen werden, die ja nicht mehr „roh" sind, muss der Körper diesen völlig anderen Reiz mit denselben Grundzutaten verarbeiten. Und – wie schon gesagt – ruft jede „Ak–tion" im Körper eine „Re–Aktion" hervor. Das braucht seine Zeit, deshalb wird diese Kur erst wieder in einem Jahr wiederholt. Bei sehr schwerem Rheuma haben es Kollegen auch schon mit sehr gutem Erfolg zweimal im Jahr gemacht. Wegen dieser zwei völlig verschiedenen Reize an zwei Tagen hintereinander wirkt diese Kur beim rheumatischen Formenkreis so gut – vor allem durch das in Feuer geläuterte Gold.

Genauer erklären kann ich es nicht. Hildegard sagt dazu, dass es im Magen 2 Monate liegen bleibe, ihn aber nicht reize oder geschwürig mache, sondern ihn wärme und reinige und dadurch einen ständigen positiven Reiz ausübe. Glauben wir IHR, eben einfach auch ohne großen, wissenschaftlichen Beweis. Die positiven Wirkungen bei den Patienten geben IHR recht. Es ist eben so, wie bei der Hummel.

Die Hummel ist eigentlich viel zu groß und viel zu schwer und dürfte nach den (bisher uns bekannten) aerodynamischen Gesetzen durch ihre viel zu geringe Flügelfrequenz bei diesem Gewicht gar nicht fliegen können. Gott sei Dank weiß sie dies alles gar nicht und sie fliegt trotzdem.

Ebenso verhält es sich bei Magen-Darm-Beschwerden aller Art. Hildegard schreibt *„...wenn der Magen kalt und schleimig ist, wärmt und reinigt das Gold ihn ohne Gefahr für diesen Menschen."* Der *„kalte Magen"* bedeutet bei ihr immer eine Magenschleimhaut-Entzündung oder Gastritis. Deshalb kann man diese Goldkur auch mit gutem Erfolg bei diesen Beschwerden einsetzen. Aber auch bei allgemeinen Überempfindlichkeiten des Magens, und auch bei Über- oder Unter-Säuerung, was gerade bei Rheuma eine wichtige Rolle spielt, denn Rheuma ist ja eine Erkrankung der Übersäuerung des Menschen. Er ist körperlich und seelisch „sauer".

Im Zusammenhang mit rheumatischen Schmerzen und Magen-Problemen dürfte auch der Goldwein für diese Patientengruppe sehr hilfreich sein.

Der Goldwein

Als Ergänzung bei schweren rheumatischen Erkrankungen, speziell wenn sie schon über Jahre angehalten haben, und bei Magen-Darm-Störungen jeglicher Art sollte unbedingt der Goldwein als Ergänzung zur Goldkur mit eingesetzt werden. Da er gegen Rheuma und Fieber wirkt, also auch bei den fieberhaften Formen des rheumatischen Formenkreises, ist er auch bei einem Rheumaschub sehr hilfreich. Wenn er direkt beim Schub eingenommen wird, wird der Schub abgemildert, und wenn der Wein vorher prophylaktisch immer wieder getrunken wird, kommt es entweder gar nicht mehr zu einem solchen Schub oder er ist zumindest sehr viel weniger schmerzhaft.

Die heilige Hildegard schreibt dazu: „*Nimm reines Gold und bringe es in einem Topf oder einem Geschirr zum Glühen und so erhitzt bring es in reinen Wein, damit er davon warm wird. Und dies trink warm und tue das oft, und die Gicht* (Rheuma) *in dir wird weichen.*"

Ein schlauer Hildegard-Freund kam auf die glorreiche Idee von einem kleinen Tauchsieder die untere Spirale bei einem Goldschmied mit dem Elektrolyt-Verfahren vergolden zu lassen. Dies ist – wenn man den Tauchsieder einschaltet – „glühendes Gold". Wenn man damit bei Bedarf eine kleine Menge Wein erhitzt, hat man ständig „sein" Heilmittel zur Verfügung.

Ich habe dies auf einer Hildegard-Tagung in der Schweiz gehört, sofort aufgenommen und meinen Patienten weitergegeben. Eine ganze Reihe davon, die mit Rheuma- und mit den entsprechenden Schmerzen belastet sind, hat nun diesen „Gold-Tauchsieder" zu Hause und macht sich damit schnell und auch billig ihre eigene Medizin.

Der Goldwein hilft aber den Patienten nicht nur bei Rheuma, sondern auch bei allen fieberhaften Zuständen, wo der Magen eine gewisse Rolle mitspielt, wie es auch bei akuten Virus-Infektionen sehr oft der Fall ist, und bei Allergien aller Art, von denen Hildegard sagt, dass sie „*Fieber des Magens*" sind. Er hilft selbst beim Heuschnupfen, der ja auch „Heufieber" genannt wird.

Hildegard schreibt weiter beim Goldwein: „*Wer Fieber im Magen hat, erwärme mit erhitztem Gold reinen und guten Wein und trinke ihn und das Fieber wird ihn verlassen, weil die gute Kraft dieses Goldes mit der durch Feuerkraft veränderten Wärme die schlimmen Magensäfte wegnimmt.*" Also bei Allergien jeder Art von diesem Goldwein zwei- bis dreimal täglich 20 Milliliter, also ein Likörglas voll, warm trinken.

Silber

Die heilige Hildegard schreibt zum Silber: *„Silber ist kalt. Ein Mensch, der Überfluss an Säften in sich hat und sie durch Ausspeiung auswirft, der glühe sehr rein gemachtes Silber im Feuer und lege es warm in guten Wein, und dies mache er drei- oder viermal, damit jener Wein davon warm wird. Und er trinke diesen Wein oft nüchtern und auch abends, und es vermindert die überflüssigen Säfte in ihm und bringt sie zum Verschwinden. Denn die starke Natur der Kälte des Silbers vermindert die warmen, kalten und die feuchten Säfte durch seine Schärfe, mit der Hitze des Feuers und der Wärme des veränderten Weines. Wenn aber jemand in einem Silbergefäß Speise und Trank nimmt, nützt es ihm nicht viel und schadet ihm auch nicht in Bezug auf die Gesundheit des Körpers. Und wenn er pulverisiertes Silber äße, wäre es zu kalt und zu schwer in seinem Magen, und er würde davon Schaden nehmen.*"

Hier hat Hildegard ganz klare Aussagen gemacht: Silber – egal in welcher Form – kann dem Menschen nicht direkt helfen, sondern schadet ihm sogar, wenn es direkt dem Körper zugeführt wird, im Gegensatz zu Gold. Nur durch Erhitzen von reinem Silber und durch das Erwärmen von Wein mit diesem heißen Silber kann man den Menschen helfen, die *„einen Überfluss an Säften in sich haben und sie durch Ausspeiung auswerfen*".

Es kommen immer wieder Patienten in die Praxis, die berichten, dass sie – obwohl sie durch viele Untersuchungen festgestellt, organisch völlig gesund sind – immer wieder einmal nach einem Essen erbrechen müssen. Diese haben einen Überfluss an Säften in sich. Der Körper hilft sich in diesen Fällen, indem er eben den Überfluss sofort wieder hinausbefördert. Diesen Patienten kann man sehr gut mit diesem „Silber-Wein" helfen.

Auch bei gesteigertem Speichelfluss, wie es z. B. alle Parkinson-Patienten haben, kann man diesen „Silberwein" mit gutem Erfolg einsetzen und den armen Patienten damit helfen.

Dazu könnte man natürlich reine Silbermünzen heiß machen und mit einer Zange in den Wein geben. Eleganter kann man dies wieder – wie beim „Goldwein" – mit einem versilberten Tauchsieder machen. Einfach den kleinsten Tassen-Tauchsieder kaufen und bei einem Juwelier die Heizspirale versilbern lassen. So kann man sich dann bei Bedarf immer wieder einmal ganz schnell und einfach seinen „Silberwein" zubereiten.

Nach Aussagen anderer Hildegard-Freunde soll dieser „Silberwein" auch bei einer Fistel oder bei einem offenen Bein-Geschwür (ulcus cruris) helfen. Hier habe ich noch keine Erfahrung damit gemacht, aber es könnte ja ausprobiert werden. Bei Aussagen der heiligen Hildegard können wir alle noch durch Ausprobieren und Ausforschen immer wieder neue Erfahrungen sammeln.

In der Regel wird der warme Silberwein in kleinen Schlucken abends nüchtern vor dem Schlafengehen getrunken. Gegen den Säfteüberfluss und den übersteigerten Speichelfluss sind auch die Quitte und der Salbei gute Hildegard-Heilmittel.

Kolloidales Silber

Dies ist wohl nicht unbedingt „hildegardisch", auch wenn manche Indikationen teilweise übereinstimmen, passt aber genau hier hin.

Zu Beginn des 20. Jahrhunderts hatte kolloidales Silber – das ist besonders fein verteiltes Silber in Flüssigkeit – eine große Bedeutung im täglichen Leben – auch als Medikament. Es ist aber durch die moderne Chemie immer mehr in Vergessenheit geraten. Unsere Großmütter z. B. legten noch eine gereinigte Silbermünze in die frische Milch, um sie besonders lange haltbar zu machen und um zu verhindern, dass sie dick wurde.

In der Wissenschaft spricht man von einem „kolloidalen System", wenn drei Grundbedingungen erfüllt sind:

1. Es müssen unterschiedliche Bestandteile vorliegen, wie z. B. bei uns Silber und Wasser.
2. Diese Bestandteile müssen unterschiedlichen Phasen angehören, wie z. B. flüssig und fest (wie beim „Kolloidalen Silber") oder auch gasförmig und flüssig.
3. Die Partikel dürfen nicht löslich sein.

Kolloide sind die kleinsten Teilchen, in die eine Materie zerlegt werden kann, ohne dass die individuellen Eigenschaften verloren gehen. Die nächste Stufe der Zerkleinerung wäre das Atom selbst.

Diese Partikel – in unserem Fall das Silber – befinden sich in destilliertem Wasser und tragen eine elektrische Ladung. Da sich gleiche Ladungen abstoßen, halten sich die Teilchen gegenseitig in der Schwebe. Diese positive Ladung geht allerdings wie bei einer Batterie mit der Zeit – vor allem bei Lichteinfluss – verloren. Deshalb sollte kolloidales Silber immer lichtgeschützt aufbewahrt werden.

Forscher in den USA haben als das Neueste jetzt auch schon kolloidales Silber als ein hochwirksames Antibiotikum entdeckt. Sie wussten scheinbar nicht, dass diese Wirkung schon vor weit über 100 Jahren entdeckt worden ist. Während ein Antibiotikum nur bei bestimmten Krankheitserregern wirkt, soll das nach den neuesten Forschungen kolloidale Silber 650 verschiedene Krankheitserreger nebenwirkungsfrei bekämpfen. Es verhindert die Sauerstoffaufnahme von Pilzen, Viren und Bakterien auf Enzymebene und vernichtet sie auf diese Weise. Nach mehrjähriger Forschung haben sich weder Nebenwirkungen noch Wechselwirkungen mit anderen Medikamenten gezeigt. Während Antibiotika den Organismus schwächen, scheint kolloidales Silber ihn sogar zu stärken.

Dieses Mittel gibt es (auf eigene Verantwortung) gegen Parasitenbefall bei Pflanzen und – manche sprechen darüber begeistert – sogar als Antibiotika-Ersatz. Es ist überall frei verkäuflich, und dort stehen auch teilweise diese Indikationen auf dem Beipackzettel. Bei uns ist dies leider nicht zugelassen, aber übers Internet kann man es besorgen und auch die Literatur dazu.

Silber in der Homöopathie:

In der anthroposophischen Medizin verwenden Ärzte und Homöopathen schon lange Metalle, um die Selbstheilungskräfte des Körpers zu aktivieren und Krankheiten zu beeinflussen.

Argentum oder Argentum nitricum, das ist Silbernitrat, chemische Formel Ag N O^3, oder besser bekannt unter dem Namen „Höllenstein", dem Stein, den die Männer früher zum Blutstillen nach dem Rasieren genommen haben. Dies ist ein verschreibungspflichtiges Medikament bis einschließlich der homöopathischen Potenz D3, höher als D3 ist freiverkäuflich.

Gebräuchlich Dil. D 6, D 4
Gebräuchlich Amp. D 6, D 12 und höher

Indikationen:

- Alle Magen-Darm-Erkrankungen, also nervöse Gastroenteritis, Examensangst, Aufregung usw., Magenspätschmerz, auch Nüchternschmerz, Schleimerbrechen mit Luftaufstoßen.
- Alle Schleimhaut-Erkrankungen incl. Nieren und alle nervlichen Belastungen (wenn es einem an die Nieren geht). Auch bei Nephritis mit Hämaturie und Albuminurie, Unruhe, Schwindel, Gedächtnisschwäche, allgem. Schwindel.

Es hat eine enorme Wirkung auf das zentrale Nervensystem, das vegetative Nervensystem, Magen und Darm, sämtliche Schleimhäute. Passt speziell für abgemagerte Menschen mit gealtertem Aussehen.

Für die Magenbeschwerden ist Verlangen oder Gier nach Zucker und süßen Speisen, die aber nicht vertragen werden, typisch. Deshalb:
Argentum nitricum D 6 dil.
3 x tgl. 10 Tropfen, bei Bedarf auch öfters

Kupfer

„Wer Fieber hat oder jene Fieber, die im Magen entstehen (Allergien), *oder den Schüttelfrost, das heißt, dass der Mensch schläfrig und teilnahmslos ist und träge und Ekel vor dem Essen hat, der nehme reines Kupfer im Gewicht von fünf Münzen und lege das in Frankenwein (vinum franconicum), so viel, wie eine Pechpfanne (aus Kupfer) fasst, und so koche er jenen Wein stark, nämlich bis er anfängt, weniger zu werden, und so nehme er ihn vom Feuer. Und so trinke er nachher nüchtern während neun Tagen, und jene Fieber werden weichen. Auch, wenn jemand vergichtet ist, so dass er sich ganz zusammenzieht und krümmt, der nehme reines Kupfer und werfe es ins Feuer, bis es glüht, nehme es heraus und werfe es erneut ins Feuer, damit es wiederum glüht, nehme es wiederum aus dem Feuer, damit es wieder abkühlt, und werfe es dann zum dritten Mal ins Feuer, und wenn es dann glüht, lege er es so glühend in guten Wein und bedecke das Gefäß, damit weder Wärme noch Dampf austritt. Und dann gib es dem Vergichteten (Rheumatiker) leicht angewärmt zu trinken, und die Gicht in ihm wird weichen. Auch, wenn Pferde, Esel, Rinder, Ziegen, Schafe, Schweine oder andere Tiere die Seuche (strengel) oder eine Kopfkrankheit (heupt-sichtum) haben, dann wirf einen großen Kupferbrocken in einen Kochtopf oder in ein Geschirr oder eine Pfanne und gieße Wasser darüber, und wärme das Wasser mit dem Kupfer am Feuer, damit es siede, und dann besprenge mit dem warmen Wasser das Viehfutter, ob Hafer oder Heu, ein- bis zweimal, damit das Vieh es so besprengt fresse, und die Seuche wird von ihnen weichen.“*

Wir verwenden dies also bei

- allen fieberhaften Zuständen mit Appetitlosigkeit und beim
- Magen-Fieber = Allergie

Am besten gelingt dies wirklich mit Frankenwein, weil dieser eine spezielle Säure hat.

Das Kupferstück (oder die Kupferstücke) in eine Pfanne legen und anschließend den Wein dazugießen. Die Pfanne wird auf den Herd gestellt und der Wein zum Sieden gebracht, bis sich die Weinmenge schon etwas vermindert hat. Dann wird die Pfanne vom Feuer genommen und der fertige Kupferwein in eine Flasche abgefüllt.

An neun aufeinanderfolgenden Tagen trinkt man dann vor jeder Mahlzeit ein Schnapsglas voll. Zur Herstellung des Kupferweines sollte man reines Kupfer und echten Frankenwein verwenden. So bekömmlich der Wein aus anderen Anbaugebieten auch sein mag, für diese Zwecke ist er nicht geeignet, weil in der Vorschrift ausdrücklich Frankenwein genannt wird. Normal wird in der Hildegard-Heilkunde bei fieberhaften Zuständen nicht Kupferwein, sondern Meisterwurzwein genommen (siehe: Meisterwurz).

Bei Gicht, Rheuma, Arthritis und Arthrose

Das Kupfer zweimal zum Glühen bringen und abkühlen lassen – dann ein drittes Mal glühen. Das glühende Kupferstück in ein mit einem Liter Wein gefülltes anderthalb Liter fassendes Einmachglas mit Klappdeckel geben. Das Glas sofort verschließen, damit weder Dampf noch Wärme entweichen können. Nach zehn bis 15 Minuten entfernt man das Kupferstück wieder. Fertig ist der Kupferwein für Gichtkranke.

Für diesen Kupferwein benötigen wir keine spezielle Rebsorte und auch kein spezielles Anbaugebiet. Hierzu kann man seine Hausmarke verkochen. Von diesem Heilmittel nehmen wir ein- bis zweimal täglich ein Schnapsglas, das aber jedes Mal etwas angewärmt werden muss.

Bei Gicht und Rheuma sollte man auch denken an

- Goldkur und Goldwein
- Sellerie-Mischpulver
- Quitte in jeder Form
- Eschenblätter-Packungen
- Edelkastanien-Sauna
- Kornelkirsch-Bad
- Olivenöl-Einreibung
- Ulmenholzfeuer-Bestrahlung und auch an die
- hildegardischen Ausleitungsverfahren

Die allgemeine Krankenkost nach Dr. Hertzka

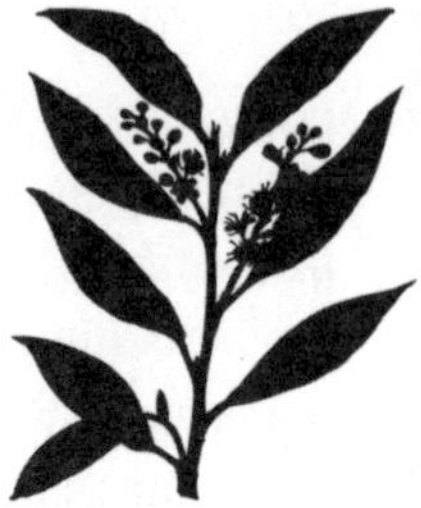

(Drei-Stufen-Diät aus dem Buch „So heilt Gott" von Dr. Gottfried Hertzka, gekürzt und durch die Erfahrung von meinen Patienten und mir ergänzt.)

1. Diätstufe:

Ein Tag absolutes Tee-Fasten, wobei man Tee in jeder Menge ungezuckert gegen den Durst trinken kann und auch soll, möglichst viel Fenchel-Tee. Als Alternative auch andere Tees, aber keine sauren, da der Körper in dieser Phase nicht übersäuert werden soll.

Bei Fieber ohne Durchfall: nur abgekochtes Wasser (Zimmertemperatur) mit einer darin aufgelösten Galgant-Tablette geben. Bei Durchfall leichten Schwarztee – ebenfalls mit Zimmertemperatur – geben.

Wenn der Kranke unbedingt etwas essen möchte, dann höchstens einige Stücke einfachen (Dinkel-) Zwieback in (Fenchel-)Tee getaucht.

Ab 2. Tag: (Dinkel-)Zwieback in jeder Menge und auch in Wasser gekochte Apfelstücke. Dazu (möglichst biologische) Äpfel mit der Schale in Stücke schneiden, mit viel Wasser kurz kochen. Das löscht besser den Durst als alles andere.

Ab dem 3. Tag kann man dann mit Honig oder Himbeersaft süßen, eventuell ist auch (brauner) Zucker erlaubt. Jeden Mittag und eventuell auch am Abend eine Dinkelgrieß-Suppe in Wasser gekocht mit etwas Salz, evtl. auch Galgant, Bertram und Quendel würzen, zum Schluss etwas feingehackte, frische Petersilie dazugeben. Bei Durchfallkranken Dinkelmehl-Suppe, gewürzt wie oben.

Dinkelgrieß und alles andere Grobkörnige normalisiert den Darm und wirkt füllend. Es unterstützt dadurch sehr gut den Darm bei Verstopfungen. Dinkelmehl dagegen wirkt durch den hohen Kleberanteil stopfend bei Durchfällen.

Ab diesem dritten Tag, wenn kein Durchfall mehr vorhanden ist, können auch Semmelklöße, Dinkelnudeln oder selbstgemachte Dinkelspätzle, auch alter, hausgemachter, nicht zu süßer Apfelhefekuchen gegessen werden. Auch echte Hühnerbrühe und gekochtes Hühnerfleisch, Fenchel roh oder gekocht, kann auch versucht werden, wenn es der Kranke möchte und schon verträgt. Etwas mit warmem Wasser verdünnter Wein tut den Kranken auch gut und wirkt fördernd auf den ganzen Heilungsprozess.

Alles, was hier nicht aufgeführt ist, wird meist nicht vertragen und kann Nachteile für den Kranken bringen und eine Verschlechterung seines Zustandes bewirken.

2. Diätstufe:

Ab dem 4. Tag folgt eine schon leicht aufbauende Diätwoche. Alles, was hier nicht aufgeführt ist, kann Nachteile für den Patienten bringen, genauso wie bei Stufe 1.

Erlaubt ist alles, was in Diätstufe 1 schon erlaubt war.
Außerdem noch: altes Weißbrot, Weizenknäckebrot, altes Hefegebäck; Quittenkompott und Quittengelee, Kirschkompott, Himbeeren, Brombeeren, Johannisbeeren – alles gekocht oder gedünstet, niemals roh. Alte (mürbe und runzelige) rohe Äpfel. Zum Süßen braunen Zucker oder Honig verwenden.

Schwarzwurzelgemüse, Fenchelgemüse (aber niemals Zichorie), Rübengemüse (Möhren, Rüebli), Kürbisgemüse (aber niemals Gurken), Mangold. Hafer- bzw. Dinkelflocken (gekocht oder als Müsli), aber keine Nüsse, sondern nur Mandeln verwenden.
Teigwaren (möglichst hausgemacht aus Dinkelmehl), Pfannkuchensuppe (auch aus Dinkelmehl); das Gesundheitseigelb (ca. ¼ Liter Wasser kochen, 1 EL Wein dazugeben, Ei aufbrechen und ohne Schale in das kochende Wasser fallen lassen, 12 bis 15 Minuten kochen, Wasser und Eiweiß weggeben und nur das gelbe

Dotter essen); Kopfsalat, angemacht durchdrücken und ziehen lassen, Sellerie- und Feldsalat, eventuell ein wenig Kartoffelsalat (nie Kartoffelbrei). Schlanke Patienten eventuell auch Blumenkohlsalat. Einfaches Gebäck, beispielsweise Biskuits, Gesundheitskuchen, aber kein Eis und keine Schokolade; Datteln.

Gedünstetes gekochtes Kalb- oder Hühnerfleisch; gedünstete Leber; Reh- und Hirschfleisch; im Sommer auch Lamm- oder Ziegenfleisch; Hecht; dies alles kann auch sauer mit Weinessig zubereitet werden. Wichtig: Alles gekocht oder gedünstet, niemals gebraten.

Wenn kein Durchfall mehr vorhanden ist, können dem Kranken auch Milch- und Mehlspeisen gegeben werden. Alle Speisen sollten aber niemals mit H-Milch und niemals in der Mikrowelle zubereitet werden.

Butter, eventuell (Dinkel-)Brot und Honig, evtl. Butter und Honig cremig mischen und als Brotaufstrich verwenden (aber niemals Margarine verwenden!) Zur Salatzubereitung kalt geschlagenes Öl (aber niemals Olivenöl) und Weinessig verwenden.

Gewürze: Neben Salz noch Muskat, Galgant, Quendel, Bertram, rohe Petersilie, Zimt. Es sollte so gewürzt werden, dass kein Gewürz den Geschmack der Speise übertönt, sondern dass sich zusammen mit den anderen Gewürzen und der Speise eine Harmonie ergibt.

3. Diätstufe:

Hier ist alles erlaubt, was in Folgendem nicht ausdrücklich verboten ist, also genau umgekehrt wie in den Diätstufen 1 und 2.

Es sind verboten: Wurstwaren, Marinaden, besonders abends; bei Halsschmerzen auch Pfeffer; Konserven sind nur mit sehr großem Vorbehalt erlaubt; Sardinen, Aale, Krebse, Karpfen; Schweinefleisch, Schweinefett, Kunstfette, Gänse, Enten.

Lauch (Porree), Gartenkresse, Gurken, Zichorie; Pfirsiche, Pflaumen (Zwetschgen), Erdbeeren, Blaubeeren (Schwarz- oder Heidelbeeren), Birnen (besonders bei Migräne, Durchfall und Erkältungen), Rhabarber; Walnüsse, Haselnüsse, Kartoffelbrei, rohe Zwiebeln; Likör, Schnaps, Bohnenkaffee, Tabak, bei den dicken Leuten Honig und alle Kohlsorten sollten niemals eiskalt, brennendheiß, zuckersüß oder gallebitter gegessen werden.

Fast alle Gewürze sind erlaubt, besonders Muskatnuss, Galgant, Bertram, Quendel, frische rohe Petersilie, Zimt, Knoblauch (aber nur mitgekocht), Pfefferkraut. Auch Salz und Weinessig. Kein Gewürz sollte das andere übertönen.

Säuren und Basen und die „Küchengifte“

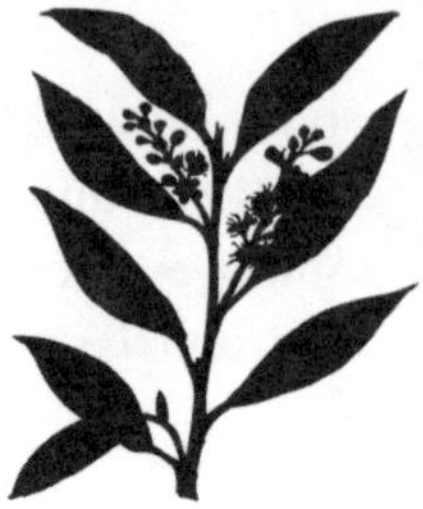

Bei vielen Erkrankungen, besonders beim rheumatischen Formenkreis, aber auch bei allen Stoffwechsel-Störungen, sollte man unbedingt eine Übersäuerung des Körpers vermeiden, beziehungsweise eine vorhandene Übersäuerung langsam abbauen. Dies kann man besonders durch die richtige Ernährung erreichen, durch richtiges und ausreichendes Trinken und indem man Stress durch Entspannungsübungen, Meditation, Gebet usw. abbaut.

Die Basis der richtigen Ernährung ist der Dinkel in all seinen Variationen, wie ihn uns die hl. Hildegard empfiehlt. Da Dinkel das einzige Getreide ist, das im Körper basisch reagiert – alle anderen Getreidearten reagieren im Körper sauer – hat man hierdurch eine sehr gute Grundnahrung, mit der man den Krankheiten einfach den Nährboden entzieht. Wenn das Milieu passt – sprich: der Körper nicht mehr übersäuert ist – haben die wenigsten Krankheiten noch eine Chance, sich weiter zu entwickeln.

Dazu sollten auch alle Küchengifte (das sind in der Küche verwendete Nahrungsmittel, die dem Menschen laut Hildegard mehr schaden als nutzen) gemieden werden und natürlich auch alle Nahrungsmittel und Getränke, die im Körper sauer reagieren. Die Küchengifte, die gemieden werden sollten (wenn man eine Neigung zu den entsprechenden Erkrankungen hat), sind: im Frühjahr besonders die Erdbeeren (Allergien, Pilze im Körper); im Sommer die Pfirsiche (Allergien); im Herbst die Pflaumen, Zwetschgen (Lunge, Bronchien); im Winter den Lauch, auch Porree genannt, und die Heidelbeere(Schwarz- oder Blaubeeren) (bei Neigung zu Rheuma und Gicht).

Weitere Küchengifte: Aal, Schweinefleisch, Innereien, Bohnen-Kaffee, Schwarztee, Blumenkohl, Tomaten, Spargel, Spinat, Konserven jeder Art (bes. bei Disposition zu Rheuma, Gicht); Gurken mit Schalen; unreif geerntetes Obst (z. B. Kiwi) und Gemüse (z. B. grüne Paprika, gelbe und rote sind dagegen sehr gut, weil diese reif sind!) und die Säfte daraus (bei Disposition zu Allergien); konzentrierte Süd-Obst-Säfte (Allergien, Rheuma, Gicht)

Moderne Küchengifte: Alle Cola- und koffeinhaltige Getränke (Knochen-Erweichung, Nerven); Insektizide, Pestizide, Fungizide, alle chemisch hergestellten künstliche Süßen, Aromen, Farbstoffe und Konservierungsstoffe, auch die zur „besseren Haltbarkeit" bestrahlten Nahrungsmittel (können Allergien und sonstige Raktionen im Körper auslösen).

Alle Zubereitungen mit Mikrowelle, auch „nur" Auftauen oder Erwärmen können Allergien, Schwächung des ganzen Immunsystems, negative Blutwerte, negative Beeinflussung aller Feinströme im Körper, zum Beispiel von Herz, Gehirn und über die Meridiane die Beeinflussung aller Körperfunktionen beeinflussen. Es kann die unterschiedlichsten, negativen Reaktionen auslösen.

H-Milch und alle H-Produkte (in der Schweiz uperisierte Milch genannt), können Leber-Galle-Stauungen, unzureichende Fettverarbeitung im Körper, allgemeine Durchblutungsstörungen usw. auslösen und noch unbekannte Reaktionen.

Ich sage dazu immer meinen Patienten: „Alles, was außerhalb des Körpers lange braucht, um sich zu zersetzen, braucht auch im Körper lange, um für die menschliche Ernährung aufgeschlossen zu werden." Dies alles kann der kranke Organismus nicht richtig verarbeiten oder behindert ihn zumindest. Dies alles kann teilweise massive, negative Reaktionen auslösen.

Weiter sind zu meiden, besonders bei Kopfschmerzen und Migräne: Rotwein, chinesische Gewürze, Glutamate (Geschmacks-Verstärker) Käse ohne Mutterkümmel und auch Schokolade.

Es sollten auch keine unangemachten Salate gegessen werden, da sich die meisten Gemüse in rohem, unangemachtem Zustand negativ auf den Verdauungstrakt auswirken. Mit Weinessig, Gewürzen und einem guten Öl (kein Oliven-Öl) angemacht, ist Salat aber gut bekömmlich, weil er durch das Würzen und Anmachen schon für die Verdauung „vorverarbeitet" worden ist. Wenn man dann in den angemachten Salat noch gekochte Dinkelkörner gibt, durchdrückt und etwas durchziehen lässt, ist er sogar sehr gut für die Anregung und Reinigung des gesamten Verdauungstraktes (und auch beim Abnehmen sehr hilfreich).

Dasselbe gilt für rohes Getreide in jeder Form. Durch die Phytinsäure in jedem rohen Getreide wird die Calcium-Resorption (wichtig für die Knochen) teilweise gestört bzw. bei manchen Personen sogar unterbunden.

Zum Ausspülen der Gifte und der Säuren aus dem Körper sollte ein möglichst basischer Tee getrunken werden. Bewährt hat sich hier vor allem ein dünner Fenchel- oder Salbei-Tee, von dem ein Erwachsener je nach Gewicht 1,5 bis 3 Liter pro Tag trinken sollte (35 ml Flüssigkeit pro Tag und pro kg Körpergewicht.).

Sauer reagiert der Körper auf Alkohol in jeder Form, auf alles Fleisch, speziell das vom Schwein, der Enten und der Gänse, und auf alle Wurst- und Schinken-Arten, ebenso wie auf Gegrilltes und sehr Fettes. In geringem Maße kann dagegen das Fleisch von Huhn, Lamm oder Rind gegessen werden. Eier sollten auch nur mäßig verwendet werden (drei bis vier Eier maximal pro Woche). Käse (außer, wenn er zusammen mit etwas Mutterkümmel gegessen wird), raffinierter Zucker und ausgemahlene Mehle (außer Dinkelmehl) reagieren im Körper ebenfalls sauer. Alle Südfrüchte (Orangen, Pampelmusen usw.) und die Säfte daraus ebenfalls, außer Zitronen, deren Säure im Körper basisch reagiert. Ausgereifte Äpfel sind dagegen in mäßiger Menge frisch oder auch getrocknet erlaubt. Der Saft aus Äpfeln sollte aber immer nur mäßig und verdünnt getrunken werden. Auch Mineralwässer – mit oder auch ohne Kohlensäure – sollten in dieser Zeit der Reinigung und der Entsäuerung gemieden werden.

Alles mit rechtsdrehender Milchsäure, L(+), sollte bevorzugt gegessen und getrunken werden. Rechtsdrehende Milchsäure ist in allem natürlich Vergorenen enthalten, zum Beispiel in Sauerkraut und in Salz-(Dill-)Gurken. Aber es gibt auch in Reformhäusern und Diät-Abteilungen ganz natürlich vergorenen Rote-Beete-Saft mit rechtsdrehender Milchsäure und auch verschiedene milchsaure Gemüse, die im Glas eingemacht sind. Ebenso Bio-Joghurt mit L(+). Ansonsten kann man alle roten und dunklen Säfte mäßig (möglichst immer verdünnt) trinken, beispielsweise roten und schwarzen Johannisbeersaft, ebenso roten Traubensaft.

Zur allgemeinen Entsäuerung des Körpers kann man jeden Morgen den basischen Saft einer kleinen Kartoffel – mit Schale frisch gepresst – trinken.

Bei allen Krankheiten kann man eine enorme Entsäuerung und damit eine relativ schnelle Besserung erreichen, indem man nach altindischem Rezept aus der Ayurveda-Medizin morgens nur abgekochtes, warmes Wasser trinkt und erst gegen 10 Uhr frühstückt. Auch die heilige Hildegard spricht davon, dass man morgens nicht frühstücken, sondern erst gegen Mittag etwas essen solle. (Zwischen 10.30 und 11 Uhr am Vormittag sinkt der Blutzuckerspiegel ganz natürlich ab; wenn man vorher etwas isst, verhindert man so einen Blutzucker-Abfall.) Früher kochte man auf dem Land auf einem Herd mit Holz- und Kohlenfeuerung, in dem eine Vertiefung war – das „Wasserschiff" – in der den ganzen Tag drei bis fünf Liter heißes Wasser zu Verfügung standen. Durch das ständige Kochen des Wassers darin verdunstete auch sehr viel Wasser und produzierte so in den alten Küchen immer eine gute Luftfeuchtigkeit. Meine älteren Patientinnen aus dem Frankenwald sagen immer, dass sie erst dann krank geworden sind, als sie einen „modernen" Herd bekamen und nicht mehr jeden Morgen ihren „Topf" Wasser aus dem „Wasserschiff" trinken konnten. Danach hatten sie dann auch meist recht guten Stuhlgang.

Um dieses „gute" Wasser zu bekommen, kocht man am Abend vorher 15 Minuten lang zwei bis drei Liter Wasser ab und lässt es ganz normal auf Zimmertemperatur abkühlen. Morgens wird dann ein Liter davon langsam getrunken, den Rest trinkt man dann schluckweise über den ganzen Tag verteilt. Dies reinigt den Körper besser als alles andere. Da dies ein „leeres" Wasser ist –, die heilige Hildegard von Bingen spricht von einem „sehnsüchtigen Wasser" – kann dieses Wasser auch sehr viele Schlackenstoffe in sich aufnehmen und dadurch den Körper massiv reinigen.

Zur allgemeinen Reinigung und Entsäuerung kann man auch einmal einen oder auch einige Tee-Fastentage einlegen (ein bis drei Tage). Oder nach den Richtlinien des Hildegard-Fastens (sechs bis zehn Tage, das erste Mal besser unter Anleitung in einem Kurs) fasten. Hierbei sollte besonders viel dünner Fenchel- oder Salbei-Tee getrunken werden, da dieser am besten ausspült und auch eine entsäuernde und heilsame Wirkung ausübt.

Fenchel-Tee sollte immer nur aus ganzen Körnern hergestellt werden. Die Körner nicht mahlen oder schroten, wie es immer wieder gemacht wird, sondern nur mit kochendem Wasser überbrühen, zwei bis drei Minuten leicht köcheln und danach noch zehn Minuten ziehen lassen. Die Stärke des Tees richtet sich nach dem individuellen Geschmack des Fastenden, er sollte aber nie zu stark gemacht werden, besonders wenn man viel Flüssigkeit in Form von Tee trinkt.

Die Edelkastanie *(Maroni – castanea sativa)*

Die Edelkastanie – bei uns bekannt als „Maroni“ oder essbare Kastanie – ist wie der Fenchel hundertprozentig gesund, egal, was man davon nimmt, das Holz des Baumes, die essbaren und sehr wohlschmeckenden Früchte oder die Fruchtschalen und die Blätter. Dagegen ist die Ross-Kastanie, wie sie vornehmlich im deutschen Raum wächst, bei Hildegard kein Heilmittel. Alles vom Edelkastanienbaum wirkt sich irgendwie positiv auf den Körper aus, besonders auf die Leber und die Gefäße, und wird auch bei allen Schwächezuständen von ihr empfohlen. Die Edelkastanie oder Maroni ist ein aus der Hildegard-Heilkunde nicht wegzudenkendes Lebens- und Heilmittel.

Die Maroni gedeiht in den wärmeren Gefilden südlich der Alpen bestens und wird hochgeschätzt, aber auch bei uns in den warmen Gegenden, z. B. in Baden-Württemberg, wächst sie. Man findet im Süden Europas oft ganze Wälder oder Alleen davon, künstlich angelegt, aber auch teilweise durch Wildwuchs verbreitet.

Die Esskastanie spielte früher in den südlichen Ländern bei der Ernährung der ärmeren Landbevölkerung eine wichtige Rolle und wurde dort auch oft das „kleine Naturbrot“ genannt. Gerade, wenn die Getreide-Ernte einmal nicht so gut war, wurde sie nicht zur Beigabe, wie sonst, sondern oftmals Hauptlebensmittel und rettete in schlechten Zeiten ganze Landstriche vor dem Hungertod.

Bei uns ist die gegrillte Maroni am bekanntesten. Man muss dafür vor dem Erhitzen die Schale etwas einritzen. Gekochte und pürierte Esskastanien werden in der guten Küche sehr oft zu Wildgerichten gereicht. Im Handel sind aber auch die getrockneten Kastanien, die man gekocht als schmackhafte Beilage zu Fleisch-, aber auch zu vegetarischen Gerichten reichen kann. In Rotkraut mitgekocht oder zusammen mit Dinkelkörner schmecken sie vorzüglich. Man kann sie aber auch frisch vom Baum essen. Dabei entwickelt sie im Mund beim intensiven Durchkauen erst richtig ihren guten Geschmack.

Die Esskastanie hat etwa 30 Prozent Kohlehydrate und etwas Eiweiß, sie enthält Vitamin A, sehr viele Vitamine der Gruppe B und etwas Vitamin C. Außerdem findet man in ihr noch sehr viel Phosphor und vor allem mehr als 700 Milligramm Kalium in 100 Gramm und ist damit eine der kaliumreichsten Früchte überhaupt. Sie enthält dreimal so viel Kalium wie die Kartoffel, die als überaus kaliumreich gilt. Sie ist deshalb für Diabetiker, Herz-Kreislauf-Kranke und Nieren-Patienten bestens als Nahrungsergänzung geeignet. Insulinpflichtige Diabetiker müssen allerdings die Kohlehydrate mit ihren Broteinheiten verrechnen.

Als Sauna-Bade-Zusatz bei Rheuma, Gicht und Jähzorn

Die heilige Hildegard schreibt „Vom Kastanienbaum“: *„Alles, was in ihm ist und auch seine Frucht, ist nützlich gegen die Schwäche des Menschen. Wer gichtkrank ist und daher jähzornig, weil die Gicht immer mit dem Zorn einhergeht, koche Blätter und Schalen der Frucht in Wasser und mache damit oft ein Dampfbad, und die Gicht in ihm wird weichen, und er wird einen milden Sinn haben.“*

Diese Abkochung aus den Blättern und Fruchtschalen der Edelkastanie ist als Edelkastanien-Aufguss im Handel erhältlich. Bei Rheuma, Gicht und Hautkrankheiten sollte man kurmäßig mindestens zehn Sauna-Bäder machen – zwei Mal pro Woche – und mit diesem Absud immer wieder einen Aufguss machen. Man kann in der heimischen Badewanne damit – zweimal pro Woche – ein schönes Vollbad nehmen. Gerade älteren Menschen ist dies sehr viel angenehmer, als in die Sauna zu gehen, und hilft genauso. Dies entgiftet über die Haut, und damit wird der ganze Dreck der Stoffwechsel-Schlacken, die sich im Unterhautgewebe abgesetzt haben, langsam, aber sicher ausgeschieden.

Das Vollbad sollte so heiß gemacht werden, dass der Patient sich noch wohlfühlt, aber dabei etwas ins Schwitzen kommt. Wichtig dabei ist, dass er hinterher gut eingepackt noch einige Zeit – mindestens eine halbe Stunde, noch besser eine Stunde, liegen bleibt und etwas nachschwitzt. Bei Herzangst oder Kreislaufstörungen sollte dies mit einem kalten Lappen auf der Herzgegend geschehen.

Wer sich den Badezusatz selbst zubereiten möchte, sollte dies im Sommer ab Juli bis in den September hinein machen, wenn die Edelkastanien reif werden und die Früchte mit den stacheligen Hülsen vom Baum fallen. Dabei werden 40 bis 60 Blätter (je nach Größe) zusammen mit 20 bis 30 stacheligen Fruchthülsen in fünf bis sechs Liter kaltem Wasser in einem großen Topf langsam zum Sieden gebracht und dann noch 15 Minuten lang leicht köchelnd ausgelaugt. Wichtig ist, dass man die Blätter und Fruchtschalen der Edelkastanie dazu nimmt und nicht die der Rosskastanie. In ein Vollbad gibt man einen bis anderthalb Liter dieses Absuds, für den Saunaaufguss wird dieser Absud unverdünnt verwendet.

Auch Leute, die sehr jähzornig sind und mit rheumatischen Beschwerden belastet sind, sollten dies unbedingt machen. Es macht diese Leute etwas ausgeglichener und gleichzeitig reduzieren sich auch die rheumatischen Beschwerden.

Wenn man einmal seine Umgebung daraufhin etwas näher beobachtet, stellt man wirklich fest, dass fast alle Leute, die Gicht oder starkes Rheuma haben, sehr jähzornig sein können. Die logische Folge ist dann, dass alle Jähzornigen auch eine gewisse Neigung zu Rheuma haben – und das stimmt auch wieder. Die Geschichte gibt uns darin immer wieder Recht, wenn wir uns von Julius Caesar, Winston Churchill, Franz Josef Strauss anschauen, alle waren jähzornige Männer und alle hatten sicher erhöhte Harnsäurewerte und somit das „Zipperlein", wie man die Gicht früher auch nannte.

Bei Venenleiden und gegen Verhärtungen

Weiter schreibt die heilige Hildegard über den Kastanienbaum: *„Einem Menschen, der aus seinem Holz einen Stock macht und diesen in seiner Hand trägt, dass die Hand dadurch warm wird, werden aus dieser Erwärmung die Adern und alle Kräfte des Körpers gestärkt."*

Bei Kreislaufschwäche, speziell aber bei allen Venenleiden, sollte man also einen Spazierstock aus Edelkastanienholz nehmen und mit diesem seine Spaziergänge absolvieren. Wenn man dann noch Dachsfellsohlen in die Schuhe einlegt oder gar Dachfellschuhe trägt, kann man laufen wie einst im Mai.

Aber auch bei einer allgemeinen Bindegewebsschwäche und bei Verhärtungen des Sehnengewebes, wie es zum Beispiel bei der Dupuytren'schen Kontraktur – der Zusammenziehung der Sehnen in der Innenhand – der Fall ist, hilft dieser Stock aus dem Holz der Edelkastanie. Verstärken kann man die Wirkung dieses Holzes auf den Körper noch, indem man von dem vorher beschriebenen Sauna-Absud in dieses Holz immer wieder etwas einreibt. Speziell bei dieser Zusammenziehung der Innenhand-Sehnen hilft dies bestens. Dabei muss man aber gar nicht unbedingt einen Spazierstock aus Edelkastanienholz haben. Es reicht schon, wenn man ein kleines Stöckchen aus Edelkastanienholz immer wieder in die Hand nimmt. In diesem speziellen Fall muss man aber sehr viel Geduld aufbringen. Bis die verhärteten Sehnen wieder weich werden und die Hand voll beweglich wird, können schon bis zu zwei Jahre vergehen. Wer aber in dieser Zeit dies wirklich täglich macht, kann mit vollem Erfolg rechnen.

Bei Leere im Gehirn

„Der Mensch, dem das Gehirn wie leer ist und er daher schwach im Kopf ist, koche die Fruchtkerne dieses Baumes in Wasser und nehme sie oft nüchtern und nach dem Essen, und sein Gehirn wächst und wird gefüllt, seine Nerven werden stark und der Kopfschmerz wird weichen."

Bei allen Konzentrationsstörungen und „Leere im Kopf", wie nach anstrengender, geistiger Tätigkeit, aber auch bei der Alzheimer Krankheit, sollte man oft gekochte Esskastanien essen. Man kann auch immer, wenn man sich Dinkel kocht, einige getrocknete Edelkastanien mitkochen und zusammen mit dem Dinkel essen. Da schmeckt die Dinkelbrühe besser, und die so gekochten Maroni schmecken ausgezeichnet.

In dem Buch „Divinorum operum" schreibt Hildegard auch, dass Hirn und Leber miteinander in Verbindung stehen und dass man beispielsweise auch durch negative Gedanken Leberschäden bekommen kann. In der chinesischen Heilkunde sagt man auch: *„Meine Leber ist traurig."* Die Verbindung vom Hirn zur Leber wird nach Hildegard über das Ohr hergestellt. Man kann also durch starken Lärm und Krach, zum Beispiel durch zu laute Disco-Musik, nicht nur einen Gehörschaden bekommen, sondern auch einen Leberschaden. Seit dies durch die Hildegard-Heilkunde bekannt geworden ist, kann man sich auch erklären, dass heute viele junge Leute, die kaum Alkohol trinken, eine Leberschädigung haben.

Auch hier greifen die gekochten Edelkastanien helfend ein.

Bei Herzschmerzen und Entzündungen, Depressionen

„Wer im Herzen Schmerzen hat und traurig wird, esse oft die rohen Kerne. Dies gießt seinem Herzen einen Saft wie Schmalz ein, und er wird an Stärke zunehmen und seinen Frohsinn wieder finden.“

Also auch bei Herzschmerzen, Herz-Entzündungen, bei verlorener Leistungsfähigkeit und bei Depressionen können die Maroni helfen. In diesem Fall sollten sie aber roh gegessen werden.

In der Zeit der reifen Maroni, also von Sommer bis in der Herbst hinein, kann man sie also ganz einfach abschälen und genussvoll kauen. In der übrigen Zeit kann man einfach immer wieder einmal einen Teelöffel Edelkastanien-Mehl, wie es im Fachhandel erhältlich ist, in den Mund nehmen und gut eingespeichelt essen.

Bei Leber- und Milzschmerzen

„Wer an der Leber Schmerzen hat, zerquetsche oft die Kerne, lege sie so in Honig und esse sie oft mit diesem Honig, und seine Leber wird gesund werden.“

Dies ist der auch im Handel erhältliche Edelkastanien-Honig mit 20 % Kastanienmehl-Zusatz. Man sollte bei Leberschmerzen, egal welcher Ursache, von diesem Honig mindestens zwei Monate lang zweimal pro Tag bis zu zwei Esslöffel nehmen. Dies führt zur langsamen Ausheilung von selbst chronischem Leberleiden, alle Blutwerte verbessern sich langsam in Richtung normal, und die Patienten fühlen sich sehr viel wohler.

Zum Selbermachen sollte man sich Edelkastanien-Mehl und einen guten Honig vom Imker aus seiner näheren Umgebung besorgen. Diesen Honig erwärmt man im Wasserbad bis auf etwa 30 Grad Celsius, sodass er schön dünnflüssig ist, und rührt dann mit einem Löffel kräftig so viel von dem Edelkastanien-Mehl hinein, wie der Honig aufnehmen kann.

Wer allerdings eine Allergie gegen Honig beziehungsweise gegen die darin enthaltenen Pollen hat, sollte dafür abgeschäumten Honig nehmen. Dazu wird der Honig im Wasserbad bis zum Siedepunkt erhitzt und der sich dann oben bildende Schaum abgeschöpft. Nach dem Erkalten sollte man diesen Vorgang nochmals wiederholen, also nochmals kochen, und dann den noch anfallenden Schaum abschöpfen. Man kann sich aber auch abgeschäumten Honig in der Apotheke besorgen.

„Wer Schmerzen an der Milz hat, brate die Kerne am Feuer und esse sie oft warm, und die Milz wird warm und strebt nach völliger Gesundheit.“

Das sind die Maroni, die bei uns im Herbst in den Fußgängerzonen und auf den Christkindl-Märkten frisch geröstet und herrlich duftend angeboten werden. In den südlichen Ländern gehören die Maroni-Verkäufer überall zum normalen Straßenbild.

Die Milz ist bei Hildegard das wichtigste Organ für die gesamte Abwehr des Körpers und hat auch die Aufgabe, das Herz zu entgiften. Es dürfte also fast keinen herzkranken Maroni-Esser geben, und die Milz müsste bei diesen Leuten auch in Ordnung sein und damit natürlich auch die allgemeine Abwehrsituation.

Auch die „normale“ Naturheilkunde sieht in der Milz eines der Hauptorgane in der Abwehr des lymphatischen Systems. Hier ist uns mit der Edelkastanie eines der besten Mittel zur Stabilisierung dieses Systems geschenkt worden.

Bei Verdauungs-Störungen verschiedener Ursache

„Auch wer Magenschmerzen hat, koche diese Kerne stark in Wasser und zerkleinere sie zu Brei, mische sie in einer Schüssel mit etwas Semmelmehl (Dinkel-Weißmehl) *und mit Wasser, gebe etwas Süßholzpulver und etwas weniger Engelsüßwurzel-Pulver dazu, koche es nochmals mit den Kernen und bereite ein Mus und esse es, und es wird den Magen reinigen und ihn warm und kräftig machen.“*

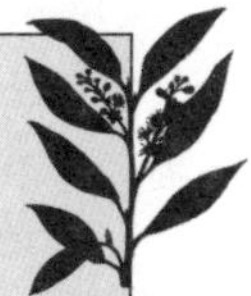

Das Rezept:
Zwei bis drei Esslöffel Edelkastanien-Mehl
(das ist einfacher, als sie selbst zu zerstoßen)
zwei bis drei Esslöffel Dinkel-Weißmehl (Hildegard sagt dazu „Semmelmehl“)
koche dies in Wasser unter Zugabe von
einem Esslöffel Süßholzpulver und
einem Teelöffel Engelsüßwurzel-Pulver.

Davon kocht man dann einen Brei oder eine etwas dickere Suppe, würzt dies nach eigenem Geschmack noch mit Galgant, Bertram, Quendel, Salz oder Honig ab und isst dies morgens nüchtern vor dem Frühstück. Dies ist das beste Rezept zur Ausheilung bei Magen-Beschwerden jeder Art, aber auch bei Erkrankungen der Bauchspeicheldrüse und der Leber und / oder der Galle.

Es schmeckt wohl nicht unbedingt sehr gut, aber es hilft umso besser. Die so Erkrankten essen es sogar mit großem Appetit und fühlen sich wohl dabei. Wenn es reicht, sagt einem der Körper dies genau: Der Kranke bekommt auf einmal einen Widerwillen gegen diese Suppe. Dann sollte er damit aufhören, denn wir sollen immer *„auf die Stimme unserer Seele hören"*, wie uns Hildegard immer wieder wissen lässt.

Zusammenfassend kann man also zur Edelkastanie sagen:

- Bei Rheuma und Gicht, aber auch bei Jähzorn, einen Sauna-Aufguss oder ein Bad mit der Abkochung der Blätter und Fruchtschalen machen.
- Bei Venenleiden und Verhärtungen des Bindegewebes einen Spazierstock oder ein Stöckchen aus dem Holz benutzen, eventuell auch mit dem Edelkastanien-Saunaaufguss immer wieder einreiben.
- Bei Leere im Kopf gekochte Maroni essen.
- Bei Herzschmerzen, „Schwermut vom Herzen", rohe Maroni-Kerne essen.
- Bei Leberleiden mit Schmerzen Edelkastanien-Honig zu sich nehmen.
- Bei Milzschmerzen hilft die geröstete Maroni.
- Bei Magenschmerzen und allen Beschwerden im Magen-Darm-Leber-Galle-Bauchspeicheldrüsen-Bereich, die Suppe morgens nüchtern essen.

Viele Patienten verwenden in der Hildegard-Küche die getrockneten Edelkastanien, die man über die Hildegard-Vertriebe oder sogar über Reformhäuser beziehen kann, das ganze Jahr über. Immer wenn man Dinkel-Körner in einer Gemüsebrühe abkocht, sollte man einige getrocknete Edelkastanien gleich mitkochen. Diese werden zu diesem Zweck drei bis vier Stunden vorher eingeweicht, dann eventuelle Reste der Schalen entfernt und anschließend ganz normal zusammen mit den auch vorher etwas eingeweichten Dinkelkörnern gekocht. Sie sind eine gesunde und geschmacklich sehr gute Ergänzung zu den gekochten Körnern und schmecken sowohl im Salat als auch überbacken oder zu Fleischgerichten.

Das im Handel erhältliche Edelkastanien-Mehl kann man auch, wo es geschmacklich passt, überall mit hineingeben, zum Beispiel an manche Kuchen. Diese bekommen dadurch einen etwas anderen Geschmack, der aber sehr angenehm ist, wenn er auch anfangs etwas fremdartig wirkt.

Ganz zum Schluss dieses Kapitels Edelkastanie noch ein gesundes Rezept für Schleckermäuler. Neben den vielen Edelkastanien-Rezepten, die von Hildegard-Freunden sehr geschätzt werden und die man in eigenen Kastanien-Kochbüchern nachlesen kann, hier etwas ganz Besonderes aus der Schweiz:

Vermiselles (für 4 Personen)

400 Gramm geschälte oder getrocknete Edelkastanien in
einen halben Liter Wasser mit etwas Zitronensaft,
eventuell einem Schuss Weißwein und
einer halben Vanille-Stange gut weich kochen und abgießen.

Dies wird dann im Mixer ohne Vanille-Stange zerkleinert, mit drei bis vier Esslöffel Ahornsirup, Honig oder braunem Zucker verrührt und portionsweise durch eine Kartoffelpresse auf die Teller gedrückt und mit süßer, geschlagener Sahne (Schlagrahm) verziert, gegessen.

Man kann auch, bevor man die Sahne dazugibt, noch eine Kugel Vanille-Eis neben die Kastanien geben. In der Schweiz gab man uns manchmal noch einige Spritzer Kirschwasser darüber. Das war dann besonders lecker! Wir haben oft diese leckere Nachspeise, da sie sehr kalorienreich ist, als Hauptmahlzeit genommen.

Weil die Maroni auch bei Venenleiden und Verhärtungen wirken, sollte man hier in diesem Zusammenhang auch unbedingt etwas erwähnen, nämlich den Dachs.

Dachs

Über den Dachs schreibt SIE: „*Der Dachs ist warm und er hat starke Kräfte in sich, auch in seinem Fell. – Mache einen Gürtel daraus und umgürte dich damit um die nackte Haut und alle Krankheit wird in dir aufhören und eine gefährliche Krankheit wird dich in dieser Zeit nicht befallen. – Mach auch Schuhe aus diesem Fell und ziehe sie an, und das ist gesund für dich.*"

Bei einem Vortrag vor Kollegen in Ulm erwähnte ich nach den Maroni und deren Wirkung auf die Venen auch das Dachsfell und seine positive Wirkungen auf den ganzen Körper und auf die ganze Durchblutung. Ein Kollege, der sehr viele Krampfaderbeschwerden hatte, besorgte sich daraufhin Dachsschuhe und auch Einlegesohlen aus Dachsfell für seine Bergstiefel, außerdem einen Spazierstock aus Edelkastanienholz, und er machte noch Kastanien-Bäder aus den Blättern der Esskastanie. Als ich 1 Jahr später dort wieder einen Vortrag hielt, erzählte er begeistert vor versammelten Kollegen, dass er dank dieser Maßnahmen nun wieder Bergtouren unternehmen konnte, die er jahrelang durch seine starken Beinbeschwerden nicht mehr machen konnte.

Dr. Strehlow berichtete einmal von einem durch Diabetes an Gangrän erkrankten Patienten, bei dem man erwog, den Fuß zu amputieren. Dieser bekam durch das Tragen von Dachsschuhen fast sofort warme, gut durchblutete Füße. Der Puls im erkrankten Fuß kehrte nach kurzer Zeit zurück und die Gefahr der Amputation war gebannt.

Mandeln *(amygdalae dulces)*

Der Mandelbaum (*prunus amygdalus* oder *amygdalus communis*) kommt ursprünglich aus Vorder- und Mittelasien, wurde aber schon im Altertum im Mittelmeerraum heimisch und gehört heute zu den Zier- und Nutzbäumen, die oftmals ganze Landschaften prägen. Viele fliegen im zeitigen Frühjahr extra nach Mallorca oder nach Süd-Spanien oder -Portugal, um die Mandelblüte zu erleben.

Die Früchte dieser bis zu sechs Meter hohen Bäume, die süßen Mandeln, sind ein Geschenk des Himmels und jedem Kranken, aber natürlich auch jedem Gesunden, zu empfehlen – und das tut auch unsere Hildegard.

Als im frühen Mittelalter die spanische Stadt Toledo einmal über längere Zeit belagert wurde, die Getreidevorräte zu Ende gingen und eine Aushungerung bevorstand, in den Vorratsräumen aber noch die gesamte Mandel-Ernte des letzten Jahres lagerte, hatten die Nonnen eines Klosters eine Idee: Sie verarbeiteten die vorhandenen Mandeln und backten diesen Teig im Ofen. Sie nannten dieses Mandelbrot „Mazapán", was so viel heißt wie „Brot aus Mandeln" und überstanden dadurch unbeschadet die Belagerung und die durch die Feinde vorgesehene Aushungerung.

Das war die Geburtsstunde des heutigen Marzipans, dessen Hauptbestandteil auch noch heute gemahlene, süße Mandeln sind. Durch die „Hansa" kamen diese Idee und das Rohmaterial dann in die Hansestadt Lübeck und trat von dort aus seinen Siegeszug um die Welt als „Echtes Lübecker Marzipan" an.

Die süßen Mandeln enthalten das fette Mandelöl, Oleum Amygdalarum dulcium verum, das für kosmetische und medizinische Zwecke für den äußeren Gebrauch benutzt wird. Aus den Pressrückständen bei dieser Mandelöl-Gewinnung werden Mandelkleie und Mandelbutter gemacht, die auch in der Kosmetik mit verwendet werden.

Mandelmilch als Grundnahrung für allergische Kinder

Zerstoßene Mandeln enthalten das Enzym Emulsin. Wenn man Wasser dazugibt, entsteht dadurch eine milchige Flüssigkeit, die Mandelmilch, die sowohl in der Kosmetik für empfindliche Haut, als auch als Milchersatz bei allergisch reagierenden Kindern eingesetzt wird.

Diese „Pflanzenmilch" enthält sehr viele pflanzliche Eiweißstoffe und diese haben gegenüber tierischem Eiweiß, beispielsweise in der Milch, große Vorteile. Sie verändern sich weniger leicht negativ als tierisches Eiweiß, führen zu weniger Fäulnisvorgängen im Darm, und es gibt kaum eine Sensibilisierung gegen diese pflanzlichen Eiweißstoffe. Durch diese positive Vorbereitung des Terrains im Verdauungstrakt kann gegen eine vorhandene Allergie sehr viel leichter mit entsprechenden Medikamenten vorgegangen werden. Es können dadurch schon schwächere Medikamente helfen, wodurch dann wieder der Organismus der Allergiker geschont wird. Die heute bei allergischen Kindern oft verwendete Soja-Milch ist nur teilweise gut, weil heute Soja schon oft mit Paranüssen genmanipuliert ist, und gegen die Paranuss sind heute auch schon viele Leute allergisch.

Die Herstellung der Mandelmilch

Man überbrüht 250 Gramm süße Mandeln mit kochendem Wasser und zieht dann die braune Haut ab. Dann werden die weißen Kerne in einem Mixer zuerst zerkleinert, mit vier Esslöffeln kaltem Wasser vermengt und nochmals durchgemixt. Die Masse gibt man in eine Schüssel und verrührt sie nun mit einem knappen Liter abgekochtem, erkaltetem Wasser und stellt das Ganze zwei Stunden kalt. Danach wird die Flüssigkeit erst durch ein Sieb und danach noch durch ein feines Tuch abgeseiht, damit alle festen Stoffe entfernt werden. Diese Mandelmilch hält sich im Kühlschrank etwa 24 Stunden. Sie muss allerdings jeden Tag frisch hergestellt werden, was ein enormer Arbeitsaufwand ist – aber es lohnt sich für allergische Kinder. Die Industrie hat bereits versucht, diese Mandelmilch für den Verkauf herzustellen, aber hierbei musste man sie mit Konservierungsmitteln haltbar machen. Jetzt reagierten aber die Kinder allergisch gegen diese Konservierungsstoffe, und so hat man meines Wissens dies auch wieder eingestellt.

Da die süßen Mandeln nur sehr wenig Zucker enthalten, sind sie als Ergänzung zur Ernährung von Diabetikern bestens geeignet.

Mandeln – Allround-Mittel für kernige Gesundheit

Die heilige Hildegard von Bingen schreibt über den Mandelbaum: „*Seine Rinde, Blätter und sein Saft taugen nicht zu Heilmitteln, weil seine ganze Kraft in der Frucht steckt.*

Wer ein leeres Gehirn hat, eine schlechte Gesichtsfarbe und Kopfweh oder wer lungenkrank ist und einen Leber-Schaden hat, esse oft Mandel-Kerne, ob roh oder gekocht, und es füllt das Gehirn, gibt ihm die richtige Gesichtsfarbe, kräftigt die Lunge und die Leber und macht ihn stark.“

Die süßen Mandeln sollten eigentlich von jedem, der sich etwas bewusster ernähren möchte, in die tägliche Nahrung mit eingeplant werden und erst recht natürlich in eine Diät. Da dürfen sie auf keinen Fall fehlen. Natürlich sollte man sie bei einer Diät zum Abnehmen nur maßvoll verwenden, da sie doch eine ganze Menge Kalorien mit einbringen.

Auch bei jedem Koch- oder Back-Rezept sollte man einfach dort, wo Nüsse angegeben sind, diese gegen süße Mandeln austauschen. Wenn man dann noch „normales“ Mehl gegen Dinkelmehl austauscht und „normalen“ weißen Zucker gegen braunen Rohrzucker oder Honig und dann noch Hildegard-Gewürze verwendet, ist die Hildegard-Back- und Kochstube perfekt.

Auch zur Stabilisierung der Abwehrkräfte gegen alle möglichen Erkrankungen ist die süße Mandel allem anderen weit überlegen. Patienten, die regelmäßig jeden Tag einige Mandeln essen, haben auf jeden Fall eine viel stabilere Abwehr zum Beispiel gegen eine Grippe oder Ähnliches. Dies haben schon viele Hildegard-Freunde ausprobiert und bestätigen können. Man isst sich mit den süßen Mandeln quasi gesund! Da die Mandeln so gesund sind, zum Schluss dieses Kapitels noch ein passendes Back-Rezept:

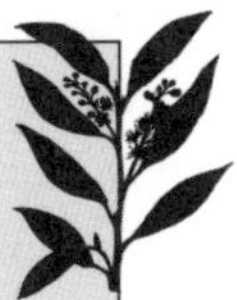

Mandel-Plätzchen

125 Gramm Butter schaumig rühren
125 Gramm braunen Vollrohr-Zucker oder Honig
1 bis 2 Messerspitze Vanille-Zucker
1 Prise Salz
2 bis 3 Eier (je nach Größe) beigeben und vermischen
100 Gramm feingehackte Mandeln und
250 Gramm Dinkel-Weißmehl
beigeben und alle Zutaten zu einem Teig verrühren.

Mit einem Löffel aus dem Teig abstechen und auf ein gefettetes und bemehltes Backblech kleine Häufchen geben, im oberen Teil des Backofens bei 180 Grad Celsius 15 bis 20 Minuten backen.

Kürbis *(cucurbita pepo)*

Vom Kürbis schreibt die heilige Hildegard von Bingen nur sehr wenig, aber das reicht aus, um ihn richtig einordnen zu können.

„Die Kürbisse sind trocken und kalt und wachsen von der Luft. Und sie sind für Kranke und Gesunde gut zu essen.“

Wenn Hildegard ihn in ihren Heilmitteln so kurz und bündig und ohne Wenn und Aber beschreibt, können wir uns darauf verlassen, dass er wirklich gut „für Gesunde und Kranke“ ist. Die Praxis hat es bewiesen, dass dem so ist, und die Volksmedizin berichtet wahre Wunder über den Kürbis.

Die bisher bekannten Wirkstoffe des Kürbis sind: Kukumarin, Phytosterin, geringe Mengen Alkaloide, hormonartige Wirkstoffe, ätherische Öle, hochungesättigte Fettsäuren, Aminosäuren und verschiedene Vitamine, vor allem der B-Gruppe.

Den Kürbis gab es schon zu Zeiten Hildegards in unseren Breiten. Dabei handelte es sich meist um den Flaschenkürbis, der mit den exotischen Gewürzen schon im Altertum von Indien über die Seidenstraße und dann über die Alpen in unseren Raum kam. Die heute bekannten, wachtumsintensiven Riesen-Sorten kamen erst nach der Entdeckung Amerikas aus Mexiko und Texas, von wo aus sie von den Spaniern nach Europa gebracht worden sind. Sie können bis zu 100 Kilogramm schwer werden.

Deshalb muss man für den Kürbis einen sonnigen Standort wählen, den Boden gut auflockern und eventuell etwas verbessern. Besonders gut gedeihen Kürbisse auf Komposthaufen. Man schlägt dabei zwei Fliegen mit einer Klappe:

1. haben sie einen sehr nährstoffreichen Boden und
2. wird der Komposthaufen gut beschattet und trocknet dadurch nicht so schnell aus. Dort werden die Keimlinge Ende April bis Anfang Mai gesteckt. Wenn man sie aus Samen auf der Fensterbank zieht, sollte man sie erst nach den „Eisheiligen“, also nach Mitte Mai, ins Freie pflanzen. Man

lässt nur zwei bis vier Pflanzen wachsen, da sie sehr viel Platz benötigen und sich unwahrscheinlich ausbreiten. Deshalb sollte man sie auch nach der vierten Nebenranke stutzen. Nur so kann man reiche Erträge erwarten.

Kürbisse sind reich an Mineralstoffen und Vitaminen, enthalten sehr viel Kalium und wenig Nährstoffe, sodass sie sich als ideales Diät-Mittel, vor allem für Kranke, anbieten. Da sie außerdem noch geschmacksneutral sind, kann man sie süß oder sauer würzen, aber auch scharf, man kann sie einlegen oder kochen, ja sogar als Salat angemacht unter andere Gemüse- oder Obst-Arten verwenden.

Die wassertreibende Wirkung des Kürbisses entlastet die Nieren, senkt den zu hohen Blutdruck, entlastet das Herz und reinigt Körper und Blut. Dadurch hat er auch bei allen rheumatischen und Haut-Erkrankungen einen sehr positiven Effekt, weil er eben die Schadstoffe über die Nieren ausleitet. Er hat aber auch eine regulierende und harmonisierende Wirkung auf den Blasenschließmuskel.

Die Kürbiskerne sind reich an Öl mit hochungesättigten Fettsäuren und etwas ätherischen Ölen, enthalten viele Spurenelemente und spezielle Wirkstoffe gegen die Prostata-Vergrößerung. Da diese Stoffe auch regulierend auf die Blasenentleerung einwirken, helfen sie auch sehr oft bei Bettnässern.

Auch als Wurmmittel für den Darm haben die Kerne einen Ruf : Man stellt aus gemahlenen Kürbiskernen, Milch und Honig einen wohlschmeckenden Brei her, den der Kranke isst. Natürlich verwendet man keine H-Milch! Dieser Brei lähmt die Band- und Spulwürmer. Man muss dann 2 bis 3 Stunden nach dem Genuss ein kräftiges Abführmittel einnehmen; die gelähmten Bandwürmer werden dann mit ausgeschieden. Sollte diese Kur am ersten Tag noch nicht wirken, dann sollte man 14 Tage lang jeden Tag 4 bis 5 Esslöffel Kürbiskerne über den Tag verteilt essen und dann am Ende der 14 Tage ein Abführmittel nehmen.

Das Fruchtfleisch des Kürbis zu Brei zerstoßen wirkt wie eine Wund- und Heil-Salbe bei brennenden Füßen, entzündeten Geschwüren und auch bei Krampfader-Schmerzen.

Rezept-Vorschläge für die Küche, besonders für Rheumatiker und Hautkranke:

Kürbis-Marmelade: Kürbis-Fruchtfleisch zerkleinert allein oder auch vermischt mit anderen Früchten als Marmelade einkochen.

Kürbis-Obst-Salat: Kürbis und Äpfel (und evtl. auch andere Früchte) in kleine Stücke geschnitten in einer Soße, die aus Zitronensaft, Wasser und Honig besteht, einige Stunden ziehen lassen, kalt servieren.

Kürbis-Kompott: Man kann natürlich auch Kürbis wie Kompott süß-sauer oder nur süß, mit etwas Galgant, Nelken und Zimt geschmacklich verbessert, kochen.

Eingelegte Kürbisse: Man kann Kürbis-Schnitten auch wie Gewürzgurken in einem (Wein-) Essig-Gewürz-Sud einlegen oder einkochen.

Kürbis-Gemüse: Kürbis in etwas Öl mit Gewürzen oder Gewürz-Mischungen nach dem individuellen Geschmack – Salz, Pfeffer, Galgant, Bertram, Muskatnuss, Curry, Paprika – dämpfen und zu gekochten Dinkelkörnern oder frisch gebackenen Dinkel-Fladen reichen.

Kürbis-Suppe: Kürbis mit etwas Öl dämpfen, mit Wasser aufgießen und mit dem Mixer pürieren, evtl. mit Dinkelmehl etwas eindicken oder etwas Dinkelgrieß einrühren und damit sämig machen. Gewürze nach Geschmack: kräftig oder auch süß.

Kürbis-Salat: Geraspeltes Kürbis-Fleisch allein oder mit angemachtem Kopfsalat und gekochten Dinkelkörnern gemischt als Salat reichen.

Kürbis-Schnitzel: Kürbisscheiben nach Geschmack würzen und panieren und dann wie ein Schnitzel in der Pfanne backen.

Geröstete Kürbiskerne: Die gerösteten und geschälte Kerne kann man auch einfach so essen oder unter jeden beliebigen Salat mischen. Es gibt allerdings heute auch schon Kerne, die gar keine Schalen mehr haben, sodass man sie einfach so essen kann.

Haut-Krankheiten, besonders Akne und Psoriasis

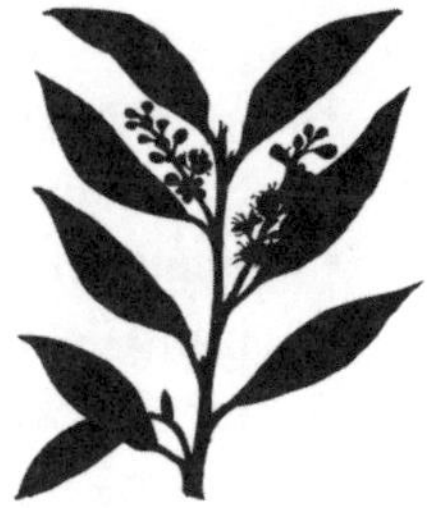

Alle Hautkrankheiten sind Erkrankungen des ganzen Körpers und nicht nur der Haut. Da es in der menschlichen Entwicklung im Mutterleib vom befruchteten Ei bis zum fertigen Menschlein innige Zusammenhänge zwischen den inneren Schleimhäuten und der Außenschicht des Körpers – der Haut – gibt, muss jede Haut-Erkrankung hauptsächlich von innen – vom Magen-Darm her – mitbehandelt werden. Dies schafft man nur durch das Weglassen von allen Dingen, die diese Schleimhäute reizen, sowie einer Reinigung und einem Zuführen von Dingen, die diese Schleimhäute pflegen. Deshalb hier ein Punkte-Katalog zur Besserung der Erkrankung oder sogar der Ausheilung:

Bei allen Hauterkrankungen sollten man als allererste Maßnahme unbedingt sämtliche Küchengifte – die hildegardischen und die modernen – weglassen, damit die positiven Maßnahmen nicht durch die negativen Wirkungen der Küchengifte zunichte gemacht werden. Küchengifte für die Haut sind hauptsächlich:

- Schweinefleisch in jeder Form und Wurstwaren daraus
- alles Gepökelte und Geräucherte
- Enten und Gänsefleisch und deren Fett
- Aale
- Oliven-Öl innerlich
- Lauch (Porree), Linsen
- Erdbeeren, Heidelbeeren (Blaubeeren)
- Zwetschgen (Pflaumen), Pfirsiche
- rohe Birnen (abgekochte Birnen aber reinigen den Darm)
- alle Zitrusfrüchte und deren Säfte, außer Zitronen
- Mineralwasser (abgekochtes Wasser aus der Leitung ist das allerbeste Getränk für den Menschen)

- Meersalze oder angereicherte Salze (dagegen „gebratene“ oder „gekochte“ Salze und Steinsalze sind sehr gut)
- Kunstfette (z. B. Margarinen), Kunstaromen, Konservierungsstoffe,
- künstliche Farbstoffe und künstliche Süßen, auch ganz normaler „raffinierter“ Zucker.
- H-Milch und alle H-Milch-Produkte (uperisierte Milch) und
- alle Zubereitungen mit der Mikrowelle
- Verboten sind außerdem – gerade für Haut-Erkrankte – raffinierte Mehle und alle Backwaren aus diesen Mehlen.

Es sollte eine totale Ernährungumstellung erfolgen, besonders natürlich auf den Körper entsäuernden Dinkel in jeder Form (ganze Körner, Grieß, Mehl, Schrot, Nudeln, Brot). Grünkern dagegen sollte nicht verwendet werden, da dies unreifer Dinkel ist.

Auch die anderen hildegardischen Universalmittel sollten mit in die tägliche Ernährung aufgenommen werden, beispielsweise Fenchel, Edelkastanien usw.

Statt Kuhmilch sollte möglichst Ziegenmilch verwendet werden. Sie ist von innen her wie Balsam für die Haut. Wenn möglich, dann Frischmilch verwenden. Trockenpulver ist nicht ganz so gut, gerade bei Allergikern, weil das Milchpulver in einem Sprühverfahren hergestellt wird.

Bei jedem Essen möglichst viele Hildegard-Gewürze mitverwenden, besonders natürlich Quendel, da er eine enorm reinigende Wirkung auf den ganzen Körper und besonders auf die Haut und das Unterhautgewebe hat, natürlich auch Galgant und Bertram verwenden. Es sollte aber trotzdem kein Gewürz vorschmecken, sondern alle zusammen sollten einen harmonischen und guten Geschmack ergeben.

„Bohnensuppe ohne Bohnen“

Mit der „Bohnensuppe ohne Bohnen“ kann und sollte man eine Darmsanierung durchführen, natürlich in Verbindung mit einer allgemeinen Dinkelkost, die den ganzen Magen-Darm-Trakt entsäuert und dadurch stabilisiert. Hildegard schreibt dazu: *„Wer Schmerzen in den Eingeweiden hat, koche Bohnen in Wasser unter*

Beigabe von etwas Fett oder Öl, und nach Entfernen der Bohne schlürfe er die warme Brühe. Dies tue er oft, und es heilt ihn innerlich.“

Auflagen mit Bohnenmehl, Fenchelpulver und Weizenmehl

Auf besonders schmerzhafte Hautregionen sollten Auflagen mit Bohnenmehl, Fenchelpulver und Weizenmehl gemacht werden:

„Wer in seinem Fleisch einen wallenden Schmerz hat, Krätze und Geschwüre, nehme Bohnenmehl, füge etwas Fenchelsamen-Pulver zu, mische das mit allerfeinstem Weizenmehl in Wasser, damit es zusammenkleben kann; und so bereite er Törtchen am Feuer oder an der Sonne. Und er lege sie oft auf und (dies) wird den Schmerz jenes (Kranken) herausziehen, und er wird geheilt werden.“

Einen besonderen Fall hatte ich ganz am Anfang meiner Praxis mit der Hildegard-Heilkunde: In dem Buch von Dr. Hertzka „Das Wunder der Hildegard-Heilkunde“ las ich von der Hasengalle. Er vermutete unter der Bezeichnung *„Rauden“* oder *„Rinden“* eine schuppenartige Erkrankunge, also die Psoriasis. Hildegard schreibt: *„Gieße die einfache Galle des Hasen über die Lepra des Menschen und salbe damit oft, und die Rinden dieser Lepra fallen und der Kranke wird geheilt werden, weil die Hasengalle hinreichend dafür nützt.“* Ich hatte als ersten Patienten Anfang Januar 1979 ein Fall von Ischialgie in der Praxis. Als er sich auszog, fiel mir seine leicht blutende (weil aufgekratzte) Psoriasis an den großen Gelenken auf. Ich erzählte ihm während der Behandlung, dass ich ein neues Buch habe, in dem ich gelesen habe, dass hier Hasengalle sehr hilfreich sei. Er sagte sofort: „Das probiere ich sofort aus!“ Ich meinte, dass ich damit aber noch keinerlei Erfahrung und ich es nur gelesen habe. Er antwortete daraufhin: „Seit meiner Kindheit habe ich dieses Leiden, und wenn ich höre, was dagegen helfen kann, mache ich dies. Ich habe 50 Stallhasen zu Hause. Da schlachte ich jetzt einige, die kommen in die Tiefkühltruhe und die Gallen nehme ich für meine Haut“. Ich bat noch um einen Bericht darüber, den er mir zusagte.

Am nächsten Morgen rief er mich an: Er habe abends drei Hasengallen über seine Stellen gegeben, es habe sehr gejuckt, und dann sei er eingeschlafen. Nun sei etwa 70 Prozent der Psoriasis weg, und er mache weiter. Nach nur 8 Tagen war dann alles weg, an dem er 40 Jahre gelitten hatte.

Aufgrund dieses Erfolges, das sich in unserem ländlichem Bereich an den Stammtischen herumsprach, lieferten mir wildfremde Leute auf einmal Hasengallen in der Praxis ab. Da ich natürlich nicht immer Psoriasis-Patienten habe, fror ich diese ein und gab sie bei Bedarf an die entsprechenden Patienten. Aber sie halfen nicht so, wie im ersten Fall. Ich fragte mich und auch andere Leute, warum dies so war. Die Antwort gab mir ein Landmetzger:

„Das ist doch klar. Wenn ich aus einem noch körperwarmem Fleisch eines frisch geschlachtetem Tieres Wurst mache, brauch ich fast kein Bindemittel dafür. Wenn ich Fleisch nehme, das total durchgekühlt ist oder gar schon eingefroren war, brauche ich jede Menge Bindemittel, damit der Wurstteig verarbeitbar wird!"

Seither empfehle ich nur noch körperwarme Hasengalle auf die Haut zu geben. Damit haben dann alle Psoriatiker Erfolg. Man muss sich eben als Patient darum kümmern, wer in der Nachbarschaft Hasen hat und wann geschlachtet wird.

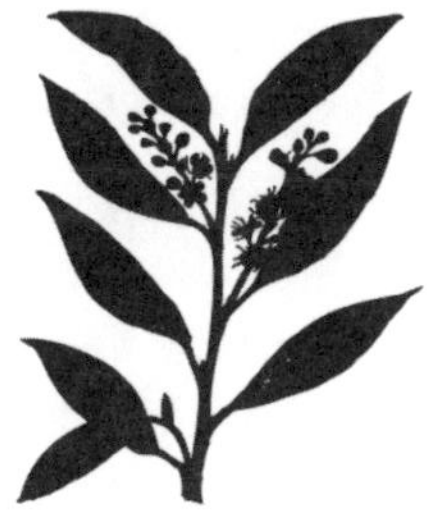

Hildegardische Darmsanierung

Zur hildegardischen Darmsanierung gehört unbedingt der Bärwurz bzw. das Bärwurz-Mischpulver. Das Pulver kann man so pur, auf Brot oder in Wein nehmen. Man kann aber daraus auch den Birnhonig mit Bärwurz-Mischpulver machen und ihn parallel zu den anderen Maßnahmen regelmäßig einnehmen bzw. beim Essen mitverwenden. Man kann auch den Bärwurz-Schnaps (nur aus den Wurzeln) aus dem Bayerischen Wald nehmen: dreimal täglich vor dem Essen einen Teelöffel Schnaps in einem Glas warmem Wasser in kleinen Schlucken ganz langsam trinken. Immer erst den Mund damit spülen, dann langsam schlucken. Zwischen jedem Schluck eine Mini-Pause machen, sodass man für das Glas Wasser einige Minuten braucht. Dies hilft auch gegen den berühmt-berüchtigten „Helicobacter pylori" – dies dauert jedoch einige Wochen, ist aber sehr schonend und nicht so radikal, wie die schulmedizinische Behandlung mit zwei Antibiotika und einem Säureblocker. Bei dieser Radikalkur wird wohl innerhalb weniger Tage der „Helicobacter pylori" vernichtet, aber die Schleimhaut des Magens und des Darms massiv geschädigt.

Auch Speisemohn sollten Hauterkrankte oft in rohem Zustand oft essen. Dies mindert den Juckreiz enorm. Abends noch eine dünne Dinkelgrießsuppe mit wenig Grieß zubereiten und nach dem Kochen noch zwei bis drei Esslöffel Mohn unterrühren und dann essen. Natürlich kann man auch Dinkel-Brötchen oder -Brot mit Butter (nicht mit Margarine) bestreichen und mit Mohn oder/ und Flohsamen bestreuen und essen.

Oft Rote Beete (Randen) gekocht als Gemüse und Salat essen, alleine oder mit anderen Gemüsen oder Salaten, gut abgewürzt mit den Hildegard-Gewürzen, besonders natürlich mit Quendel.

Salbei-Pulver möglichst oft beim Essen mitverwenden oder pur nehmen. Da Salbei den Stoffwechsel unter der Haut sehr stark reguliert und die Ausscheidungen über die Haut reduziert, verringert er auch den lästigen Juckreiz.

Wicken-Umschläge, zwei- bis dreimal pro Woche machen. Die normale Futterwicke (*vicia sativa*), wie sie von Landwirten als Futter für ihre Tiere angebaut wird, in Wasser kochen und noch warm als Umschlag verwenden. Die warmen Wicken auf ein Leinentuch (möglichst aus reinem Leinen) geben und mindestens eine Stunde oder auch länger als Packung verwenden. Dies möglichst oft, solange es frische Wicken gibt.

Die hl. Hildegard spricht bei Allergien von einem „Fieber des Magens", bei dem wir Flohkraut frisch oder auch den in Apotheken erhältlichen Flohsamen (*semen psyllii*) in Wein gekocht verwenden sollten. Drei Esslöffel Flohsamen in einem halben Liter Wein fünf bis zehn Minuten sprudelnd kochen, danach abseihen und den Wein über den Tag verteilt auf drei bis fünf Mal warm trinken (eventuell vorher leicht anwärmen oder in einer Thermoskanne aufheben). Den ausgekochten Flohsamen noch warm in ein grobes Leinensäckchen geben, sofort auf den Nabel (Solar-plexus-Bereich) auflegen und damit eine Stunde liegen bleiben.

Den abgeseihten Wein kann man auch in einer sauberen Flasche aufheben und bei der nächsten fieberhaften Erkrankung warm als Medikament verwenden.

Bei starkem Jucken, aber auch zur allgemeinen Pflege der Haut, ab und zu ein „Cleopatra-Bad" machen. Einen viertel Liter Frischmilch (keine H-Milch) und drei Esslöffel reines Oliven-Öl miteinander verquirlen und dem einfließenden, nicht allzu heißen Badewasser zugeben. Die Haut sollte man möglichst mit reinem Olivenöl pflegen, da Olivenöl laut Hildegard nur äußerlich gut und nützlich zu gebrauchen ist. In südlichen Ländern wird durch die Hitze Olivenöl in der Regel sogar von sehr empfindlichen Leuten gut vertragen, bei uns in den kälteren Gebieten schadet es aber den Kranken.

Bei allen Hauterkrankungen sollte möglichst auch ein Aderlass nach den Regeln der heiligen Hildegard durchgeführt werden (siehe: *Aderlass*).

Auch Fasten nach der heiligen Hildegard hilft hier sehr gut. Dies ist auch ein Ausleitungsverfahren, wobei nicht nur der Körper und die Haut, sondern auch der Geist und die Psyche gereinigt werden. Man kann ab und zu einmal einen ganzen Tag alleine fasten, indem man nur jede Menge Fenchel-Tee trinkt. Man sollte aber auch einmal in Erwägung ziehen, einen geführten Fastenkurs nach der heiligen Hildegard mitzumachen.

Bei allen Hauterkrankungen spielen psychische Belastungen eine sehr große Rolle (es ist zum „Aus-der-Haut-Fahren"). Deshalb sollte jeder Hautkranke versuchen, Stress und Ärger von sich fernzuhalten. Auch die Träume sollten „saniert" werden. Das heißt, dass man durch Meditation, Gebet (auch sehr gut in Verbindung mit Fasten) und einer allgemein positiven inneren Haltung das körpereigene Immunsystem zu stärken versucht, damit man die „innere Ruhe" bekommt und sich wieder „in seiner Haut wohlfühlt".

Wenn man mit diesen ganzen Therapien, zu denen auch unbedingt eine ausreichende Flüssigkeits-Zufuhr gehört, schon etwas weiter gekommen ist, sollte man (mit Wissen und Unterstützung des behandelnden Arztes) langsam, aber sicher ein Ausschleichen der schulmedizinischen Medikamente versuchen – gerade, was Cortison betrifft.

Bei jeder Therapie sollte man also unbedingt immer die vier Säulen der Hildegard-Heilkunde mit einbeziehen:

1. Die Diätetik
2. Die Ausleitungsverfahren
3. Die Heilmittel
4. Das Fasten

Mit den oben aufgeführten Maßnahmen hat man diese vier Punkte erfüllt und entzieht damit quasi der Hauterkrankung den Nährboden. Wenn das Milieu nicht mehr stimmt, dann muss die Erkrankung früher oder später weichen.

Ein besonderes Kapitel der Hauterkrankungen ist die Akne. Bei Akne ist in der Regel eine allgemeine Überproduktion der Talgdrüsen der Haut vorhanden. Hier spielen auch Veranlagung und Vererbung, also die Disposition, eine wesentliche Rolle. Daneben sind Hormonstörungen – meist in der Pubertät – und auch Ernährungsfaktoren ganz stark an der Entwicklung dieses Hautbildes beteiligt. Daher ist es ein „MUSS", dass jede äußere Behandlung mit einer Ernährungsumstellung kombiniert wird, sonst bringt dies keinen Erfolg.

- Die Kost muss auch hier mehr basisch sein, kalorienarm und nur das Soll decken. Bei einer durchschnittlichen Bewegung ohne Schwitzen rechnet man eine Kilokalorie pro Kilogramm Körpergewicht und pro Stunde. Bei 70 Kilogramm sind dies dann also 70 x 24 = 1700 Kilokalorien pro Tag. Wenn man sich körperlich betätigt, natürlich etwas mehr. Dies ist die Energiemenge, mit der man sein augenblickliches Gewicht erhalten kann.
- Fett – das natürlich bei der Energieberechnung mit einbezogen werden muss, darf nicht mehr als maximal 60 Gramm pro Tag zugeführt werden. Verboten sind vor allem alle harten Fette, wie Rindertalg, Schweineschmalz, Kokosfett und ähnliche. Bevorzugt werden sollten Lebensmittel, in denen die hautaktiven fettlöslichen Vitamine A, D, E und das sogenannte Vitamin F enthalten sind, also vorwiegend pflanzliche Kost und pflanzliche Fette.
- Eiweiß sollte man dabei mindestens ein Gramm pro einem Kilogramm Körpergewicht und pro Tag zuführen, nur dann ist der Eiweißbedarf pro Tag auch gedeckt. Als Haupteiweiß-Lieferanten sollten wir Quark und alle nicht lange haltbaren Milcherzeugnisse bevorzugen, Fleisch sollte nur zu einem geringeren Teil den Eiweißbedarf des Körpers decken. Absolut verboten aber sind bei Akne Schweinefleisch und alle Schweinefleisch-Produkte und auch andere Mastfleischsorten. Außerdem noch fette Fische wie Aal, Karpfen, usw. und rohes Eier-Eiweiß. Aber auch Konserven jeder Art sollten gemieden werden – nicht nur Fleisch- und Wurst-Konserven, sondern wegen der Konservierungsstoffe auch solche von Obst und Gemüse.
- Zucker und Süßigkeiten müssen stark eingeschränkt werden. Vor allem raffinierter Zucker ist hierbei sehr schädlich, besonders bei Psoriasis.
  Zwei Beispiele dazu: Ein junger Mann mit sehr starker Akne war auf dem Weg der Besserung – seine Gesichtshaut war fast rein. Dann aß er bei seiner Oma grünen Salat; an der Salatsoße war etwas Zucker. Danach blühte seine Akne wie zu Beginn erneut auf. Der zweite Fall: Ein dreijähriger Junge mit Psoriasis war nach obigen Anweisungen fast geheilt. Die Mutter machte eines Tages etwas Spinat aus der Tiefkühltruhe. Schlagartig nach dem Essen war die Psoriasis wieder da. Hinterher las sie auf der Verpackung, dass in dem Päckchen zur Geschmacksverbesserung 10 Gramm Zucker enthalten waren. Es dauerte wieder Wochen strengster Einhaltung aller Maßnahmen, bis seine Haut wieder „normal“ war.
- Dafür sollte aber frisches Gemüse in Form von Rohkostsalaten und vitaminreiches, frisches Obst bevorzugt werden. Natursäfte aus diesem Obst (also ohne Konservierungsstoffe) sollten aber nur mit abgekochtem Wasser stark

verdünnt getrunken werden. Weißbrot sollte durch Dinkelbrot in jeder Form und Fertig-Müsli durch selbstangefertigtes Müsli aus Dinkel-Gofio ersetzt werden.

- Zur Deckung des notwendigen Vitaminbedarfs sollten neben dem frischen Obst und Gemüse auch Weizenkeime und Weizenkeim-Öle bevorzugt werden.
- Bei bestehender Darmträgheit, die anfangs trotz rohkost- und vitaminreicher Ernährung noch etwas bestehen kann, sollte als zusätzliche Hilfe dreimal täglich ein Teelöffel Flohsamen (*semen psyllii*) vor den Mahlzeiten mit einem Glas abgekochtem Wasser genommen werden.
- Um die Leber – die Entgiftungszentrale unseres Stoffwechsels – zu entlasten, sollte mindestens einmal pro Woche ein Teefastentag eingehalten werden. An Tee ist hier der Fenchel- oder Salbeitee zu bevorzugen oder ein anderer Tee, der aber nicht sauer sein darf und auch keine anregenden Stoffe haben sollte. Zu meiden an Tee ist also jeder Schwarz- und Grün-Tee, der Pfefferminz-Tee (weil er zu stark die Verdauungssäfte anregt) und alle sauren Tees wie Hagebutten- und Hibiskus-Tee.
- Äußerlich muss die fette, unreine Aknehaut täglich sehr gründlich gereinigt werden. Hierzu sollte man eine milde, pH-neutrale und nicht parfümierte Seife nehmen. Make-up jeder Art ist während der Behandlungsphase möglichst zu meiden.
- Für die Tiefenreinigung der Haut und als Spezialbehandlung sollte mindestens einmal pro Woche eine feuchtwarme Packung (Tuch mit heißem Wasser getränkt und ausgewunden) und / oder eine Packung mit rohen Gurkenscheiben gemacht werden. Durch die feuchte Wärme, die sich langsam auch unter den Gurkenscheiben entwickelt, wenn das Gesicht schön abgedeckt ist, lösen sich die Talg- und Fettpfropfen aus den verstopften Poren. Der Stoffwechsel der Haut wird angeregt, und die Talgdrüsen werden in ihrer Funktion normalisiert. Man kann bei der feuchtwarmen Packung auch etwas gutes, warmes Pflanzenöl auf das Tuch träufeln und dann auflegen. Aber Vorsicht mit der Temperatur, damit die Gesichtshaut nicht verbrannt oder zu sehr erhitzt wird.
- Nach einer mindestens halbstündigen Packung sollte man erst einmal eine Ringelblumen-(Calendula-)Salbe dick auftragen und nach 5 Minuten Einwirkungsdauer durch intensives Einmassieren weiter tiefer in die Haut einschleusen. Danach eventuell mit einer Iris-Tagescreme die Haut noch etwas schützen.

Das Durchfall-Ei

Bei Durchfällen hat Hildegard ein tolles, aber etwas schwierig herzustellendes Mittel parat. Dr. Hertzka hat es in seinem ersten Büchlein „So heilt Gott“ beschrieben.

Man nimmt ein altes Metall-Teesieb und formt es eiförmig, sodass eine halbe Eischale möglichst genau hineinpasst und dort aufrecht stehen kann. Dann schlägt man ein Ei auseinander und trennt Eigelb vom Eiweiß, nimmt dann die größere Eierschalenhälfte und gibt dort das Eidotter hinein und schlägt es mit einem Holzstäbchen zusammen mit einer Messerspitze Durchfall-Eipulver etwas schaumig. Dieses Pulver kann man sich selbst herstellen oder sich durch einen Apotheker auf Vorrat (es gehört in jede Hildegard-Haus-Apotheke) machen lassen:

Rp. Fructus Cumini pulv. (Mutterkümmelpulver) 17,0
Pulv. Piperis alb (weißer Pfeffer) 3,0
M. f. pulv. Durchfall-Eipulver

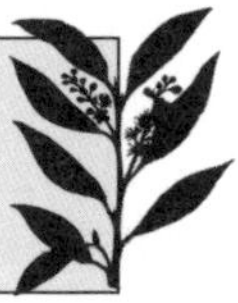

Dann setzt man das Sieb mit dem Eidotter auf einen Camping-Gaskocher und erhitzt es unter ständigem Rühren mit einem Holzstäbchen (vier bis sechs Minuten), bis der Inhalt trocken-krümelig wird, also ganz durchgebacken. Dr. Hertzka schlägt eine heiße Ofen- oder Elektroherdplatte vor, aber meines Erachtens geht es mit dem Camping-Gaskocher besser.

Nun soll der Durchfallkranke zuerst ein kleines Stück möglichst altes Weißbrot essen und danach ohne Salz das krümelige Eigelb. Patienten sagten mir, dass der Geschmack „gewöhnungsbedürftig“ sei, aber es hilft meist sofort. Nur bei schwerem Durchfall sollte man dies bis zu dreimal am Tag machen, wenn nötig auch mehrere Tage lang.

Bei Ruhr empfiehlt Dr. Hertzka, es bis vier Tage lang zu nehmen. Ich selbst hatte noch keinen solchen Fall in der Praxis. Bei einer Kolitis mit bis zu 20 Entleerungen täglich sollte man dies wochen- oder sogar monatelang täglich ein- oder zweimal machen.

Da die Herstellung etwas schwierig ist, kann man es auch fertig über die Hildegard-Vertriebe beziehen und für den Bedarfsfall trocken einlagern. Es muss dann eben nach Ablauf der Lagerungsfrist ausgetauscht werden.

Starkes Erbrechen

Rp.	Fructus Cumini pulv. (Mutterkümmelpulver)	31,0
	Pulv. Piperis alte. (Weißer Pfeffer)	11,0
	Radix Pimpinellae pulv. (Bibernell-Wurzel-Pulver)	8,0
	M. f. pulv. für Dotter-Kekse bei Erbrechen	

Dieses Pulver kann man sich auch in der Apotheke zusammenstellen lassen oder über die Hildegard-Vertriebe beziehen. Es sollte in einem luftdichten Gefäß vor Feuchtigkeit geschützt werden.

Das Rezept für Dotterkekse

Ein bis zwei Teelöffel des obigen Pulvers mit 100 Gramm (Dinkel-)Mehl mischen, etwas Salz und (Rohr-)Zucker darunter geben und mit sechs bis acht Eigelb und so wenig wie möglich Wasser zu einem geschmeidigen Teig kneten und mit diesem Teig bei mittlerer Hitze kleine Plätzchen backen.

Bei starkem Erbrechen oder auch bei ständigem Brechreiz (auch bei Schwangerschafts-Erbrechen) sollte man täglich einige solcher Plätzchen essen oder auch die hierzu verwendete Pulvermischung aufs (Dinkel-)Brot streuen und ordentlich kauen. So lange wiederholen, bis der Brechreiz vollkommen verschwunden ist.

Colitis ulcerosa – Morbus Crohn

Colitis ulcerosa und Morbus Crohn sind zwei besonders schlimme Erkrankungen des Darms, die man mit der Hildegard-Heilkunde etwas bessern, manchmal sogar heilen kann. Man muss sich nur genau an diese Anweisungen halten und diese auch über längere Zeit anwenden und dabei die Geduld nicht verlieren.

Colitis ulcerosa ist eine chronische Entzündung der Dickdarmwand und des Mastdarms (Rektum) mit teilweise blutenden Geschwüren unbekannter Ursache, oft mit massiven Durchfällen und entsprechenden weiteren Beschwerden verbunden.

Morbus Crohn ist eine meist nur partielle chronische Entzündung des Magen-Darm-Traktes, meist aber auf den Übergang von Dünndarm zum Dickdarm beschränkt, verbunden mit Schmerzen, Fieber, massiven Durchfällen und Gewichtsverlust.

Therapieplan:

1. Alle Weizenprodukte absetzen und durch Produkte aus Dinkel mit den entsprechenden Gewürzen (siehe Dinkel und den Hildegard-Grundgewürze) ersetzen.

2. Täglich mindestens einmal eine Dinkelmehl-Suppe essen, am Anfang sogar, wenn möglich, zwei- bis dreimal täglich. Dinkelmehl wirkt etwas stopfend (Dinkel-Grieß dagegen unterstützt die Nieren). Am besten macht man eine „Einbrennsuppe“. Dabei wird etwas Mehl ganz kurz mit etwas Butter im Topf leicht geröstet (nicht braun), mit Wasser abgelöscht und mit dem Schneebesen verquirlt. Diese Suppe kann ganz individuell gewürzt werden mit Salz und vor allem Bertram, aber auch mit allen anderen Gewürzen, je nach Geschmack und Bekömmlichkeit. Speziell bei Kindern kann man sie auch mit Himbeersaft, Fruchtzucker oder Honig etwas süßen, aber nicht zu viel, weil dies wieder leicht darmanregend wirken kann.

3. Das „Durchfallei“ nach obiger Vorschrift anwenden. Dieses Durchfallei-Pulver auch an jedes Essen geben, wo es geschmacklich passt.

4. Vermeidung von stuhltreibendem Essen, speziell Rohkost, Milchprodukten und allen anderen Speisen, von denen man selbst merkt, dass sie Stuhlgang provozieren.

5. Tägliche Gaben von Flohsamen, der viel Flüssigkeit in sich aufnimmt, quillt und dem Darm Schleim abgibt. Dadurch wird der Darm schonend ausgeschleimt, ohne dass ihm Mineralien (Elektrolyte) entzogen werden.

6. Zur Stoppung der Blutung im Darm Schafgarben-Blätter ohne Stängel und Blüten selbst sammeln, trocknen und zerreiben. Man kann daraus einen Tee herstellen, einen halben Teelöffel auf eine Tasse heißes Wasser. Man kann aber auch zwei- bis dreimal täglich eine Messerspitze bis einen halben Teelöffel Pulver aus Schafgarben-Blättern an das Essen geben.

7. Rechtsdrehende Milchsäure L (+) dem Körper zuführen (Siehe „Säuren – Basen“)

8. Langsames Ausschleichen von Sulfonamiden und / oder Corticoiden. Diese Medikamente niemals plötzlich absetzen, sondern immer nur langsam und in Absprache und Einverständnis mit dem behandelnden Arzt.

Lungen-Bronchial-Erkrankungen

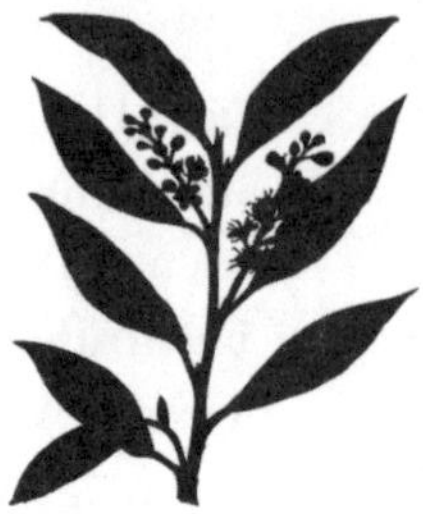

Die heilige Hildegard von Bingen schreibt ausführlich über die Zusammenhänge zwischen Körper, Seele und Geist und wie diese sich gegenseitig beeinflussen können, also von der Psychologie im heutigen Sinn und von den psycho-somatischen Zusammenhängen. Hildegard begibt sich mit ihrer Heilkunde also nicht an das Symptom, sondern an die Wurzel des Übels. Die Basis dieser Heilkunde ist auch eine richtige und gesunde Ernährung des Körpers und des Geistes, und Basis der Ernährung ist der Dinkel. Sie gibt uns auch spezielle Hinweise, sowohl auf dem Ernährungs-Sektor als auch mit speziellen Medikamenten, wie die Erkrankungen der Lunge und der Bronchien positiv zu beeinflussen sind. Deshalb sollten bei jeder Therapie neben den Medikamenten und der Diät über die Ernährung auch eine geistige Diät in Form von Entspannungs- und Atem-Übungen, Meditation (eventuell in Kombination mit Fasten) stehen.

Atemwegs-Erkrankte sollten bevorzugt essen und trinken.

- Die Basis einer Ernährung sollte Dinkel in jeder Form sein, als Mehl, Grieß, Nudeln, Brot usw. Zum Backen und Kochen überall statt „normalem" Mehl z. B. oder „normalen" Flocken eben Dinkelprodukte verwenden. Dies ist das bekömmlichste und menschenfreundlichste Getreide und stärkt die Abwehrkräfte durch seine gute Verträglichkeit und seine vielen positiven Inhaltsstoffe. Außerdem entsäuert Dinkel den Körper und schafft so die Voraussetzung für eine bessere und schnellere Ausheilung.

- Neben der Basis Dinkel sollte jeder Lungen-Bronchial-Belastete täglich mindestens einen halben Liter Ziegenmilch trinken, *„...heilt die Lunge..."*

lässt Hildegard uns wissen. In vielen Lungen-Sanatorien ist es heute üblich, den Kranken jeden Tag Ziegenmilch als Medikament zu geben. Sollte diese nicht frisch zu besorgen sein, kann man über den Fachhandel Ziegen-Trockenmilch-Pulver erhalten und mit Wasser anrühren, obwohl natürlich eine Frischmilch immer besser ist.

- Nur Käse essen. Jeden Käse nur mit Mutterkümmel, ganzen Körnern oder trockenem Pulver bestreuen oder (bei Selbstherstellung) Mutterkümmel gleich mit einarbeiten. Dadurch wird jeder Käse bekömmlicher. Anderer Käse schadet der Lunge, sagt die heilige Hildegard.

- Bier nur mäßig trinken *(„schadet nicht viel“,* sagt Hildegard). Wein nur als Medizinwein trinken, entsprechend mit Kräutern nach Rezepturen zubereitet. Nur wenig oder gar kein rohes (das heißt ungekochtes) Wasser trinken. Dafür kann oder sollte sogar Tee und abgekochtes Wasser in großen Mengen getrunken werden!

- Nur mageres Fleisch essen, speziell Lamm- und Ziegenfleisch. Auch Schafslunge (nach tierärztlicher Freigabe) als Suppe gekocht ist wie ein Medikament *(„...heilt die Lunge“).* Auch die Lunge der Haselgans (Wildgans) gekocht, heilt die Lunge (ist nur schwer zu bekommen). Ebenso ist Reh- und Hirschfleisch in jeder Form gut für Lungen-Bronchial-Erkrankte.

- Süße Mandelkerne oft essen, in jeder Form und Verarbeitung – roh, gekocht oder verbacken in (Dinkel-)Kuchen oder Plätzchen.

- Datteln dagegen nur in Maßen. Zu viel davon macht „dämpfig“. Dagegen sind Kornelkirschen, Mispeln und Quitten in jeder Form gut bekömmlich.

- Öl und Fett nur mäßig in Speisen verwenden, aber niemals Olivenöl, niemals Margarine, dafür aber „gute“ Butter verwenden.

- Fenchel und Kürbis sind in jeglicher Form (als Tee, als Gemüse und Salat) bekömmlich. Bei Normalgewicht kann man auch Rettich essen, aber nicht bei Untergewicht (Hildegard sagt, Rettich sollten diejenigen meiden, die *„keinen Schatten werfen“* – also sehr dünn und mager sind).

- Bohnen nur mäßig essen.

- Kopfsalat, angemacht und etwas durchgezogen, eventuell mit gekochten Dinkelkörnern vermischt, ist gut bekömmlich.

- Edelkastanien (Maroni) sind nützlich in jeder Form, besonders als Kastanien-Honig (siehe: *„Edelkastanie“*). Da die Edelkastanien die Leber entlasten und entstauen, entlasten und entstauen sie auch gleichzeitig die Lunge und die Bronchien. Edelkastanienhonig mindestens zweimal pro Tag einen Teelöffel etwa ein viertel Jahr lang nehmen. Die hl. Hildegard führt die Entstauung der Leber und der Lunge immer gleichzeitig an, wie in der alten deutschen und der chinesischen Heilkunde auch.

- Brennnessel reinigt den Magen und nimmt Schleim aus dem Menschen weg (Frühjahrskur: Brennnessel als Spinat und auch gleichzeitig unter den sonstigen rohen Salat gemischt, aber immer angemacht essen).

- Obst möglichst gekocht, gebraten oder gedämpft verwenden. Speziell Äpfel sind sehr gut, weniger dagegen die konzentrierten Obst-Säfte. Diese nur verdünnt verwenden und die heimischen Säfte den Südfruchtsäften vorziehen. Südfrüchte – außer Zitronen und Bananen – übersäuern den Körper zu sehr,

Zu verwendende Gewürze bei Atemwegs-Erkrankungen:

- Weinessig: (möglichst einen reinen Weinessig verwenden, keinen Essig mit „Weinessig-Zusatz“). *„Reinigt den Menschen von Unrat“*, wenn er mäßig benutzt wird. Weinessig kann auch kurmäßig getrunken werden: Zwei- bis dreimal pro Jahr jeweils vier Wochen lang jeden Morgen je einen Teelöffel Weinessig und einen Teelöffel Honig mit einem Glas (abgekochtem) Wasser trinken. Dagegen möglichst keinen normalen Essig benutzen, da dieser aus Holzabfällen in einer Trockendestillation gewonnen wird und dann mit Aromen (echten oder auch künstlichen) „verbessert“ wird.

- Die Hildegard-Grundgewürze: *Galgant* entkrampft und regt den Gallenfluss an (Reinigung über die Leber). *Bertram* reinigt und vertreibt Brustfellentzündung, verhindert, dass weitere Krankheiten im Menschen entstehen. *Quendel* heilt innerlich und reinigt.

- Rainfarnpulver reinigt den Menschen. Zu verwenden in Suppen, Omeletts, Rührei und Soßen (mit Mehl zum Eindicken). Nicht zu viel pro Tag verwenden, maximal zwei Esslöffel, da es bei größeren Gaben, besonders bei Verwendung der Rainfarn-Blüten eventuell zu leichten Vergiftungserscheinungen kommen könnte. Deshalb wird in der Hildegard-Heilkunde nur das Pulver der ganzen grünen Pflanze ohne Blüten und ohne Wurzeln verwendet.

- Salz normal verwenden, aber so, dass es nicht vorschmeckt. Zu viel Salz trocknet die Lunge aus.

- Zimt mindert die üblen Säfte im Blut des Menschen und bereitet gute Säfte (senkt auch regelmäßig genommen etwas den Blutzucker).

- Knoblauch soll, wenn er frisch ist, mäßig roh gegessen werden, wenn er alt ist, dann nur mitkochen (erhitzt das Blut im Menschen).

- Schnittlauch mäßig, aber immer gekocht mitverwenden. Dagegen Zwiebeln niemals roh, sondern immer nur gekocht mitverwenden. (Siehe: *„Rohkost“*).

- Beifuß, gekocht verwenden – *„heilt kranke Eingeweide und wärmt den kranken Magen“,* dadurch trägt er zum allgemeinen Wohlbefinden bei.

- Muskatnuss mindert alle schädlichen Säfte im Blut des Menschen, reinigt und entkrampft ihn.

- Salbei vermindert den Überfluss der schlechten Säfte (aber unbedingt mitkochen). Deshalb der Ausspruch vom Abt der Reichenau: „Wie kann ein Mensch nur sterben, wenn er Salbei in seinem Garten hat.“

Bei allen Atemwegs-Erkrankungen unbedingt meiden:

- Fettes Fleisch und Speisen mit Blut.

- Gekochten und rohen Käse, auch Quark. Wenn Käse, dann nur mit Mutterkümmel-Pulver. (Zu Hause und möglichst auch bei den Fastenkursen verwenden wir eine Pfeffermühle mit Mutterkümmel, da er zusammen mit dem Käse dann sein besonderes Aroma entfaltet.) Keinen Senf bei Atemwegserkrankungen verwenden.

- Alle ungekochten Speisen, das heißt Rohkost. Auch Erbsen, Linsen, Zwiebeln, Lauch (Porree) und alle Kohlarten meiden (Siehe: „*Säure-Basen*" und auch „*Küchengiften*").

- Kein rohes Obst, speziell Birnen, Erdbeeren, Pfirsiche und Pflaumen (also die „*Küchengifte*") und alle konzentrierten Obst-Säfte, speziell auch die von allen Zitrusfrüchten, außer Zitrone. Keinen frischen Most vor der Gärung (Obstsäfte). Alle Nüsse (außer Mandeln).

Feuchte und neblige Luft sollte bei allen Atemwegerkrankungen unbedingt gemieden werden.

Wichtige Therapien bei Atemwegs-Erkrankungen:

- Im Frühjahr Lungenkraut-Wein, einen Esslöffel vom frischen Kraut in einem viertel Liter Wein drei Minuten kochen, mehrmals pro Tag 20 Milliliter erwärmt trinken.

- Bei einem Lungen-Emphysem (Lungenblähung): Einen Esslöffel vom frischen Lungenkraut in einem viertel Liter Wasser drei Minuten kochen und immer nur so viel Tee abgießen, wie man augenblicklich trinkt. Den Rest auf dem Kraut stehen lassen! Lungenkraut (*pulmonaria officinalis*) ist heute leider eine fast vergessene Heilpflanze – auch in der Naturheilkunde –, die aber besonders wirksam ist.

- Ab Mai bis Oktober Wermut-Frühjahrs-Kur, jeden dritten Tag 20 Milliliter (Siehe „*Wermut*“).

- Hirschzungen-Elixier reinigt Leber und Lunge. Anfangs dreimal täglich vor dem Essen ein Gläschen (20 Milliliter), nach einer Woche vor und nach dem Essen, also sechsmal pro Tag. Bei Reaktionen (Durchfall) einige Tage Pause. Dann wieder mit dreimal täglich beginnen usw.

- Fasten nach der heiligen Hildegard, auch zwischendurch einmal ein bis drei Tage Tee-Fasten.

- Blutige bzw. trockene Schröpfung (je nach Zustand des Patienten und des Gewebes in diesem Bereich) am Rücken zwischen den Schulterblättern und vorne im Bereich knapp unter den Schlüsselbeinen rechts und links (dies sind auch sehr wichtige Akupunkturpunkte bei Lungen-Erkrankungen).

- Eventuell Reflexzonen-Therapie am Fuß durch einen erfahrenen Therapeuten.

Besonders hartnäckiger, trockener Husten

Getrocknete Zwetschgenkerne (das Innere ohne die harte Schale) über Nacht in Wein zugedeckt einlegen und abdecken. Morgens nach dem Aufdecken erst am Wein intensiv riechen (etwas Blausäure aus dem Kerninneren) und tagsüber den Wein leicht erwärmt schluckweise trinken und die aufgeweichten Kerne essen. Kerne jeden Abend neu mit frischem Wein ansetzen. im Herbst in der Zwetschgenzeit dafür die Kerne sammeln, trocknen, knacken und in einem Schraubglas trocken aufbewahren.

Rheuma-Therapie

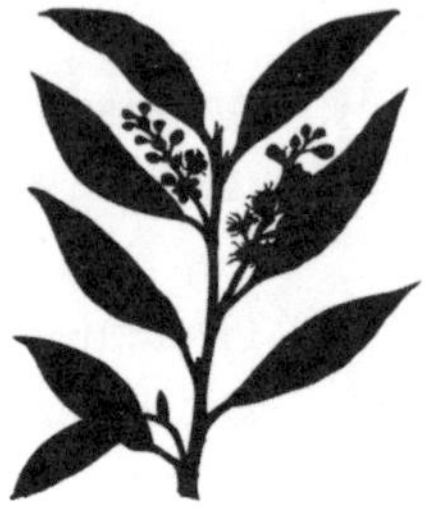

Den Begriff „Rheuma" gibt es in der Hildegard-Heilkunde im Sinne unseres heutigen Sprachgebrauchs nicht. Damals verstand man darunter den „Rotz" der Pferde, also eine Art Fließ-Schnupfen. In der Hildegard-Literatur werden für das heutige Wort „Rheuma" viele verschiedene Begriffe verwendet. Man kann darunter nicht nur die Erkrankung „Rheuma" einordnen, sondern auch alle Lähmungen, die Arteriosklerose, die Parkinson'sche Erkrankung, Gicht, Podagra usw.

Die heilige Hildegard zeigt uns in ihren Schriften etwa 100 Rheumamittel auf, jedes einer bestimmten Symptomatik und einem bestimmten Menschen-Typ zugeordnet, ähnlich wie in der Homöopathie.

Das Wichtigste beim „Rheuma" – um diesen Begriff als Basis zu verwenden – ist, dass der Körper entgiftet und entsäuert wird, da es nach Hildegard eine Krankheit der Überernährung ist und dass durch das rechte Essen und Trinken so wenige Gifte wie möglich nachfließen. Rheuma ist nach Hildegard kein lokales Geschehen, sondern eine Reaktion des gesamten Körpers, die sich eben nur an besonderen Schwachpunkten bemerkbar macht.

Dreh- und Angelpunkt der Entgiftung ist die Leber und hier vor allem die Galle, die man immer zum Fließen bringen muss, da sie die Kloake der Leber ist und das Gift abtransportiert. Rheuma gilt bei ihr als eine der Vorstufen zum Krebsgeschehen, besonders, wenn die Schmerzen mit Schluckauf, Aufstoßen und Herzschmerzen verbunden sind, Hildegard schreibt dazu:

„Wenn der Mensch die Bitternis der Galle und die Finsternis der Melancholie nicht besäße, würde er immer gesund sein."

Deshalb an dieser Stelle erst einmal einige Grundanweisungen dazu. Die Basis der hildegardischen Rheuma-Kuren sind uralte, goldene Lebensregeln, die dem

Rheumatiker sein verlorenes, inneres Gleichgewicht wieder zurückgeben und sein ganzes, zukünftiges Leben neu gestalten sollen. Diese Regeln sind:

1. General-Reinigung des Körpers durch richtiges Ausscheiden und Absondern. Dies kann man in der ersten Phase mit einem einleitenden Fasten erreichen, durch Ableiten über Niere, Darm und Haut und weiter mit dem hildegardischen Aderlass sowie dem Schröpfen.

2. Heilen durch richtiges Essen und Trinken, individuell auf jeden Patienten abgestimmt. Was dem einen gut tut, schadet dem anderen Patienten. Die Subtilität der Lebensmittel – wie die heilige Hildegard es nennt – spielt eine große Rolle.

3. Zurückgewinnung der Lebenskraft durch Bewegung und Ruhe, Schlafen und Wachen, alles im richtigen Lebensrhythmus.

4. „Wieder zu sich selbst kommen" durch die richtige Einstellung zu seinem Körper, zu seiner Umwelt, seinen Mitmenschen, zu seiner Krankheit und zu unserm Schöpfer. Dadurch den Körper wieder in Harmonie bringen und damit die inneren Heilungskräfte anregen. Am besten schafft man dies mit einer gewissen „religiösen" Grundeinstellung, durch Autogenes Training, Gebet, Meditation (in Kombination mit Fasten), gute (Hildegard-) Musik usw.

Bevorzugt essen und trinken:

- Quitten, Fenchel und Kürbis in jeder Form und jeder Zubereitungsart
- Lamm-, Reh- und Hirsch-Fleisch – *„gut für Gesunde und Kranke"*
- Hirschleber – *„nimmt die Gicht* (Rheuma) *und reinigt den Magen."*
- Äpfel, entweder alte, runzelige (abgelagerte) oder gekocht mit Wasser als Kompott, verbessert mit einem Teelöffel Zimt – „reinigt *das Blut!"*
- Kopfsalat, angemacht und dann mit gekochten Dinkelkörnern vermischt und durchgedrückt essen.
- Viel trinken (35 Gramm / Kilogramm Körpergewicht und Tag), möglichst wenig „rohes" = ungekochtes Wasser. Also viele – verschiedene – Kräutertees trinken, warm und kalt.
- Suppe aus gekochten Kalbsfüßen, oft essen, besonders bei Abnützungen in den Gelenken, mit Dinkelnudel-Einlage oder Dinkelgrieß, baut die Knorpel-

schicht wieder auf und stärkt das Bindegewebe, die Bänder und die Gelenke = „Frischzellen-Therapie der Hildegard-Heilkunde" vom jungen Rind.

- Morgens nüchtern etwas warmen Wein, Weizen- oder Gerstenbier trinken oder etwas selbstgekochten Brot-Trunk (Dinkelbrot in Wasser gekocht, durch Tuch abseihen, lauwarm trinken).
- Schlehenfrüchte (erst nach dem ersten Frost ernten) halbieren und Kerne entfernen, in Honig einlegen, einige Wochen stehen lassen und dann täglich drei bis vier dieser kandierten Früchte essen, besonders im Winter. Erleichtert Rheuma-Schmerzen.
- Salbei-Tee – gekocht – oft trinken, reinigt den Körper bei Rheuma- und Hauterkrankungen. Und natürlich das Ingwer-Ausleitungs-Granulat.

Absolut vermeiden

- Schweinefleisch in jeder Form – „ wühlt *die üblen Schleime im Körper auf.*"
- alle Küchengifte, die hildegardischen und die modernen (Siehe *„Säure – Basen"* und *„Küchengifte")*
- Alle Abführmittel, außer das oben aufgeführte Ingwer-Ausleitungsgranulat, da sie durch ihre radikale Wirkung auf die Darmschleimhaut die Säfte des Körpers – den Elektrolyt-Haushalt – aus dem Gleichgewicht bringen und jede Therapie dadurch enorm erschweren und behindern.

Behandlungsmöglichkeiten

- Wermut-Rheuma-Salbe *„...nah am offenen Ulmenholz-Feuer in die Gelenke einreiben, dort, wo es weh tut, und er wird geheilt.*" Da aber die meisten Patienten kein offenes Feuer haben, das betroffene Gelenk zehn Minuten mit einer Rotlichtlampe bestrahlen, unter weiterer Bestrahlung die Salbe einreiben und dann noch etwas weiter bestrahlen. Anfangs täglich einmal, dann bei Besserung jeden zweiten Tag bis jeden dritten Tag. Es kann zu schmerzhaften Reaktionen kommen – trotzdem weiter bestrahlen.

Einer meiner Patienten – der seit Jahren unter einer schmerzhaften Kniearthrose litt – und dem ich dies empfohlen habe, erzählte mir, dass sie in seinem Betrieb Ulmenholz verarbeiten würden und sie dabei jede Menge Abfall hätten, den er mitnehmen könne. Er habe zu Hause noch einen Holzherd und da setze er sich vor die offene Herdtür und bestrahle seine Knie so. Zusammen mit der Wermut-Rheuma-Salbe und den anderen Maßnahmen hatte er dann nach drei bis vier Wochen keinerlei Schmerzen mehr.

- Galgant-Wein bei Rückenschmerzen – einen Teelöffel geschnittene Galgant-Wurzeln in einem viertel Liter Wein drei bis vier Minuten kochen, abseihen und tagsüber schluckweise trinken.

- Weizenpackung: Ein bis zwei Kilogramm Weizenkörner in zwei bis drei Liter Wasser zehn Minuten kochen, abseihen, auf ein Tuch geben und sich mit dem schmerzenden Rücken direkt auf die warmen Körner legen, gut einpacken (lassen), solange man es als angenehm empfindet, liegenbleiben, mindestens aber 20 Minuten. Dasselbe kann man auch mit schmerzhaften Gelenken machen, aber am Rücken ist es am wirksamsten.

- Für Korpulente: Kastanienaufguss für die Sauna verwenden.

- Für Schlanke: Farnextrakt-Bad oder Frischfarn-Packungen.

- Speziell für jüngere Leute, auch für Lymphatiker mit häufigen Mandelentzündungen: Rheumabad aus einer Abkochung von Rinde, Zweigen und Blättern der Kornelkirsche.

- Zitterpappelholz-Bad: Grünes Zitterpappelholz ohne das innere Herz in kleine Stücke schneiden, in Wasser kochen und dann zusammen mit dem Wasser in die Wanne gießen und darin oft baden (schwer zu bekommen, fällt aber öfters bei Straßenarbeiten als Abfall an).

- Espen-Rinde und äußeres Holz im Mai sammeln, in Stücke schneiden, Saft auspressen und diesen Saft anderen Salben zufügen. Stärkt die Salbenwirkung gegen Erkrankungen im Kopf und bei Rheuma, unterdrückt zudem üble Säfte.

- Jaspis auf die schmerzende Stelle legen, fest aufdrücken, bis er warm wird, dann abnehmen und erkalten lassen, wieder auflegen usw.

Parkinson´sche Krankheit

Nach dem ersten Beschreiber dieser Krankheit Parkinson (1755 – 1824) benannt, ist die mit Starre der gesamten Körpermuskulatur und Zittern verbundene Krankheit im Volksmund auch unter dem Namen „Schüttellähmung“ bekannt. Im fortgeschrittenen Stadium kommt es zu Störungen der Mimik, dem typischen „Maskengesicht“. Die Sprache wird leise und monoton, alle Bewegungen langsamer. Die Schritte werden klein, sogenannte Trippelschritte. Parkinson soll nach heutiger Ansicht Folge einer epidemischen Gehirn-Entzündung sein. Die heilige Hildegard schreibt natürlich nicht das Wort „Parkinson“, sondern reiht diese Erkrankung unter „Gicht“, also unter dem heutigen Oberbegriff „Rheuma“ ein. Aus den näheren Angaben ist aber zu ersehen, dass sie dabei diese Erkrankung meint, die wir heute als Parkinson´sche Erkrankung bezeichnen.

Grundbehandlung mit der Hildegard-Heilkunde besteht in einer völligen Umstellung der Ernährung – wie oben nachzulesen – die natürlich total schweinefleischfrei sein muss und in der hauptsächlich Dinkel verwendet wird sowie alle Küchengifte gemieden werden sollten.

Die Behandlung ist im Grunde wie bei Rheuma allgemein, aber einige Sachen kommen hier noch dazu:

Bohnenkraut-Mischpulver

Rp.	Hb. Saturejae pulv. (Bohnenkraut-Pulver)	50,0
	Fol. Salviae pulv. (Salbei-Pulver)	30,0
	Fruct. Cumim pulv. (Mutterkümmel-Pulver)	20,0
	M. f. Pulv.	

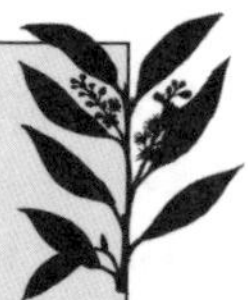

Einmal pro Tag nach dem Essen einen Teelöffel Pulver in warmem, mit Honig gesüßtem Fencheltee einnehmen, Diabetiker nehmen hier Süßholzsaft statt Honig. Die tägliche Einnahme darf ein halbes Jahr lang nicht unterbrochen werden.

Zitwer-Wein

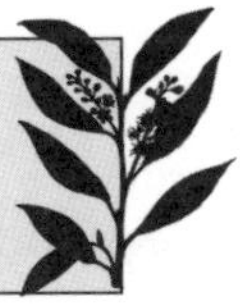

Rp.	Rhiz. Curc. Zedoariae conc. (Zitwerwurzel)	55,0
	Rhiz. Galangae conc. (Galgantwurzel)	45,0
	M. D. ad scat.	

Einen Teelöffel dieser Mischung mit zwei Esslöffeln Honig in einem halben Liter Wein einige Minuten kochen. Einmal pro Tag eine halbe Tasse (60 bis 80 Milliliter) warm trinken. Nicht am Abend und nicht zusammen mit dem Bohnenkraut-Mischpulver einnehmen. Die tägliche Einnahme sollte auch ein halbes Jahr lang nicht unterbrochen werden.

Bei Reaktionen durch stärkeres Zittern die Dosis langsam reduzieren bis auf 20 oder sogar nur bis 10 Milliliter alle zwei bis drei Tage. Auch sollte bei Reaktionen der Galgant-Anteil der Mischung von 45 Gramm auf etwa 20 Gramm reduziert werden.

Den Zitwer-Wein (Zitwer-Elixier) gibt es auch als fertiges Präparat über die Hildegard-Vertriebe und Apotheken.

Diese Zusatz-Therapien bei der Parkinson'schen Krankheit können auch in der allgemeinen Rheuma-Therapie mit guten Erfolgsaussichten eingesetzt werden, wirken aber bei Parkinson besonders gut.

Gersten-Vollbäder

Gersten-Abkochungen für Vollbäder. „*...heilt das Fleisch des Körpers*“, sagt Hildegard. Dies wird in der Hildegard-Heilkunde bei Muskel-Schwäche benutzt. Parkinson ist auch als solche anzuschauen. Für ein Vollbad ein Kilogramm Gerstenkörner in zehn Litern Wasser kräftig abkochen, abseihen und dem Bad zufügen. Das Bad so warm machen, wie es für den Patienten angenehm ist, etwa eine halbe Stunde im Wasser bleiben und danach unbedingt mindestens eine Stunde Nachruhe einhalten. Anfangs täglich ein Vollbad, bei Besserung zwei bis drei Vollbäder pro Woche nehmen. Mit reduzierter Flüssigkeitmenge können auch Gersten-Kopfbäder gemacht werden.

Gundelrebe

Gundelrebe in Gemüse und in Suppen mitkochen und essen, in Plätzchen oder Brot mitbacken und zum Fleisch essen: „ *...vertreibt mit seinen guten Säften die Krankheit*“. Als Abkochung für Tee und als Kopfwaschungen: „*...vertreibt die Krankheiten vom Kopf.*“

Sellerie-Rheuma-Mischpulver

Rp.	Sem. Apii graveol. pulv (Selleriesamen-Pulver)	60,0
	Hb. Rutae graveol, Pulv. (Weinraute-Pulver)	20,0
	Sem. Myristicae pulv. (Muskatnuss-Pulver)	15,0
	Caryophylli pulv, (Gewürznelken-Pulver)	10,0
	Hb.. Saxifrangae pulv. (Steinbrech)	5,0
	M. f. Sellerie-Rheuma-Mischpulver	

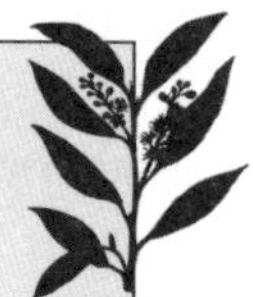

Vor und nach dem Essen je einen Teelöffel dieses Mischpulvers trocken und gut eingespeichelt einnehmen. Da dieses Pulver etwas bitter schmeckt, kann man es auch auf (Dinkel-)Brot mit Quitten-Gelee oder Quitten-Marmelade essen. Es spricht vor allem alle kleineren Gelenke sehr positiv an. Kurmäßig sechs bis acht Wochen lang einnehmen, dann sechs bis acht Wochen Pause, wieder sechs bis acht Wochen einnehmen, wieder Pause, usw.

Tausendgülden-Kraut

„Wer unter Gicht leidet, dass ihm die Zunge beim Sprechen versagt und irgendein Glied verdreht wird, mische Wurzel und Blätter des Tausendgüldenkrauts mit neuem Hirschtalg, mache mit Mehl Törtchen und esse sie oft, *und die Gicht wird unterdrückt. Trinke auch oft Tausendgüldenkraut in Wein, und die Gicht wird weichen.“*

Hirschtalg ist schwierig zu beschaffen, es sei denn, man besorgt es sich über einen Jäger. Aus Hirschtalg, Dinkelmehl und Tausendgüldenkraut-Pulver sollten dann zusammen mit den üblichen Zutaten, die man sonst an Plätzchen gibt, solche gebacken und diese oft gegessen werden. Wenn man sie eventuell zusammen mit einem Gläschen Herzwein genießt, bekommen sie noch besser.

Tausendgüldenkraut-Wein ist leicht herzustellen. Man nimmt frisches oder getrocknetes Kraut, legt es über Nacht in Wein und trinkt jeden Morgen eine Tasse davon, immer leicht erwärmt.

Bei gesteigertem Speichelfluss, wie es beispielsweise fast alle Parkinson-Patienten haben, kann man „Silber-Wein“ (Siehe *„Silber“*) mit gutem Erfolg einsetzen.

Quitten

zur Entgiftung des ganzen Körpers

Die heilige Hildegard schreibt vom Quitten-Baum: *„Seine Frucht ist warm und trocken, und wenn sie reif ist, schadet sie roh genossen weder dem Kranken noch dem Gesunden. Gekocht oder gebraten ist sie allen sehr gut bekömmlich. Wer gichtkrank ist, esse oft die Frucht gekocht und gebraten, und sie unterdrückt die Gicht in ihm so, dass diese weder seine Stimme abstumpft noch seine Glieder bricht, noch sie hilflos lässt. Und wer viel Speichel auswirft, esse oft diese Frucht gekocht oder gebraten, und sie trocknet ihn innerlich, sodass der Speichel in ihm vermindert wird. Wo es in einem Menschen Geschwüre oder Übelriechendes* (Eitriges*) gibt, koche oder brate er diese Frucht und lege sie mit anderen Mitteln auf jene Geschwüre, und er wird geheilt werden.“*

Quitten-Kur

Wie man aus diesen Zeilen Hildegards entnehmen kann, ist die Quitten-Kur im Herbst eigentlich ein „Muss“ für jeden Rheumatiker. Sie entgiftet also den ganzen Körper und bringt die Säfte ins rechte Gleichgewicht, indem sie die schlechten Säfte im Darm wie ein Schwamm aufsaugt und ausscheidet.

In der Zeit, in der die Quitten in den Gärten reif sind und man sie überall auf den Märkten kaufen kann, sollte man so oft wie möglich Quitten in irgendeiner Form zu sich nehmen. Man kann sie als Kompott essen, auf Hefe-Kuchen als Auflage, und man kann Gelee oder Marmelade daraus machen oder auch als

Quitten-Schnitten im offenen Backofen trocknen. So hat man dann auch in der Zeit, in der es keine frischen Quitten gibt, immer etwas davon parat. Außerdem ist die Quitten-Marmelade als Unterlage für das *„Sellerie-Rheuma-Pulver"* sehr gut zu verwenden. Man schlägt hier gleich zwei Fliegen mit einer Klappe, indem man zwei Rheuma-Mittel, die sich im Geschmack und in der Wirkung ergänzen, zusammen isst.

„Quitten-Gutzeln"

In der Schweiz werden auch die „Quitten-Gutzeln" gegen Rheuma hergestellt. Hier wird der Quittensaft bzw. das Quittenmus aus den ganzen, gesäuberten und gekochten Früchten mit Honig, Galgant und Zimt vermischt, dazu kommt noch ein kräftiger Schuss Weißwein (manche nehmen auch stattdessen ein „Kirschwässerli"). Die Masse wird auf einem Backblech ausgerollt und bei 60 bis 70 Grad im halboffenen Backofen eingedickt. Dies dauert sehr lange – etwa ein bis zwei Tage. Backofen zwischendurch immer wieder ausschalten. Dann wird die trockene Masse in Stücke geschnitten, und der Rheumatiker sollte davon jeden Tag zwei bis drei Stücke naschen. Sie schmecken vorzüglich – nicht nur Rheumatikern.

Wer Speichelfluss hat, sollte auch dies unbedingt machen. Der Speichelfluss wird dadurch verringert, und auch die Krankheit selber wird noch positiv beeinflusst.

Man kann Quitten auch gekocht oder gebraten mit anderen Heilkräutern, z. B. Schafgarbenkraut, vermischt auf offene oder eiternde Wunden auflegen. Diese werden dadurch gereinigt und heilen schneller ab.

Diese „Quitten-Kur" kann man natürlich auch als Nicht-Kranker machen, denn es ist ein echter Genuss, Quitten in jeder Form zu essen, besonders gerne werden von Gesunden und Kranken Hefekuchen mit Quitten genossen.

Alle hier aufgeführten Heilmittel der Hildegard-Heilkunde kann man in der Regel mit anderen Naturheilmitteln und auch mit schulmedizinischen Medikamenten kombinieren.

Der Rat des behandelnden Arztes solle aber trotzdem eingeholt werden.

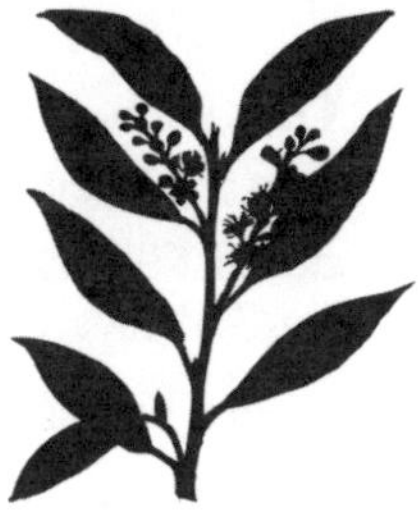

Weitere wichtige Mittel der Hildegard-Heilkunde

Akelei

Die heilige Hildegard von Bingen schreibt zur Akelei: *„Ein Mensch, in dem die Skrofeln wachsen, der esse rohe Akelei, und die Abfälle verschwinden und die Skrofeln nehmen ab. – Aber auch, wer viel Schleim auswirft, der beize Akelei in Honig und esse sie oft, und der Schleim nimmt ab, und sie reinigt ihn. – Und wer Fieber hat, zerstoße Akelei, und er seihe ihren Saft durch ein Tuch, und diesem Saft gebe er Wein bei und so trinke er oft, und es wird ihm besser gehen.“*

Unter *„Skrofeln“* versteht die heilige Hildegard von Bingen Anschwellungen von Lymphknoten, wie sie sehr oft am Hals im Mandelbereich und am Hinterkopf auftreten. Deshalb ist die Akelei bzw. die Blätter der Akelei (Herba Aquilegiae vulgaris), speziell bei Kindern ein großes Hals-Lymph-Heilmitteln. Besonders kann dies nach Zahnvereiterungen, Mittelohrvereiterungen (Otitis media), Mandelentzündungen (Tonsillitis), aber auch nach der Gürtelrose (Herpes zoster) oder dem einfachen Bläschen-Ausschlag (Herpes simplex) auftreten.

Aber auch die lymphatischen Kinder kann man damit in der nicht-akuten Phase behandeln. Diese haben ja sehr oft einen „Rosenkranz“, diese aufgereihten, halbringförmig, lymphatischen Schwellungsknötchen am Hinterkopf am Haaransatz. Sehr oft sind diese auch mit Nasen-Polypen verbunden. Durch diese vorbeugende Maßnahme kommt es nicht so schnell zu akuten Phasen.

Hier sollte man den Patienten – ob Kindern oder Erwachsenen – im Sommer täglich ein frisches Akelei-Blatt mit ins Essen mischen, beispielsweise in den Salat. Wer diese Blätter nicht mag, oder wenn sie gerade nicht zu haben sind, der kann sich auch das Akelei-Pulver besorgen und davon täglich einen Teelöffel voll mit im Essen verzehren (aber nicht mitkochen).

Dies sollte man – ob man das frische Blatt nimmt oder das Pulver – immer etwa einen Monat lang machen, dann zwei bis drei Monate Pause einlegen, wieder einen Monat machen, wieder Pause, usw.

In der biologischen Heilkunde – und die Hildegard-Heilkunde gehört ja auch dazu – muss auf eine Aktion, eine Re-Aktion folgen. Das bedeutet, wenn ich einen Reiz setze, dann muss ich auch dem Körper die Gelegenheit geben, diesen Reiz zu beantworten. Deshalb sollte nach einem Monat Einnahme die Pause von zwei bis drei Monaten unbedingt eingehalten werden, damit der Körper auch die Gelegenheit bekommt, auf den Reiz zu antworten. So kann man – mit viel Geduld und Ausdauer – bei sich selbst und speziell bei den Kindern die Abwehrkräfte stärken.

Alant

Alant (in der Volksheilkunde auch Helenenkraut oder Brustwurz genannt) war schon im alten Griechenland als Heilpflanze bekannt und bekam seinen Beinamen „helenium“, weil sie angeblich an der Stelle aus dem Boden wuchs, wo die schöne Helena aus Troja weinte und diese Tränen den Erdboden benetzten. Die Wurzeln enthalten vor allem Inulin, ätherische Öle, Alanto-Lakton und leichte Bitterstoffe und waren in kandiertem Zustand im Mittelalter eine beliebte Süßigkeit. Die relativ hohe Menge an Inulin, etwa 45 Prozent, der in Fruchtzucker gespalten besonders für Diabetiker geeignet ist, findet ab und zu Verwendung als Bestandteil von Diabetiker-Brot.

Alant wurde damals wie heute in der Naturheilkunde meist als Tee bei allen Bronchial-Erkrankungen bis hin zum Keuchhusten eingesetzt. Er wirkt hustenlösend, harn- und schweißtreibend und reguliert Unregelmäßigkeiten bei der Menstruation. In neuester Zeit aber hat man Alant als Wurmmittel entdeckt, wobei man die wurmtreibende Wirkung auf den Inhaltsstoff Helenin zurückführt. Die Wirkstoffmengen unterliegen aber sehr großen Schwankungen, je nach Standort und klimatischen Bedingungen.

Alant-Wein/Alant-Würze bei Lungenschmerzen und Migräne

Hildegard schreibt dazu: „*Der Alant hat nützliche Kräfte in sich. Das ganze Jahr über kann er sowohl dürr als auch grün in reinen Wein gelegt werden. Wenn er sich im Wein zusammengezogen hat, schwinden die Kräfte in ihm, und dann soll er weggeworfen werden und neuer eingelegt werden. Wer Lungen-Schmerzen hat, der trinke ihn täglich mäßig vor dem Essen und er nimmt den Eiter aus seiner Lunge weg, unterdrückt die Migräne und reinigt die Augen. Aber wenn jemand ihn zu häufig trinken würde, würde er wegen seiner Stärke schädigen.*“

Bei zu langem Gebrauch dieses Alant-Weines kommt es also zu Nebenwirkungen. Die heilige Hildegard weist hier warnend darauf hin. Man sollte diesen Alant-Wein eben nur dann nehmen, wenn er notwendig ist, und ihn nicht zu oft nehmen.

„*Wenn man keinen Wein hat, um ihn einzulegen, mache man mit Honig und Wasser eine reine Honigwürze und lege Alant hinein und trinke, wie oben gesagt.*“

Dies ist also die Alternative für Kinder, aber auch für trockene Alkoholiker. Sie können diese „Alantwürze“, wie die heilige Hildegard sagt, also Honigwasser mit Alant, mit ruhigem Gewissen zu sich nehmen.

Hildegard empfiehlt uns diesen Alant-Wein bei allen schmerzhaften Lungen-Erkrankungen, bei denen der ausgehustete Schleim gelblich ist, also wahrscheinlich Eiter enthält. Dies kann bis hin zur Lungen-Tbc reichen, darf hier aber natürlich nur als unterstützende Maßnahme gesehen werden, nicht als alleiniges Mittel (unbedingt mit dem behandelnden Arzt absprechen).

Auch bei Migräne, wenn diese mit Lungenschmerzen kombiniert ist, kann man diesen Alant-Wein oder auch die Alant-Würze mit recht gutem Erfolg einsetzen, aber wirklich nur dann. Wenn bei einer Migräne keine zusätzlichen Schmerzen in der Lunge sind, bringt dies absolut nichts und könnte sogar, wenn es dann trotzdem genommen wird, dem Patienten schaden.

Im Sommer nimmt man die grünen Pflanzen, möglichst frisch, im Winter die getrockneten Wurzeln. Man kann beides selbst sammeln und die Wurzeln für den Winter trocknen. Wenn die Pflanzen in der Phase des abnehmenden Mondes oder bei Neumond geerntet werden, haben sie mehr Heilkraft in sich, wenn sie getrocknet werden. Die Wurzeln erntet man natürlich erst im Herbst, wenn sich die Pflanze fast völlig zurückgezogen hat, möglichst in der Phase des zunehmenden Mondes bzw. direkt bei Vollmond. Die Trocknung dauert dann nicht so lange und die wichtigen Inhaltsstoffe sind viel konzentrierter.

Äußerst wichtig ist, dass man sich diesen Kaltauszug immer nur dann, wenn man ihn braucht, herstellt. Er sollte danach sofort verwendet werden. Man kann ihn also nicht zur Bevorratung herstellen, wohl aber die getrockneten Pflanzen bzw. Wurzeln immer parat haben.

Man legt von Alant die Pflanze oder die Wurzelstücke – grün oder auch getrocknet -- in reinem Wein ein, bis er ausgelaugt und zusammengeschrumpft ausschaut. Es reicht, wenn man dies über Nacht macht, der Wein hat dann den leicht bitteren Geschmack der Pflanze voll angenommen. Vor jedem Essen sollte der Kranke mit Lungenschmerzen dann ein Gläschen Alant-Wein trinken, möglichst etwas angewärmt oder zumindest immer so lange im Mund lassen, bis er Körpertemperatur angenommen hat.

Rezept-Mengen:
ca. 40 – 50 Gramm Alant-Kraut bzw. 20 – 30 Gramm geschnittene Wurzeln auf 1 l Wein, bzw. Honig-Würze.

Alant mit Feige und Galgant bei chronischen Lungen-Erkrankungen

Weiter schreibt sie: *„Nimm auch Feige und zweimal so viel Alant und füge Galgant hinzu. Mache daraus einen Klartrank und trinke, wenn du in der Lunge Schmerzen hast – und nicht von anderen Krankheiten – und er tut dir gut gegen die Krankheit der Lunge. Aber wenn du zur Lungenkrankheit noch andere Krankheiten hast, dann trinke nicht davon, weil es für dich zu stark zum Trinken wäre und du dadurch geschädigt würdest.“*

Also auch hier der Hinweis auf die Nebenwirkungen, dass man es wirklich nur bei Erkrankungen mit Schmerzen der Lunge verwenden sollte, sonst aber nicht. Wenn die Lungenschmerzen irgendeine andere Ursache haben, kann dieser Klartrank sogar schaden. Als eine Erkrankung der Lunge mit Schmerzen kann man beispielsweise die Atembeschwerden der Raucher rechnen, aber auch Mehlstaub-Lunge, die früher die Bäcker öfters bekamen, oder die Steinstaub- oder auch die Kohlenstaub-Lunge der Steinmetze und der Bergleute.

Man nimmt also ein bis zwei Feigen, zerschneidet sie in Stücke, fügt vom Gewicht der Feigen etwa die doppelte Menge frischen Alant zu und kocht dies unter Beigabe von einigen Wurzelstückchen Galgant in einem Liter Wein vier bis fünf Minuten. Danach lässt man das Ganze noch etwas stehen und seiht es dann durch ein Tuch, damit man einen Klartrank erhält.

Wer keinen Wein mag oder keinen trinken soll, der kann auch Wasser nehmen und damit eine Art Tee herstellen und dann daraus einen Klartrank bereiten, also durch ein Tuch seihen. Davon, solange die Schmerzen anhalten, öfters ein kleines Gläschen möglichst warm trinken.

Alant-Asthma-Elixier

Bei Asthma sollte man erst zwei Esslöffel Alantwurzeln klein schneiden in einem großen Glas mit Wein übergießen und abgedeckt einen Tag warm stellen. Am nächsten Tag abseihen, den ausgelaugten Alant entfernen und dafür etwa dieselbe Menge Wacholderbeeren, Königskerze und Bertramwurzel (alles kleinschneiden bzw. etwas anquetschen) mit in das Glas geben und noch einen Tag stehen lassen. Die Menge sollte dem eigenen Geschmack entsprechen (wir müssen hier *„auf die Stimme unserer Seele hören“*, wie SIE uns wissen lässt).

Nun jeden Abend ein Likörglas für den nächsten Tag abseihen, diese leicht erwärmt nüchtern vor dem Frühstück oder vor dem Mittagessen einnehmen, zwei Wochen lang. Dann zwei Wochen das Getränk nur noch nach dem Mittagessen nehmen. Danach unbedingt eine Pause von vier Wochen machen. Dann kann man diese Kur wiederholen.

Das nicht Abgeseihte im Kühlschrank aufbewahren und immer wieder mit etwas Wein auffüllen. Nach Beendigung der Kur weggeben und für die nächste Kur mit neuen Kräutern und Wein neu ansetzen.

Aloe

Die heilige Hildegard schreibt zur Aloe: „*Der Saft dieses Krautes ist warm und hat große Kraft. Und wenn ein Mensch starke tägliche Fieber im Magen hat* (Allergien), *dann mache er einen Hanfumschlag mit Aloe und lege es auf Magen und Nabel, und das Fieber wird weichen. Denn der Geruch dieses Saftes stärkt den Menschen innerlich, ermüdet aber dennoch den Kopf, aber die Ermüdung, die im Kopf des Menschen ist, reinigt ihn.*"

Wichtig bei diesem Aloe-Umschlag oder dieser Aloe-Auflage ist auch, dass wir nicht irgendein Tuch nehmen, sondern wirklich ein Hanf-, also ein reines Leinen-Tuch, ohne irgendwelche Kunststoffe.

Die Aloe-Körner bekommt man in jeder Apotheke. Man löst sie in Wasser auf und macht aus diesem Aloe-Wasser dann die Magen-Auflage.

„Wer Husten hat, lege ein so mit Aloe bereitetes Hanftuch auf seine Brust, dass er diesen Geruch mit der Nase einzieht, und der Husten wird weichen."

„Wer Schüttelfrost hat, nehme Saft von Andorn oder, wenn es Winter ist, nehme er dessen Pulver und mehr Aloe, aber auch Süßholz mehr als Lorbeer. Dies koche er in Wein, seihe es durch ein Tuch und füge Honigwürze dazu, und wenn er schon vom Schüttelfrost geplagt wird, wird er schnell geheilt werden, welcher Schüttelfrost es auch sei, ausgenommen das Viertagefieber."

Das Rezept gegen Schüttelfrost ist schon wieder etwas komplizierter. Hier brauchen wir Andorn-Saft oder -Pulver, Aloe, Süßholz und Lorbeer, dies wird in Wein einige Minuten gekocht, nach Geschmack mit Honig-Würze – also in Wasser aufgelöstem Honig – gesüßt und dann so lange immer wieder schlückchenweise leicht warm getrunken, bis der Schüttelfrost vorbei ist.

„Wer Gelbsucht hat, der lege Aloe in kaltes Wasser, und morgens sowie wenn er schlafen geht, trinke er es, und dies tue er drei- oder viermal, und er wird geheilt werden."

Bei der Gelbsucht sollte man dies aber erst einmal mit einem Arzt oder Therapeuten absprechen. Manchmal kommt ja eine Gelbsucht durch einen Verschluss der Gallenwege durch einen Stein. Dann ist dies nicht angezeigt. Wie Dr. Hertzka schon in seinem Büchlein „So heilt Gott“ schrieb, sind mit dieser Methode neun von zehn Fälle innerhalb kurzer Zeit heilbar. Die Praxis hat bewiesen, dass dem so ist.

Man braucht dazu vier- bis fünfmal rund ein halbes Gramm Aloe-Pulver, das in einem Glas Wasser verrührt einen halben Tag stehen gelassen wird und dann einfach vorsichtig, ohne aufzurühren, wird das Wasser darüber abgetrunken. Den Morgentrunk rührt man abends ein, den Abendtrunk morgens. Man macht dies so lange, bis die Gelbsucht weg ist, etwa vier- bis fünfmal.

Andorn

Der „Gemeine Andorn“ (*marrubium vulgare*) ist ein uraltes Heilkraut und wurde schon 500 v. Chr. von Hippokrates in der Liste der wichtigsten Heilkräuter aufgeführt und seither von den Ärzten in der Heilkunde verwendet – natürlich auch von unserer Hildegard. Der botanische Name wird vom Hebräischen „marrob“ (bitterer Saft) abgeleitet und gehörte seit alters her zu den fünf bitteren Kräutern beim jüdischen Passahfest.

Verwendet wird das ganze, blühende Kraut und wirkt schleimlösend, galle- und verdauungsfördernd, entgiftend auf die Leber und entkrampfend auf Lunge und Bronchien.

Er wächst in ganz Europa, Nordafrika und Asien, liebt offenes, trockenes Gelände und unbehandeltes Ödland, ist ein filziges, grün-weißliches Kraut und wird beim flüchtigen Hinsehen oft für eine Art Brennnessel gehalten.

Andorn-Umschlag bei Schwerhörigkeit

Hildegard schreibt über den Andorn: „*Wer taube Ohren hat, koche Andorn in Wasser, nehme ihn aus dem Wasser, lasse seinen warmen Dunst in seine Ohren dringen und lege ihn dann warm um die Ohren und den ganzen Kopf, und er wird ein besseres Gehör erlangen.*“

Bei einer plötzlich auftretenden Schwerhörigkeit (evtl. beim Hörsturz) ist dies ein Mittel der Wahl. Bei einer schon chronischen Schwerhörigkeit oder Taubheit bringt dies aber nur in den seltensten Fällen etwas. Man kocht eine gewisse Menge Andorn-Kraut kurz und kräftig ab, seiht es ab und lässt sofort „*seinen warmen Dunst in die Ohren dringen*“. Es soll also der vom gekochten Kraut aufsteigende Dampf irgendwie ins Ohr geleitet werden. Man kann dies z. B. mit einem Trichter machen. Wenn die gekochten Kräuter nicht mehr allzu viel Dampf abgeben, werden sie noch heiß genommen und als Packung um die Ohren und den Kopf gelegt. Ein einfaches Leinentuch oder ein Dreieckstuch aus dem Erste-Hilfe-Kasten leisten uns da gute Dienste.

Andorn-Wein I – bei Infektionen im Hals- und Kopf-Bereich

„*Wer in der Kehle krank ist, koche Andorn in Wasser, seihe es durch ein Tuch, füge zweimal so viel Wein bei, lasse es unter Beigabe von genügend Fett nochmals aufkochen und trinke es oft, und er wird in der Kehle geheilt werden.*“

Das **Rezept**, wie es sich in vielen Praxen und privaten Haushalten schon bestens bewährt hat:

Ein bis zwei Esslöffel geschnittenes Andorn-Kraut in einem viertel Liter Wasser drei bis vier Minuten leicht köcheln und abgeseihen. Dann gibt man in die Flüssigkeit einen halben Liter Weißwein und einen Esslöffel Butter oder süße Sahne (Süßrahm, Schlagrahm) und kocht dies dann nochmals kurz auf.

Von dieser bitteren Medizin sollte der Kranke zwei- bis dreimal täglich 80 bis 100 Milliliter warm trinken.

Die Wärme der Medizin ist besonders wichtig, weil im Halsbereich bei einem kalten Getränk eben zusätzlich noch ein negativer Reiz gesetzt würde. Die Dauer bis zur Ausheilung beträgt bei regelmäßiger Einnahme normalerweise etwa eine Woche, selten länger.

Bewährt hat sich dieses Rezept bei allen chronischen und akuten Zuständen im Hals- und Rachen-Bereich, wie Katarrhen, Mandel-Entzündungen, bei allen Nebenhöhlen- und Kehlkopf-Erkrankungen. Aber auch auf die Bronchien wirkt sich dies über den Kehlkopf-Bereich sehr positiv aus.

Da alle chronischen Erkrankungen im Hals-Kopf-Bereich eine Streuwirkung auf den gesamten Körper haben, ist der Andorn-Wein heutzutage besonders wichtig. Man kann damit also nicht nur die Erkrankung selbst ausheilen, sondern auch damit gleichzeitig alle diese Herde, die über Rheuma- und Nieren-Erkrankungen bis hin zu Herzmuskel-Entzündungen auslösen können, so rechtzeitig ausschalten, dass sie keinen größeren Schaden anrichten können.

Durch die Bitterkeit werden natürlich auch im Magen-Darm- und Leber-Gallen-Bereich alle Verdauungssäfte zum Fließen gebracht, sodass es gleichzeitig auch regulierend und entkrampfend auf den gesamten Verdauungstrakt einwirkt.

Andorn-Wein II – bei Husten

„Wer Husten hat, nehme Fenchel und Dill in gleichem Gewicht, füge ein Drittel Andorn bei, koche das mit Wein, seihe es durch ein Tuch und trinke es, und der Husten wird weichen.“

Andorn-Kraut (Herba Marrubii) 10 Gramm
Fenchel-Kraut (Herba Foeniculi) 30 Gramm
Dill-Kraut (Herba Anethi) 30 Gramm

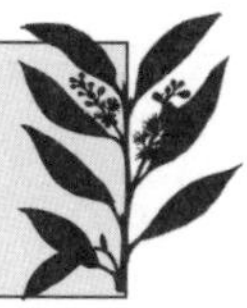

Die Mischkräuter werden in einem Liter guten Wein drei bis vier Minuten abgekocht, danach noch etwas ziehen lassen, abseihen und mehrmals täglich ein kleines Gläschen warm trinken, bis der Husten vorbei ist.

Mit diesem Husten-Wein verschwindet aber nicht nur der allgemeine Husten, sondern es wird auch meist die Ursache des Hustens, beispielsweise eine massive Erkältung oder eine Grippe, damit gebessert oder sogar ausgeheilt.

Andorn-Wein III – bei Blutungen im Magen-Darm-Bereich

„Wer gebrochene und kranke Eingeweide hat, koche Andorn mit Wein unter Beigabe von genügend Honig. Er trinke es oft abgekühlt, und die Eingeweide werden geheilt.“

„Gebrochene und kranke Eingeweide“ sind „gastrointestinalen Blutungen“, also Blutungen der Schleimhäute im Magen-Darm-Bereich. Diese können immer wieder einmal bei der Einnahme über lange Zeit von starken Medikamenten mit entsprechenden Nebenwirkungen vorkommen. Aber auch bei chronischen Magen-Darm-Erkrankungen, wie zum Beispiel einer Kolitis oder einem Morbus Crohn, treten solche Blutungen auf.

Eine kurzzeitige Einnahme starken Medikamente ist oft lebensnotwendig und führt auch nicht zu solchen Blutungen. Aber bei Dauereinnahme kommt es zu sehr negativen Erscheinungen. Oft muss man wohl bei chronischer Krankheit auch solche Wirkungen in Kauf nehmen, vielleicht sind sie das kleinere Übel. Dies abzuwägen, obliegt dem behandelnden Arzt, der die Verantwortung dafür trägt und sich sicher die Entscheidung in solchen Fällen nicht leicht macht. Oftmals werden durch solche Medikamente die letzten Wochen oder Monate eines todkranken Patienten beschwerdefrei. Dafür muss man eben auch solche Nebenwirkungen in Kauf nehmen.

Bei diesen Magen-Darm-Blutungen kann man aber mit diesem Andorn-Honig-Wein oft sehr gut helfend eingreifen. Er sollte „abgekühlt“, also nicht warm oder heiß, getrunken werden. Da man zu Zeiten Hildegards aber noch keinen Kühlschrank hatte, heißt dies eben „mit Zimmertemperatur“.

Der Kranke sollte davon zwei- bis dreimal täglich ein kleines Gläschen trinken. Wenn er aber das Bedürfnis hat, öfters davon etwas zu sich zu nehmen, sollte er dem nachgeben, weil er selbst am besten spürt, was er braucht oder nicht.

Rezept: Ein Teelöffel Andorn (Hb. Marubii) wird in einem viertel Liter Wein drei bis vier Minuten gekocht, Honig nach Geschmack des Patienten dazugegeben, nochmals kurz aufgekocht, abgeseiht und zwei- bis dreimal täglich ein kleines Gläschen, Kindern zwei- bis dreimal täglich einen Teelöffel voll geben.

Salbe gegen Kopfschmerzen durch verdorbene Speisen

Im Buch „Causae et curae – Ursachen und Behandlung der Krankheiten" schreibt Hildegard: *„Vom Kopfschmerz durch Verqualmung des Magens. Wenn eine Speise, die einen verdorbenen Saft enthält, einem Menschen im Kopf Schmerzen macht, soll er gleiche Gewichtsteile Salbei, Majoran, und Fenchel nehmen und mehr als das Gesamtgewicht davon Andorn. Den zu einem Brei verriebenen Kräutern fügt er genügend Butter hinzu oder, wenn er diese nicht hat, mache er nach Zusatz von Fett aus diesem eine Salbe, reibe damit den Kopf ein, und er wird sich besser befinden. Diese Salbe bereite er gegen diesen Kopfschmerz."*

1 Teil Salbei
1 Teil Majoran
1 Teil Fenchel
3 1/2 Teile Andorn

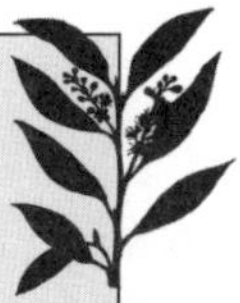

Die frischen Kräuter in einem Mixer zu einem Brei verarbeiten, etwas weiche Butter dazugeben und zu einer Salbe verrühren.

Bei Kopfschmerzen durch verdorbene Speisen sollte man den Kopf an den Schmerzstellen damit einreiben, den Kopf bedecken – also vielleicht eine Mütze aufsetzen oder mit einem Tuch den Kopf umwickeln – und dann schlafen gehen. Meist ist am nächsten Morgen alles weg oder zumindest erheblich gebessert.

Apfelknospen-Öl

Zur Unterstützung bei der Migräne sollte man ab Frühjahr das Apfelknospen-Öl mit einsetzen. Es wirkt sich gut bei allen organbezogenen Kopfschmerzen aus. Wir können es uns selbst herstellen oder auch über den Fachhandel beziehen.

Im Frühjahr werden die frischen Apfelblüten-Knospen gesammelt, in eine Weithalsflasche gegeben und mit reinem Olivenöl übergossen. Alle Knospen sollten bedeckt sein. Drei bis vier Wochen muss diese Mischung anschließend in der Sonne stehen. Das Öl mit den Knospen sollte alle ein bis zwei Tage etwas verschüttelt werden. Danach abseihen, aber nicht auspressen. Das Öl ist durch die intensive Sonnenbestrahlung leicht ranzig, aber vielleicht beruht gerade darauf ein Teil der Heilwirkung. Man kann Geschmack und Geruch verbessern, indem man einige Tropfen reines Rosenöl hinzufügt. Dadurch verbessert sich die Wirkung, da Rosenöl alle Arzneien in ihrer Wirkung verstärkt, wie wir bei Hildegard nachlesen können.

Kurmäßig dieses Öl vier bis sechs Wochen lang einnehmen und einreiben. Vor dem Schlafengehen damit die Stirn und die Schläfen leicht einmassieren, auch wenn gerade keine Kopfschmerzen vorhanden sind. Man sollte es aber auch – wenn man kann – einnehmen. Täglich zwei Esslöffel voll: Morgens nüchtern und abends unmittelbar vor dem Schlafengehen. Wenn wir aber einen Ekel davor empfinden, dann ist die Einnahme für uns nicht das Richtige, denn Hildegard sagt uns immer wieder, dass wir *„auf die Stimme unserer Seele hören sollen, wenn wir gesunden wollen."* Der Ekel kommt meist von der etwas angestauten Galle. Mit der Einreibung allein kann man aber alle anderen Maßnahmen gegen Migräne massiv unterstützen.

Aronstab

Bei tiefer, grundloser Traurigkeit und bei Schwermütigkeit mit starken Depressionen ist der Aronstab-Wein angebracht. Er ist angebracht, wenn einem „etwas richtig an die Nieren geht", man ohne ersichtlichen Grund traurig ist und dies eventuell sogar mit einer Art Nervenfieber verbunden ist.

Die heilige Hildegard schreibt dazu: „*Ein Mensch, in dem die Melancholie wächst, hat ein finsteres Gesicht und ist immer traurig. Dieser trinke oft den Wein mit der gekochten Aronwurzel, und sie mindert die Melancholie in ihm, das heißt, sie verschwindet, wie auch das Fieber.*"

Rezept Aronstab-Wein: Ein bis zwei Teelöffel kleingeschnittene Aronstab-Wurzeln (der Aronstab steht unter Naturschutz – also über die Apotheke aus genehmigtem Anbau besorgen lassen) kocht man in einem Liter Wein einige Minuten sehr kräftig ab und trinkt diesen Liter im Laufe von zwei bis drei Tagen schluckweise, immer leicht erwärmt, mindestens vier bis fünf Wochen lang, eventuell auch länger.

Je schlimmer der nervliche Zustand ist, desto konzentrierter sollte man diesen Aronstabwurzel-Wein machen, also eventuell einen Teelöffel Wurzeln auf ein viertel Liter Wein und diese Flüssigkeitsmenge in ein bis zwei Tagen trinken. Diese stärkere Abkochung sollte man dann fünf bis sechs Tage lang machen, dann zwei Tage Pause, dann wieder fünf bis sechs Tage lang usw., bis sich der nervliche Zustand merklich verbessert.

Dieser Wein wird auch bei entsprechendem nervlichen Zustand in den Wechseljahren von Frau und Mann empfohlen. Durch den Kochvorgang ist wenig oder gar kein Alkohol mehr in diesem Elixier vorhanden, so dass ihn jeder gut vertragen kann.

Vorsicht! Da roher Aronstab in allen Teilen giftig ist, diese Abkochung sehr genau machen und die Einnahme nicht ohne Verordnung und Begleitung durch einen Therapeuten einnehmen.

In der alten Volksheilkunde wird Aronstab schon seit Hippokrates gegen Lungen-Leiden mit Atemschwierigkeiten eingesetzt. Da jemand, der tieftraurig ist, auch immer schwer atmet, liegt Hildegard hier wieder einmal goldrichtig.

Bärwurz

Der Bärwurz wird bei Hildegard in ihrer Heilkunde nicht extra als Pflanze aufgeführt, spielt aber trotzdem durch die Hinweise bei Kopfschmerzen und Migräne eine wichtige Rolle. In der Volksheilkunde dagegen ist er ein wichtiges Frauen- und Magenmittel. Der Name kommt ursprünglich von „Gebärwurz", was schon auf die Anwendung bei Frauen hinweist. In gebirgigen Gegenden, zum Beispiel im Bayerischen Wald, ist er eine Schnaps- Spezialität, die aus der Wurzel gemacht wird und dort volkstümlich „Bayerwald-Diesel" heißt. Er wurde und wird noch heute dort eingesetzt bei allen Frauenkrankheiten, Herzbeschwerden aller Art und bei Verdauungsstörungen, beispielsweise dem „Roemheld –Syndrom", wenn durch Blähungen der Magen-Darm gegen das Zwerchfell gedrückt, der Brustraum eingeengt und dadurch Herzbeschwerden hervorgerufen werden. Natürlich auch bei Leber-Galle oder Nieren-Blasen-Erkrankungen, bei Verschleimungen von Lunge und Bronchien.

In den letzten Jahren hat der Bärwurz sich auch als ein hervorragendes Mittel gegen den Helicobacter pylori und als Mittel gegen Darmpilze erwiesen. Zum Beispiel beim „Helicobacter pylori"; das sind Viren am Magenausgang, die massiv Beschwerden auslösen – Hildegard spricht hier von „kleinen Würmern im Magen". Sie wurde von Hildegard-Gegnern dafür spöttisch ausgelacht, wurde dann aber in den 1990er Jahren durch zwei australische Forscher voll rehabilitiert, die diese Viren am Magenausgang entdeckten. Sie werden von der Schulmedizin in der Regel mit einer Vier-Tage-Kur mit einem Säureblocker und zwei verschiedenen Antibiotika behandelt. Das ist eine Radikalkur, die wohl die Viren (vorübergehend !?) verschwinden lässt, aber oft die ganze Darmflora zerstört, was massiv Durchfälle und durch die Störung des Elektrolyt-Haushaltes Kreislaufstörungen hervorruft und den Betroffenen unendlich viel Beschwerden bereitet. Eleganter geht es mit Bärwurz-Schnaps aus der Wurzel. Hier nimmt man von diesem Schnaps dreimal täglich einen halben bis einen Teelöffel (nicht mehr) in einem Glas warmem Wasser, rührt um und nimmt dies langsam eine halbe Stunde vor dem Essen. Langsam jeden Schluck genießen. Erst den Mund damit spülen, dann langsam schlucken. Dabei kommt es zu einer Regenerierung der ganzen Schleimhaut-Flora vom Mund bis zum After und dadurch zu einem langsamen Verschwinden von Pilzen wie beispielsweise Candida und auch vom Helicobacter pylori. Diese Kur geht nicht in vier Tagen, aber in vier bis acht Wochen schon. Im Bayerischen Wald wird der Schnaps äußerlich auch als „Dawos"-Einreibung bei rheumatischen Schmerzen und Zerrungen aller Art benutzt („Dawos" = Da, wo es weh tut).

Früher wurde Bärwurz in der Naturheilkunde und auch noch in der Schulmedizin als Aromaticum und Stomachicum eingesetzt. Auch bei Frauenleiden inklusive Blutungsbeschwerden, Hysterie, Katarrhen, Blase- und. Prostata-Beschwerden (durch das beta-Sitosterin als einem der Inhaltstoffe der Wurzel).

Hildegard dagegen nimmt das einfache Bärwurz-Pulver aus der Wurzel, als Bärwurz-Mischpulver und auch den Bärwurz-Birnhonig.

Zum Bärwurz-Pulver schreibt Hildegard: *„Ein Mensch, der starke und brennende Fieber hat, soll Bärwurz-Pulver mit Brot nüchtern und nach dem Essen zu sich nehmen, und es wird ihm besser gehen."* Bärwurz-Pulver also bei allen Erkrankungen mit erhöhter Temperatur oder mit Fieber auf (Dinkel-) Brot essen.

Bärwurz-Mischpulver

Bärwurz-Pulver (Pulv. radix mei)	28,0
Galgant-Pulver (Pulv. rhiz. Galangae)	26.0
Süßholz-Pulver (Pulv. radix liquiritiae)	24,0
Mauerpfeffer-Pulver (Pulv. herba sedi acris)	22,0

M. f. Pulv. Bärwurz-Mischpulver

Bärwurz-Birnhonig

Bärwurz-Mischpulver
fünf Stück große Birnen
250 Gramm reinen Bienen-Honig vom Imker

Zubereitung: Die Birnen entkernen, mit der Schale in Stücke schneiden und weichkochen, ohne das Kochwasser mixen. Den Honig im Wasserbad auf 30 bis 35 Grad erhitzen, dann erst das Bärwurz-Mischpulver und zuletzt Birnen-Mus einrühren. Reihenfolge beachten. Misch-Pulver und den Birnhonig gibt es auch schon als Fertig-Präparat.

Unter diesem Stichwort „Birnbaum" schreibt Hildegard: *„Die Frucht des Birnbaumes ist schwer, gewichtig und herb; und wenn sie jemand roh zu reichlich isst, verursacht sie Migräne im Kopf und macht die Brust dämpfig."* Wer zu Kopfschmerzen, Migräne oder Stauungen im Lungenbereich mit Husten neigt, sollte rohe Birnen also meiden, da sie schon vorhandene Beschwerden verstärken bzw. unterschwellig vorhandene Beschwerden sogar erst auslösen können.

„Wer Birnen essen will, soll sie im Wasser kochen oder am Feuer braten; die gekochten sind aber besser als die gebratenen." – „Nimm Birnen, zerschneide sie, wirf ihre Kerne weg, koche sie in Wasser und zerquetsche sie. Nimm dann Bärenwurz und weniger Galgant als Bärenwurz, weniger Süßholz als Galgant und weniger Pfefferkraut als Süßholz. Wenn du keine Bärenwurz hast, nimm Fenchelwurzel, pulverisiere sie und mische dieses Pulver zusammen, gebe es in mäßig erwärmten Honig, füge die Birnen bei und mische es unter heftigem Rühren zusammen. Gib es in eine Büchse und iss täglich nüchtern einen kleinen Löffel davon. Das ist die beste Latwerge und kostbarer als das reinste Gold, weil es die Migräne wegnimmt und die Dämpfigkeit mindert, welche die rohen Birnen in der Brust des Menschen verursachen. Und alle üblen Säfte, die im Menschen sind, vernichtet sie und reinigt den Menschen so, wie ein Geschirr vom Schmutz gereinigt wird."

Die rohen Birnen schaden also dem Migräne-Patienten, die gekochten Birnen aber zusammen mit den Gewürzen, also als „Bärwurz-Birnhonig", reinigt ihn. (Umkehreffekt zwischen roh und gekocht – wie bei der Homöopathie durch Potenzierung). Hier beschreibt sie quasi ein ideales Migräne-Mittel, das sich auch schon vielfach in den verschiedenen Hildegard-Praxen bewährt hat. Er ist also einsetzbar bei:

1. Migräne und Kopfschmerzen aller Art,
2. bei Atembeschwerden und Lungen-Erkrankungen und
3. zur allgemeinen Reinigung des ganzen Körpers.

Man kann den Honig selbst herstellen oder ihn über einen Hildegard-Vertrieb kaufen:

Die Dosierung: Bärwurz-Pulver, Bärwurz-Mischpulver oder Bärwurz-Honig drei- bis viermal täglich eine Messerspitze voll pur oder zusammen mit dem Essen – eventuell auf (Dinkel-)Brot – einnehmen.

Bei chronischen Kopfschmerzen oder Migräne vom Bärwurz-Honig morgens nüchtern einen Teelöffel einnehmen, mittags zwei Teelöffel und abends drei Teelöffel. Auch anzuwenden bei Atembeschwerden jeder Art, zur Reinigung aller Körper-Säfte, des Blutes, der Lymphe usw. und zur Reinigung des ganzen Körpers und des Verdauungstraktes.

Bei chronischen Kopfschmerzen oder Migräne kann die Wirkung auch schon einmal erst nach drei bis vier Monaten einsetzen.

Beifuß

Die hl. Hildegard sagt vom Beifuß: „*Der Beifuß ist warm, und sein Saft ist nützlich, und wenn er gekocht und in Mus gegessen wird, heilt er kranke Eingeweide, und er wärmt den kranken Magen. Aber wenn jemand isst und trinkt und davon Schmerzen bekommt, koche er Beifuß mit Fleisch, mit Fett oder in einem Mus oder in einer anderen Würze und esse ihn* (den Beifuß), *und diese Fäulnis, die der Kranke sich durch frühere Speisen und Getränke zugezogen hat, nimmt er weg und vertreibt sie. Wenn einer sich die Haut ritzt und es entzündlich wird, dann nehme er Beifuß und drücke ihn aus, gebe diesem Saft Honig bei, sodass der Saft des Beifußes mehr ist als der Honig, und so salbe er die Stelle, wo es schmerzt. Dann streiche er auch das Klare von Eiweiß darüber und binde ein Tuch darauf, und das tue er so lange, bis er geheilt wird.*“

Beifuß wirkt also entgiftend und verdauungsfördernd auf den Verdauungstrakt, besonders bei Magen-Darm-Leiden, speziell zur besseren Fettverdauung. Mit Beifuß „läuft einem nicht so schnell die Galle über“, der Jähzorn, das „Aus-der- Haut-Fahren“, wenn die Galle sich staut, wird abgemildert. Hier also die physische und psychische Wirkung des Beifußes.

Deshalb werden Gänse- und Entenbraten und auch die berühmten, kleinen Nürnberger Bratwürste mit Beifuß als Gewürz geschmacklich verbessert und verdaulicher gemacht.

Und Beifuß-Saft mit etwas Honig vermischt auf verletzte und entzündete Stellen auftragen und das Ganze mit klarem Eiweiß bestreichen ist nach Hildegard und in der Praxis ein bewährtes Mittel bei allen Entzündungen, die nach einer kleineren Hautverletzung entstehen.

Beifuß-Saft ist übrigens in der alten, chinesischen Medizin ein gutes Mittel gegen Fieber, besonders gegen Malaria. Dies hat ein chinesischer Arzt 2000 Jahre vor Christus aufgeschrieben, wurde vor einigen Jahren wieder entdeckt und wird heute umfassend speziell gegen Malaria angewendet. Es hilft besser als die moderne Medizin. Hierbei wird Beifußkraut klein geschnitten, mit Wasser angesetzt, einige Tage stehen gelassen, kalt abgepresst und als Medikament gegeben.

Laut europäischer Literatur – außer bei Hildegard – wird Beifuß erst seit dem 13. Jahrhundert erwähnt. Er soll von heimkehrenden Kreuzrittern nach Europa gebracht worden sein. Arabische Ärzte haben ihn schon viel früher als Gewürz und Heilmittel eingesetzt, und die römischen Legionäre sollen vor 2000 Jahren „gut bei Fuß gewesen sein", weil sie auf langen Märschen in ihrer Fußbekleidung zum Schutz der Haut Einlagen aus „Bei-Fuß" getragen haben – deshalb auch der deutsche Name. Er wird aber auch als „Wilder Wermut" bezeichnet.

Im Mittelalter soll Beifuß bei Pest große Bedeutung erlangt haben. Man könne, so sagt man noch heute in ländlichen Gegenden, damit auch Fliegen, Mücken und Flöhe vertreiben, weshalb man vor einigen hundert Jahren, als Flöhe noch zum Alltag gehörten, Beifuß in die Kopfkissen gefüllt hat. Vielleicht wollte man in der Pestzeit ebenfalls damit Ungeziefer vernichten, um so die Übertragung der Seuche zu verhindern. Unbewusst hat es wahrscheinlich auch gegen das Fieber bei Erkrankungen geholfen – es ist eben damals außer den Chinesen noch niemandem aufgefallen.

Die Bedeutung in der Schulmedizin ist heutzutage leider etwas verdrängt worden. In der Naturheilkunde wird es im Bereich der Verdauungsförderung, Appetitanregung und wurmtreibend bei Darmparasiten eingesetzt, also zum Beispiel bei Spulwürmern, die man mit einem Beifuß-Tee manchmal vertreiben kann.

Bockshornklee / griechischer Klee *(trigonella foenum)*

Hildegard schreibt dazu: *„Wer tagtägliche Fieber hat* (z. B. Grippe), das *ihn viel schwitzen lässt und ihm das Essen verleidet, der nehme Bockshornklee samt den Samen und mache ihn in Wein warm und trinke das oft nüchtern, und es wird ihm besser gehen."*

Alle fiebrigen Erkrankungen – auch eine verschleppte Grippe – lösen meist Appetitlosigkeit aus, und wenn beides zu lange dauert, führt dies oft zur Tuberkulose. Auch in der alten Volksheilkunde wird Griechenklee dagegen eingesetzt. Hat nun Hildegard auch von der Volksheilkunde etwas mit eingeflochten, oder ist es von Hildegard erst in sie eingeflossen?

Der Kleesamen wird schon in alten Kräuterbüchern genannt. Der Samen in Honigwasser gesotten und getrunken, lindert und erweicht die innerlichen Geschwülste und stillt den Schmerz, so steht es 1543 geschrieben In Honigwasser gesotten und übergelegt, hilft der Samen von Bockshornklee gegen Podagra (Gicht) und anderen Gliederschmerzen.

Und Pfarrer Kneipp schreibt vom Griechenklee: „Das beste Mittel zum Auflösen von Geschwülsten und Geschwüren. Es ziehe Eiter und Entzündungen aus und verhindere die Bildung von faulem Fleisch. Auch Tee davon, einen Esslöffel voll auf eine Tasse, kühle bei hitzigen Fiebern und sei ein gutes Gurgelmittel bei Halsbräune (Diphtherie)." Also fast überall Übereinstimmung mit Hildegard.

Bohnenkraut (Pfefferkraut)

Bohnenkraut *(satureja hortensis)* weist einen starken aromatischen Geruch und einen scharfen und brennenden Geschmack auf. Diese Schärfe hat dazu geführt, dass Bohnenkraut zur Zeit Hildegards und auch jetzt noch teilweise auf dem Land als Ersatz für schwarzen Pfeffer, der sehr teuer war und teilweise mit Gold aufgewogen wurde, Verwendung findet. Deshalb hat ihn auch Hildegard als Pfefferkraut bezeichnet.

Hildegard verwendet es bei *„Herzweh durch schlechte Säfte in den Eingeweiden und der Milz“* in Verbindung mit Galgant, Bertram und Pfeffer. Sie schreibt, dass man statt Pfeffer die vierfache Menge Pfefferkraut verwenden solle. Daraus soll man ein Pulver machen, mit Bohnenmehl vermischen und den Saft von Bockshornklee dazugeben – aber kein Wasser und keinen Wein. Dann daraus einen kleinen Kuchen formen und in der Sommersonne trocknen. Diese solle man nach dem Frühstück und auch nüchtern bei entsprechenden Beschwerden essen – also bei Herzschmerzen in Verbindung mit Verdauungsstörungen – beim Roemheld oder dem Gastro-Cardialen-Samptoemen-Komplex. Auf gut Deutsch: wenn die Luft im Darm das Zwerchfell nach oben drückt, so das Herz eingeengt wird und Herzschmerzen hervorgerufen werden. Dazu soll er noch einen Klartrank bereiten aus Süßholz, Galgant, Zucker und Honig.

Brennnessel

Die Brennnessel – die bei uns fast überall als „Unkraut“ verschrien ist, hat solch große Heilwerte, dass man sie teuer bezahlen müsste, wenn sie sich seltener machen würde. Die Große Brennnessel wird bis zu zwei Meter hoch, die Kleine nur etwa 50 Zentimeter. In der Volksmedizin wird von Kennern der frischgepresste Brennnesselsaft oder auch der Tee aus frischen oder getrockneten Brennnesseln als harntreibendes, Blutzucker senkendes und blutreinigendes Mittel hoch geschätzt. Bei Rheuma und Gicht wurde und wird die Brennnessel sowohl äußerlich als auch innerlich eingesetzt, in manchen Landstrichen wird sie dem Bier oder dem Wein zugesetzt oder auch nur als Tee getrunken. Wegen ihres hohen Gehaltes an Eisen, Eiweiß, Natrium und Kalk wird sie vielerorts auch bei der Aufzucht von jungem Geflügel mit großem Erfolg eingesetzt. In ländlichen Gegenden ließ man sich früher bei Rheuma oft mit den großen Brennnesseln auspeitschen. Das ist wohl etwas radikal, aber es half offenbar, da sich diese Methode in der Volksheilkunde bis in die heutige Zeit erhalten hat.

Der Absud oder der alkoholische Auszug aus der Brennnessel-Wurzel wird auch als Haarwuchsmittel, gegen übermäßige Schuppen und als Gurgelmittel verwendet. In der letzten Zeit wird auch ein Brennnessel-Extrakt in Kapselform von manchen naturheilkundlich eingestellten Urologen mit gutem Erfolg gegen eine Vergrößerung der Prostata Stadium I und II mit Erfolg eingesetzt.

Früher wurden in Mitteleuropa von den armen Leuten die Fasern der Großen Brennnessel zu rauen Kleiderstoffen versponnen. Den Namen „Nesselstoff" gibt es heute noch, ohne dass die wenigsten wissen, woher er kommt.

Nicht einsetzen sollte man die Brennnessel bei starken Ödemen im Gewebe, die auf eine eingeschränkte Funktion der Herz- und/oder Nieren-Funktion zurückzuführen sind. Hier sollte zu einer Selbstbehandlung unbedingt ein Arzt oder Heilpraktiker zu Rate gezogen werden.

Auch die heilige Hildegard von Bingen schätzte die Brennnessel sehr und gibt uns einige Indikationen, die bis heute kaum bekannt waren, sich aber in der Praxis sehr gut bewährt haben.

Brennnessel-Spinat oder Brennnessel-Pulver zur Magen-Reinigung

„Wenn die Brennnessel frisch aus der Erde sprießt, ist sie gekocht nützlich für die Speisen des Menschen, weil sie den Magen reinigt und den Schleim aus ihm wegnimmt. Und dies macht jede Art der Brennnessel."

Hier gibt Hildegard uns eine Anweisung für einen Brennnessel-Spinat oder für die Verwendung von Brennnessel als Zusatz zu anderen Speisen. Die frischen, jungen Brennnesseln werden im Frühjahr, im April und/oder Mai, für den Spinat, aber auch zum Trocknen, wenn sie als erstes Grün aus dem Boden sprießen, bis zu einer Höhe von maximal sechs bis acht Zentimetern abgepflückt. Beim Ernten sollte man unbedingt Handschuhe anziehen, da das Brennen auf der Haut sehr unangenehm werden kann.

Pro Person benötigt man etwa 150 Gramm frische Brennnesseln. Sie werden gesäubert und gewaschen, mit kochendem Wasser überbrüht und etwas stehen gelassen, mit einem Mixstab im Topf püriert, mit Pfeffer, Salz und Muskatnuss abgeschmeckt und eventuell zum Schluss noch mit etwas Dinkelmehl und frischer, süßer Sahne eingedickt. Fertig ist der Brennnessel-Spinat, der im Frühjahr köstlich schmeckt und gleichzeitig den Magen von üblem Schleim und damit den ganzen Körper reinigt. Bei uns in der Familie ist dies seit meiner Jugend ein Gründonnerstags-Essen.

Man kann natürlich auch die jungen, frischen Triebe trocknen und zu Pulver verarbeiten und dann den verschiedenen Speisen als Würze und Medizin beigeben. Es sollte aber unbedingt mitgekocht werden, damit es auch die reinigende Wirkung hat. Die Menge richtet sich nach dem Geschmack des Einzelnen.

Findige Leute, die das ganze Jahr über immer wieder einmal Brennnessel-Spinat essen möchten, pflanzen Brennnessel im Garten an und schneiden sie, wenn sie zu hoch wird, einfach ab und verwenden sie dann als Mulch. Die dann nachwachsenden kleinen Brennnesseln kann man immer wieder als frischen Spinat verwenden. Außerdem schützen die Brennnesseln die Pflanzen und Sträucher in der Nähe vor übermäßigem Insektenbefall.

Brennnessel-Vergesslichkeits-Öl

„Ein Mensch, der gegen seinen Willen vergesslich ist, zerstoße Brennnessel und füge etwas Olivenöl hinzu. Wenn er schlafen geht, salbe er damit seine Brust und die Schläfen, und dies tue er oft, und die Vergesslichkeit in ihm wird vermindert werden."

Man pflückt sich zu diesem „Brennnessel-Vergesslichkeits-Öl", von Dr. Hertzka „Gedächtnisöl" genannt, die frischen Brennnesseln in der Phase des zunehmenden Mondes, gibt sie durch einen Entsafter und mischt den herausfließenden Saft mit etwas reinem Olivenöl. Man kann sie auch im Mixer zerkleinern und diesem Pflanzenbrei dann etwas Olivenöl beigeben. Beide Arten der Zubereitung sind wirksam.

Vor dem Schlafengehen sollte man sich damit zuerst das Brustbein und die beiden Schläfen einreiben. Da die heilige Hildegard dieses Öl an verschiedenen Stellen ihrer Schriften immer wieder erwähnt und sie immer diese Reihenfolge (erst Brustbein, dann Schläfen) nennt, sollte man dies auch unbedingt einhalten. Diese Einreibung sollte man über einen längeren Zeitraum, also mehrere Monate lang, jeden Abend machen *„…und die Vergesslichkeit in ihm wird vermindert werden."*

Das klappt aber nur, wenn man selber noch merkt, dass man vergesslich wird, und wenn man dagegen etwas machen möchte. Deshalb schreibt die heilige

Hildegard „ … *ein Mensch, der gegen seinen Willen vergesslich ist …*“. Man muss es also noch selbst merken, dass man vergisst, dann wirkt es sehr gut.

Es wirkt natürlich auch und vor allem bei Konzentrations-Störungen, wie sie heutzutage ja sehr häufig vorkommen. Schon die Kinder in der Schule sind häufig unkonzentriert und können sich oft die nötigen Sachen schlecht merken. Aber auch viele Erwachsene klagen über Stress und darüber, dass sie „in letzter Zeit so vergesslich sind“. Hier ist dieses selbst zubereitete Brennnessel-Öl genau das Richtige.

Wenn natürlich jemand durch eine schwere Krankheit, zum Beispiel durch die Alzheimer Krankheit oder durch eine Arteriosklerose der Hirngefäße, verwirrt ist und dadurch alles vergisst, weiß er selbst es ja nicht mehr, dass dies so ist, und dann hilft dieses Mittel auch leider nicht mehr bei ihm.

„Vom Lungenschmerz“

„Nimm Dill und dreimal so viel Liebstöckel und ebenso viel Brennnessel wie Dill und fülle das, mit reinem, gutem Wein gekocht, in einen Topf. Solange es seinen Geruch noch behält, kannst du von ihm, nachdem es durch ein Tuch geseiht ist, nüchtern und nach dem Frühstück trinken, aber wenig und mit Vorsicht.“

Das Rezept:	
Dill-Kraut	30 Gramm
Liebstöckel-Kraut	90 Gramm
Brennnessel-Kraut	30 Gramm

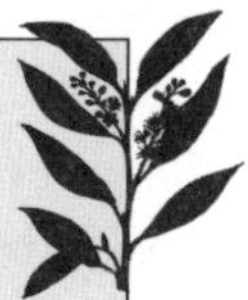

Die frischen Kräuter werden in einem Liter Wein einmal kräftig aufgekocht, den Sud anschließend ziehen lassen und abseihen. Der Wein riecht dann recht kräftig, vor allem nach dem Liebstöckel-Kraut – dem Maggi-Kraut.

Solange der Geruch noch vorhanden ist, ist das Mittel bei Lungenschmerzen einsetzbar. Wenn der Geruch verflogen ist, sollte man es nicht mehr verwenden, da es dann schon wirkungslos ist. Bei Lungenschmerzen trinkt man davon vor und nach dem Frühstück ein kleines Gläschen, also rund 30 Milliliter.

Dill

Dill wird in der Hildegard-Heilkunde niemals roh *(„roh gegessen macht er den Menschen traurig")* und – außer gekocht in Soßen – nicht als alleiniges Mittel eingesetzt, sondern immer in Verbindung mit anderen Kräutern. *„Jedoch gekocht gegessen unterdrückt er die Gicht und ist so nützlich beim Essen."*. Also eine feine Dill-Soße an Fisch oder Fleisch ist schmackhaft und sogar gut gegen Gicht.

„Wem viel Blut aus der Nase fließt, nehme Dill und zweimal so viel Schafgarbe, und diese grünen Kräuter lege er um die Stirn, die Schläfen und seine Brust. Und diese Kräuter müssen grün sein, weil ihre Kraft hauptsächlich im Grün wirkt. Wenn es aber Winter ist, pulverisiere er diese Kräuter, und dieses Pulver besprenge er mit etwas Wein und lege es in ein Säcklein, und er lege es auf die Stirn, die Schläfen und die Brust, wie vorher gesagt wurde."

Also gegen Nasenbluten kann man nicht nur den Karneol-Wein (Siehe: Karneol) verwenden, sondern auch diese Dill-Kräuter-Mischung.

Gegen Schnupfen aller Art, auch allergischen Heuschnupfen, die Riechkräuter mit Dill verwenden (siehe *„Riechkräuter"*).

Bei Milzschmerzen, die ja immer ein Zeichen einer Abwehrschwäche des Körpers sind, sollte man aus Kerbel, etwas weniger Dill, Weizenbrot und Weinessig eine Art Kuchen bereiten und immer wieder etwas davon essen.

Und weiter schreibt Hildegard über Dill: *„Damit der Mensch die Ergötzung und Begierde des Fleisches in sich austilge, nehme er im Sommer Dill und zweimal so viel Bachminze und etwas mehr Lungenwurzel „brochvurtz" und die Wurzel der Schwertlilie. Und dies alles schneide er in Essig und bereite daraus eine Würze, und so esse er es häufig mit allen seinen Speisen. Im Winter aber pulverisiere er diese, und das Pulver esse er auch mit seinen Speisen, weil er das Grün dieser Kräuter dann nicht haben kann."*

Diptam

„Wer von fetter Natur ist und den Stein in sich hat, der zu wachsen beginnt, pulverisiere Diptam und esse dieses Pulver oft mit Weizenbrot, und er hindert den Stein am Wachsen. Und der Mensch, in dem der Stein wuchs, der lege das Diptampulver in Essig, der mit Honig vermischt ist, und er trinke dies oft nüchtern, und der Stein in ihm wird zerbrochen. Auch wer im Herzen Schmerzen hat, esse das aus Diptam gemachte Pulver, und der Herzschmerz wird weichen.

Wenn jemand an einer Stelle seiner Glieder zu hinken begonnen hat, dann koche er stark Diptam in Wasser, und was in der Mitte ist wie das Herz, werfe er weg, und während es kocht, gebe er zweimal so viel Hausmoos dazu, und von der Brennnessel zweimal so viel wie Hausmoos, und dies werde gleichzeitig gemischt. Und nachdem es gekocht ist, presse er das Wasser mäßig heraus und lege es warm auf das Gelenk jenes Gliedes und auf die Adern, wo er zu hinken beginnt. Und das tue er oft, und er wird geheilt werden."

Diptam ist also beinahe ein hildegardisches Allroundmittel: gegen Steine in der Galle und den Nieren, gegen Herzschmerzen (neben Galgant) und gegen Störungen im Bewegungs-Apparat.

Auf Kreta habe ich den Diptam als Haustee kennengelernt. Er schmeckt sehr gut, und viele Leute schwören auf ihn, da er dort gegen „alles Böse im Körper" hilft.

Eibisch

„Der Eibisch ist warm und trocken, und er ist gut gegen Fieber. Ein Mensch, der Fieber hat, welche immer es sind, der zerstoße Eibisch in Weinessig, und er trinke das so morgens nüchtern und abends, und das Fieber, welcher Natur es auch sei, wird weichen.

Aber auch wer Kopfweh hat, nehme Eibisch und füge etwas weniger Salbei bei, und dies zerstoße er gleichzeitig und dem mische er etwas Baumöl hinzu, und dann wärme er es nur neben dem Feuer in seiner Hand, und so lege er es mit auf seine Stirn und binde ein Tuch darum, und so schlafe er ein, und es wird ihm besser gehen.“

Flohsamen *(semen psyllii)*

Der Flohsamen ist ein Wunderwerk der Natur und sorgt durch seine Aufnahmefähigkeit von großen Mengen Flüssigkeit nicht nur für guten Stuhlgang, sondern ist auch ein wirksames Mittel bei allen Allergien.

Flohsamen ist der Samen einer Spitzwegerichart aus dem Mittelmeerraum (*plantago afra*) oder einer Sorte aus Indien (*plantago indica*). Von diesen Wegericharten wird in der Hildegard-Heilkunde der Samen (*semen psyllii*) verwendet. Da die schwarzen Körnchen eine gewisse Ähnlichkeit mit dem früher weit verbreiteten Plagegeist Floh haben, nannten die Leute den Samen eben „Flohsamen“. Diesen Namen haben dann die Wissenschaftler übernommen und nannten ihn „Semen psyllii“ – „Samen der Flöhe“.

Er hat die phantastische Eigenschaft, dass er sehr stark quellen kann. Der Samen mit Kern kann die zehnfache Menge seines Gewichts Wasser in sich aufnehmen, die Schalen der Kerne alleine sogar bis zur 40-fachen Menge Wasser seines eigenen Gewichts. Durch seinen hohen Schleimgehalt gibt er dabei diesen reizlosen Schleim an den Darm ab. Dadurch eignet er sich natürlich bestens für alle, die mit dem Darm irgendwelche Probleme haben; Flohsamen sorgt für einen lockeren und weichen Stuhl – ist also zur Darmsanierung und auch bei Darm-Divertikel, Einrissen in der Afterschleimhaut und Hämorrhoiden sehr gut einsetzbar. Auch ist er nach rektal-analen Eingriffen, in der Schwangerschaft und bei einem Reizdarm sehr hilfreich.

Nicht einsetzen sollte man ihn bei Verengungen der Speiseröhre, bei drohenden oder bestehenden Darmverschlüssen und bei schwer einstellbarem Diabetes. Dagegen kann bei insulinpflichtigem Diabetes die injizierte Insulin-Menge nach Rücksprache mit dem behandelnden Arzt eventuell sogar reduziert werden.

Auch sollte man Flohsamen nicht unmittelbar zusammen mit anderen Medikamenten einnehmen, da dies eventuell die Wirkung verändern oder verzögern kann.

Das bis zu 30 Zentimeter hoch wachsende Kraut wird heute auf Feldern zur Samengewinnung angebaut, braucht aber eine sehr sonnige Lage und relativ guten und feuchten Boden.

Flohsamen entleert den Darm und entkrampft die Psyche.

Dadurch, dass er so gute Quellwirkung im Darm hat und gleichzeitig heilsamen Schleim an ihn abgibt, kann man ihn sehr vielseitig verwenden:

1. Bei allen Beschwerden der Darmentleerung, also Verstopfungen.
2. Bei Divertikulosen, also Ausstülpungen des Darms, da hierbei der Darm schonend ausgefüllt und ausgekleidet wird.
3. Bei Rissen in der Enddarm-Region einschließlich bei Hämorrhoiden und nach Operationen in diesem Bereich.
4. Man kann ihn aber auch unterstützend bei allen entzündeten und blutenden Darm-Erkrankungen mitverwenden, da unter der schonenden und pflegenden Schleimschicht, die die quellenden Flohsamen absondern, sich die Chancen der Ausheilung wesentlich verbessern, zum Beispiel auch bei Kolitis ulcerosa und Morbus Crohn.

Die heilige Hildegard hat uns mit diesem Flohsamen ein wunderbares Mittel in die Hand gegeben. Wichtig dabei ist allerdings, dass der Patient, der ihn einnimmt, auch ausreichend dazu trinkt, denn sonst kann er nicht richtig quellen und seine Wirkung nicht voll entfalten. Wichtig ist auch, dass man dazu das Richtige trinkt. Das Allerbeste hierfür ist abgekochtes Wasser, ob pur oder in Form von Tee, ist egal, aber möglichst wenig oder gar kein Mineralwasser trinken, egal, ob mit oder ohne Kohlensäure.

Hauptsache, man führt dem Körper ausreichend Flüssigkeit zu. Die Trinkmenge des Patienten richtet sich nach seinem Körpergewicht. Man sagt, dass man – wenn man nicht weiter schwitzt – pro Tag rund 35 Gramm Flüssigkeit pro Kilogramm Körpergewicht zu sich nehmen sollte. Davon kann man dann einen halben bis dreiviertel Liter für die Flüssigkeit in der Nahrung abziehen, denn selbst ein Stück trockenes Brot enthält noch Wasser. Wenn man körperliche Anstrengung mit Schwitzen hat oder es sehr warm ist – sollte man sogar noch mehr trinken. Urologen sagen heute sogar, dass nur dann der Wasserhaushalt des Körpers stimmt, wenn man jeden Tag zwei Liter Urin ausscheidet – egal, ob man schwitzt oder nicht. Flohsamen entzieht auch dem Körper keinerlei Elektrolyte – wie man es beispielsweise dem Leinsamen nachsagt.

Bei der Einnahme immer den Flohsamen in den Mund nehmen und so schnell wie möglich hinunterspülen, da er sonst überall im Mund, wo es feucht ist, kleben bleibt. Gebissträgern wird empfohlen, vor der Einnahme des Flohsamens das Gebiss herauszunehmen, da sie sonst noch sehr lange einen „Genuss" davon haben. Die Körnchen schieben sich unter das Gebiss, quellen und sind dadurch sehr unangenehm.

Er kann aber auch in Joghurt eingenommen werden oder kurz vor dem Essen über eine dünne Dinkelgrieß-Suppe streuen, einrühren und dann essen. Aber niemals in ein Glas Wasser geben und dann versuchen zu trinken! Den Flohsamen nimmt der Patient, wenn nötig, zwei- bis dreimal täglich, immer einen Teelöffel voll mit jeweils einem Glas Tee oder abgekochtem Wasser. Man kann ihn aber auch etwas einweichen und dann so zu sich nehmen. Das sollte jeder Patient einmal ausprobieren und ihn dann so nehmen, wie es ihm am angenehmsten ist.

Patienten mit Stuhlverstopfung sind meist auch psychisch belastet, auch wenn sie es nicht immer wahrhaben wollen. Sie sind innerlich verkrampft und verspannt und können etwas, was sie haben, schlecht wieder hergeben – auch den Darminhalt nicht.

„Wer gut purgiert, der gut kuriert" (Qui bene purgat, bene curat). Dies ist ein alter Medizinspruch von größter Wichtigkeit, da mit der richtigen Ausscheidung über den Darm die Gesundheit des Körpers steht und fällt, da diese „Entsorgung" eben auch eine psychische Komponente hat, nicht nur eine rein körperliche.

Wer „verstopft ist" im Darm, der kann schlecht loslassen, weder seine Gefühle, noch seinen Darminhalt. Man hält sich eben zurück, ist verkrampft und verspannt. Und die Befreiung der Psyche von all diesen Verkrampfungen fängt mit dem Darm an.

Deshalb ist eigentlich jede Behandlung einer Stuhlverstopfung in Wirklichkeit schon eine kleine Psychotherapie. Der Erfolg dieser Therapie fällt dann in die

Kloschüssel. In dem Augenblick, wo diese Darmentleerung funktioniert, ist der Patient auch sonst entkrampfter und entspannter und man kann andere Behandlungen dadurch oft reduzieren, denn beim Patienten hat sich etwas gelöst, er kann loslassen, entkrampfen. Deshalb ist hier der Flohsamen so sehr wichtig.

Der Flohsamen ist im Gegensatz zu dem weit verbreiteten Leinsamen kein Mineralräuber. Bei der heiligen Hildegard wird der Leinsamen niemals innerlich, sondern nur zur äußeren Anwendung gebraucht.

Flohsamen-Packung gegen Allergie

Ebenso Flohsamen-Wein bei Erkältungs-Krankheiten und Gemüts-Schwankungen.

Aber damit ist das Wirkungsspektrum des Flohsamens noch lange nicht erschöpft. Man kann ihn auch noch als Wein und auch als Auflage auf den Magen verwenden.

Wenn jemand irgendwelche Allergien hat, so kommt der Magen als einer der Hauptverursacher in Frage, lässt uns die heilige Hildegard wissen. Sie nennt dies *„Fieber des Magens"*. Hierbei sollte man dann Flohsamen, vier bis fünf Esslöffel voll, in einem Liter Wein vier bis fünf Minuten sprudelnd kochen, abseihen, die aufgequollenen Körner in ein dünnes Tuch schlagen und noch heiß auf den Magen als Packung auflegen. Sie sollten so lange liegen bleiben, wie man es als angenehm empfindet. Von dem abgeseihten Wein sollte man während dieser Packung ein wenig warm trinken, das verstärkt dann die Wirkung noch.

Der Flohsamen-Wein ist aber nicht nur bei Allergien hilfreich, sondern er unterstützt den Körper – immer warm getrunken – auch bei allen Erkältungskrankheiten, und bei Gemüts-Schwankungen aller Art wirkt er ausgleichend. Er wirkt sich also sowohl als „Darmentleerer" positiv auf die Psyche aus als auch als warmer Wein, wenn er mit einer gewissen Regelmäßigkeit getrunken wird.

Wenn man sich also einmal eine solche Flohsamen-Packung macht, kann man den Flohsamen-Wein ruhig in einer Flasche zur Seite stellen und bei Bedarf dann erwärmt trinken, drei- bis viermal pro Tag ein kleines Gläschen voll, das reicht.

(Siehe auch: *Aloe-Umschlag* bei *Allergien*)

Gewürznelke

Gewürznelken (*caryophyllii*) sind die als Knospen geernteten und getrockneten Blüten des Gewürznelken-Baumes (*caryophyllus aromaticus* oder *syzygium aromaticum*), der auf den Gewürzinseln, den Molukken, den Ost- und Westindischen Inseln, auf Sansibar und in Brasilien angebaut werden. Der zur Familie der Myrtengewächse (*myrtaceae*) gehörende fünf bis zehn Meter hohe Baum ist weit verzweigt und verströmt in seiner Umgebung einen starken Duft. Auch beim Zerreiben der ledrigen, glänzend-grünen Blätter, die unterseits mit vielen Öldrüsen gepunktet sind, entströmt ein sehr starkes Aroma.

Die Gewürznelken enthalten 15 bis 20 Prozent ätherische Öle, vor allem das Eugenol, das eine desinfizierende und leicht betäubende Wirkung hat. Eugenol kommt auch im Zimt vor, ist aber in der Gewürznelke in sehr viel konzentrierterer Form anzutreffen.

Durch diese speziellen Wirkungen dient das Eugenol noch heute vor allem in den Zahnarztpraxen als Therapeutikum, und daher kommt auch die Verwendung in der Volksmedizin, dass man bei Zahnschmerzen eine Gewürznelke in oder an den schmerzenden Zahn bringen soll. Die Gewürznelken dienen auch zur Herstellung von Gewürzen und Gewürz-Mischungen, für Heilmittel und auch in der Parfümerie spielt das aromatische Öl eine sehr große Rolle.

Das sehr intensiv riechende Gewürznelkenöl wird, wie schon gesagt, in der Volksheilkunde als Mittel gegen Zahnschmerzen, aber auch gegen Insektenstiche verwendet. Da es auch hier eine leicht betäubende und desinfizierende Wirkung auf die Einstichstelle ausübt, wird der Juckreiz sofort unterdrückt und die Heilung erfolgt schneller.

Gewürznelken gegen Kopfschmerzen

Die heilige Hildegard schreibt dazu: „*Wer Kopfschmerzen hat, dass ihm der Kopf brummt, wie wenn er taub wäre, der esse oft Nelken und das mindert das Brummen, das in seinem Kopf ist.*“

Auch hier kommt die leicht betäubende und entkrampfende Wirkung des Nelkenöles zur Geltung. Es hilft recht gut, schmeckt aber durch den intensiven Geruch und Geschmack nicht sehr gut und wird nicht von jedem genommen. Auch hier kann man stattdessen – wie im folgenden Absatz beschrieben – das Gewürznelken-Pulver oder das Gewürznelken-Wasser nehmen.

Gewürznelke gegen Wassersucht, Gicht und Bluthochdruck

„Wenn kranke Eingeweide im Menschen anschwellen, dass jene Anschwellung der Eingeweide die Wassersucht in ihm wachsen lässt, der esse oft Nelken, und sie unterdrücken die Krankheit, weil ihre Kraft in die Eingeweide jenes Menschen übergeht und ihre Geschwulst mindert und die Wassersucht so in die Flucht schlägt und sie nicht weiter zunehmen lässt.“

Hier wird in der Praxis – neben anderen Medikamenten – dem Patienten eine Gewürznelken-Kur verordnet. Sie besteht darin, dass der Patient mit solchen Beschwerden einige Wochen lang täglich drei bis vier Gewürznelken essen soll. Da diese aber für viele zu intensiv schmecken, sollen sie entweder die Gewürznelken als Pulver mit Wasser einnehmen, frühmorgens einen Teelöffel voll oder abends fünf bis acht Gewürznelken – je nach Schwere der Krankheit – in kaltem Wasser ansetzen und morgens dann zumindest dieses Nelkenwasser trinken.

Es hat sich bei allen Stauungen im Körper mit Wasseransammlungen bestens bewährt, ebenso bei Bluthochdruck, wo ja meist auch die Nieren beteiligt sind. Aber auch bei einer beginnenden Gicht, wenn sie noch nicht zu weit fortgeschritten ist, bringt diese Gewürznelken-Kur eine erstaunliche Verbesserung und Stabilisierung des Zustandes.

Der dazu gehörende Hildegard-Text: „*Wer die Fußgicht durch eine Überhitzung im Mark hat, esse oft Nelken, und die Kraft der Nelken geht in das Mark des*

Menschen über und verhindert, dass die Fußgicht wächst und weiter in ihm vorrückt, wenn sie am Anfang ist.“

Gundelrebe

Gundermann, Silberkraut (Glechoma hederacea Herba conc.)

Die Gundelrebe ist eine unscheinbare, krautartige und winterharte Pflanze, die – wegen ihrer Wucherung überall am Haus und im Garten – schon manchen Gartenliebhaber zur Verzweiflung gebracht haben mag. Sie ist aber nicht nur bei Hildegard eine hilfreiche Pflanze. Man sollte sie von März bis Oktober bei zunehmendem Mond ernten und trocknen. In der Volksheilkunde wird sie bei Harnwegsentzündung und Leberbeschwerden (als Tee) eingesetzt, bei Hildegard wird sie noch vielseitiger verwendet.

Man kann damit eine Kopfpackung (getrocknet oder als Frischkraut) beim Nieren-Kopfschmerz machen, also bei Kopfschmerzen im oberen Bereich des Nackens. Sie bekämpft hierbei nicht nur das Symptom, sondern wirkt auch auf die Ursache, also auf die Nieren. Hierbei wird das Kraut in warmes Wasser gegeben und zum Kochen gebracht, ausgedrückt als Packung auf den schmerzenden Kopf gelegt und mit einem Tuch festgehalten. Sie nimmt das Kopfbrummen weg und macht ihn frei. Das macht etwas mehr Arbeit als eine Kopfschmerz-Tablette, wirkt aber besser und oft auch schneller als diese (und hat keine Nebenwirkungen). Das kann man auch bei Ohrgeräuschen, zum Beispiel beim Tinnitus, machen, bei dem es etwas lindernd wirkt, aber auch bei zu hohem Blutdruck und Durchblutungsstörungen.

Bestimmte Sachen sollte man aber im Akutfall meiden, zum Beispiel Käse, Schokolade, Kaffee, Schwarztee, Alkohol (besonders Rotwein und Kornschnäpse), chinesisches Essen und Gewürze sowie Konserven und konservierte Lebensmittel. Durch den Glutaminsäuregehalt in diesen Lebensmitteln werden die Geräusche und auch die Kopfschmerzen oft verstärkt bzw. manchmal sogar erst ausgelöst.

Laut Hildegard sollte man auch mit der Asche des Gunderrebenkrauts öfters den Kopf waschen. Dies hat ziemlich dieselbe Wirkung wie der eben beschriebene Umschlag.

Auch sollte man das Kraut bei allgemeiner (geistiger und/oder körperlicher) Schwäche wie ein Gewürz an jedes Essen geben. Deshalb gibt man sie wegen des herben Geschmacks als eine der wichtigsten Zutaten an die Neunkräutersuppe, die früher rund um den Gründonnerstag zubereitet wurde. Man nennt sie auch deshalb die „Gründonnerstagssuppe“. Sie soll – ähnlich wie bei Hildegard zusammen mit anderen Gewürzen und Kräutern – die Menschen am Ende der Fastenzeit wieder stärken und kräftigen.

Auch bei Husten und Schmerzen im Brustbereich wirkt ein Bad mit Gundelrebe oder eine Brust-Packung mit dem warmen Kraut kleine Wunder. Dies wirkt entkrampfend und schleimlösend.

Gundelrebenöl aus der Naturheilkunde lässt Wunden rasch abheilen. Hierfür werden die Blätter im Juni oder Juli gesammelt und in ein kleines Glasgefäß gefüllt. Die Blätter werden fest zusammengepresst und dann mit (Distel)-Öl bedeckt und an einem sonnigen Standort einige Tage stehen gelassen, bis sich am Boden des Glases eine helle Flüssigkeit bildet. Diese wird dann vorsichtig abgeseiht und in einem dunklen Fläschchen aufbewahrt.

Hirschzunge

Die Hirschzunge (*phyllitis scolopendrium* oder *scolopendrium vulgare*) ist eine der erfolgreichsten Pflanzen in der Hildegard-Heilkunde. Sie wächst im Schatten steiniger und feuchter Wälder, die kalkhaltigen Boden haben *(beispielsweise in den Serpentinen auf dem Weg hinauf nach Engelberg)*. Die langen und schmalen Blätter, die ungeteilt und glattrandig wachsen, sind glatt und lederartig, werden bis 60 Zentimeter lang und stehen auf einem leicht behaarten Stiel. In jungem Zustand sind sie zusammengerollt, sodass man schon daran erkennen kann, dass sie zur Familie der Farngewächse gehören. Die Form des Blattes hat der Pflanze ihren deutschen Namen gegeben: Hirschzunge.

Sie wächst in ganz Europa und Asien und wurde schon in alten Zeiten für die verschiedensten inneren Erkrankungen mit eingesetzt, spielte aber auch im Aberglauben früherer Jahrhunderte eine große Rolle. Man meinte, dass man sich mit dieser Pflanze unsichtbar machen könne, da sie keine Blüten treibt, sondern sich wie alle Farne durch Sporen an der Unterseite der Blätter fortpflanzt.

Sie enthält unter anderem Gerbstoffe und Schleim, die harntreibend und auswurflösend wirken, und genauso wird die Pflanze auch in der Volksheilkunde eingesetzt: für Tee als Aufguss bei Bronchial-Katarrhen zum Lösen bei Husten und zum Harntreiben. Aber auch bei Milz- und Leberleiden spielte sie eine gewisse Rolle. Ebenso wurde früher die Lungentuberkulose hiermit behandelt, aber auch bei chronischen Darm-Entzündungen und äußerlich zur Wundheilung wurde die Hirschzunge mit eingesetzt.

Gegen Schmerzen der Leber, der Lunge und der Eingeweide

Bei der heiligen Hildegard gehört die Hirschzunge zu den ganz großen Heilpflanzen. Sie schreibt dazu: *„Die Hirschzunge ist warm und hilft der Leber, der Lunge und den schmerzenden Eingeweiden. Nimm Hirschzunge und koche sie stark in Wein, füge reinen Honig bei und dann lasse sie so wiederum einmal aufkochen. Dann pulverisiere langen Pfeffer und zweimal so viel Zimt, und lass es so mit dem vorgenannten Wein wiederum einmal aufkochen, seihe es durch ein Tuch und mache so einen Klartrank und trinke ihn oft nach dem Essen und nüchtern, und es nützt der Leber, reinigt die Lunge, heilt die schmerzenden Eingeweide und nimmt die innere Fäulnis und den Schleim weg.“*

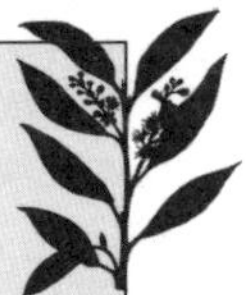

Rezept zur Selbstherstellung von Hirschzungen-Elixier:

20 bis 30 Gramm getrocknete Hirschzungen-Blätter,
kräftig in anderthalb bis zwei Litern Wein fünf Minuten kochen,
100 bis 200 Gramm Honig nach Geschmack dazugeben,
(Diabetiker etwas weniger)
nochmals kurz aufkochen
und dann die restlichen Zutaten dazugeben:
20 bis 30 Gramm Zimtstange
(Diabetiker hier eher etwas mehr) und
zehn bis 15 Gramm langen Pfeffer.

Dieses Gemisch wird nun auch noch einmal wallend aufgekocht, einige Minuten ziehen gelassen und dann durch ein Tuch abgeseiht, da es einen „Klartrank“ ergeben soll, wie uns die heilige Hildegard vorschreibt.

Noch warm in gut gereinigte Flaschen füllen und immer vor und nach jedem Essen ein kleines Gläschen davon trinken. Natürlich sollte das Trinken mindestens körperwarm geschehen: also das Elixier immer etwas im Mund lassen und dort erwärmen oder vor dem Trinken in einem kleinen Töpfchen heiß machen oder mit etwas heißem Wasser erwärmen und dabei etwas verdünnen.

Bei schwereren Erkrankungen sollte man sich mit dem Hirschzungen-Elixier langsam einschleichen. Der Patient sollte zuerst zwei Wochen lang nach jedem Essen ein kleines Gläschen davon zu sich nehmen und erst ab der dritten Woche vor und nach jedem Essen sein Gläschen Hirschzungen-Elixier trinken. Erfahrungsgemäß ist dann die Wirkung sogar noch besser und stärker als gleich bei der vollen Dosis.

Das Hirschzungen-Elixier ist eines der besten Mittel, das in der Hildegard-Heilkunde heute sehr intensiv und mit sehr gutem Erfolg eingesetzt wird. Es ist über den Fachhandel zu bekommen, aber kann natürlich auch selbst nach obigen Rezept hergestellt werden.

Dabei muss man aber beachten, dass man nicht gegen die Naturschutz-Gesetze verstößt, da die Hirschzunge zu den gefährdeten Pflanzen gehört und geschützt ist. Für das „Hirschzungen-Elixier“ werden die Pflanzen extra in von den Behörden genehmigten Anbaugebieten gezogen. Man kann sich aber vielleicht auch – wenn der Boden vom Kalkgehalt her passt und man ein feuchtes und schattiges Plätzchen dafür findet – die Pflanze über einen landwirtschaftlichen oder gärtnerischen Betrieb besorgen und selbst sein Glück mit dem Anbau versuchen. Heute sieht man auch manchmal die Hirschzunge als Zimmerpflanze in den Wohnzimmern stehen. Sie muss aber einen feucht-warmen und schattigen Platz möglichst an einem Nordfenster haben, um dort gut zu gedeihen.

Das „Hirschzungen-Elixier“ lindert Beschwerden im Leber- und Lungen-Bereich, auch bei Asthma, hilft aber auch bei Darm-Beschwerden verschiedener Art. Die Erkrankungen heilen damit, wenn man es über einen längeren Zeitraum regelmäßig einnimmt, langsam aus.

Bei der heiligen Hildegard gehören die Leber und die Lunge – ähnlich wie in der chinesischen Medizin – energetisch immer eng zusammen und beeinflussen sich dadurch auch gegenseitig, sowohl positiv als auch negativ. Deshalb sollte man immer bei der Erkrankung des einen Organs auch immer gleich das dazugehörige andere Organ mittherapieren. Die heilige Hildegard tut es mit diesem Hirschzungen-Elixier bei Lunge und Leber.

In der Praxis sieht es so aus, dass Patienten, die wegen Leber- und/oder Lungen-Erkrankungen mit der Hirschzunge behandelt werden, erst einmal einen mehr oder weniger starken Durchfall bekommen. Das ist keine Erkrankung, sondern eine Reinigung der Darms und damit des Körpers von Giftstoffen und eine erwünschte Reaktion. Man kann diese unterstützen, indem man ein homöopathisches Medikament dazugibt – Okoubaka D 2 Tabl. – je nach Heftigkeit des Durchfalls 3- bis 5-mal am Tag eine Tablette lutschen. Solange der Durchfall besteht, sollte man nur das Hirschzungen-Elixier 2- bis 3-mal vor dem Essen nehmen. Wenn er vorbei ist, sollte man es auch nach dem Essen nehmen, bei weiteren Durchfall-Reaktionen aber immer wieder auf die Dosis *vor* dem Essen zurückgehen. Und dann wieder langsam steigern.

Okoubaka D 2 Tabletten kann man ohne Bedenken während der ganzen Zeit dazunehmen. Auf diese Art habe ich im Laufe der Jahre sehr gute Erfahrungen mit dem Hirschzungen-Elixier gemacht; man muss den Patienten nur auf die (positiven) Reaktionen aufmerksam machen und ihm damit die Angst nehmen.

Hirschzungenpulver gegen Schmerzen und Schwächeanfälle

Weiter schreibt Hildegard über Hirschzunge: *„Und dörre sachte wiederum Hirschzunge in der heißen Sonne oder auf einem warmen Ziegelstein, pulverisiere sie und lecke dieses Pulver nüchtern und nach dem Essen aus deiner Hand, und es nimmt den Schmerz im Kopf und in der Brust und dämpft andere Schmerzen, die in deinem Körper sind. Aber auch ein Mensch, der wegen irgendeines Schmerzes heftig und plötzlich schwach wird, der trinke sogleich von diesem Pulver in warmem Wein, und es wird ihm besser gehen.“*

Dieses getrocknete Pulver aus Hirschzungen-Blättern ist eines der wenigen **Schmerzmittel** der Hildegard-Heilkunde, das wirklich bei allen Schmerzen, egal welcher Ursache, eingesetzt werden kann. Es ist kein Radikal-Mittel, reduziert aber den Schmerz, damit er erträglicher wird, ohne aber damit diese Warnsignale des Körpers ganz auszuschalten.

Auch bei plötzlichen Schwächeanfällen sollte man dieses Pulver in etwas warmem Wein nehmen. Es kann hier anfangs als Erste Hilfe mit gutem Erfolg eingesetzt werden. Man sollte danach aber natürlich immer die Ursache des Schwächeanfalls suchen und versuchen die Sache an der Wurzel zu therapieren.

Ingwer – Ingwer-Granulat

Dieses Granulat leistet hervorragende Dienste bei der Ausleitung und natürlich auch beim Fasten. Es ist herzschonend, weil damit nur die schlechten und krankmachenden Säfte den Körper über den Darm und die Nieren verlassen, während die guten Säfte im Körper bleiben,. Es leitet den *„schädlichen Rauch“* aus dem Menschen, ohne die Säfte aus dem Gleichgewicht zu bringen Dies ist besonders wichtig für Rheuma- und Gicht-Patienten. Dieses Granulat besteht aus Ingwer, Süßholz, Zitwer, einem Dinkel-Feinmehl und Wolfsmilchsaft. Es ist kompliziert in der Herstellung, und deshalb ist es sehr schwierig selbst zuzubereiten. Da Ingwer, der Hauptbestandteil dieser Plätzchen, das eiweiß-spaltende Ferment Zingibain enthält, wirkt es in der richtigen Dosierung so schonend auf den Darm.

Man sollte es morgens nüchtern zusammen mit einem Schluck Herzwein nehmen und dabei die Körper-Wärme erhalten. Wenn man kalte Füße hat, sollte man nach der Einnahme dieses Plätzchens noch einmal zurück ins Bett gehen und dabei eine heiße Wärmflaschc an die Füße legen. Sollten die Füße warm sein, dann kommt die Wärmflasche auf den Bauch, um durch die Wärmezufuhr die Darmperistaltik anzuregen.

Die „normalen“ Abführmittel reizen die Darm-Schleimhaut im Dickdarm zur Absonderung von Schleim und führen somit ab. Dies ist aber ein Reiz, bei vielen Patienten sogar ein Dauerreiz, der niemals gesund sein kann. Es wird mit diesen Mitteln – egal, ob chemisch oder pflanzlich – die Darm-Schleimhaut so gereizt wie die Nasen-Schleimhaut bei einem Schnupfen. Es wird quasi ein künstlicher Darm-Katarrh damit erzeugt. Dieser ist auf Dauer natürlich äußerst schlecht für die Schleimhaut und setzt die allgemeine Widerstandskraft sehr herab, die Darm-Flora wird zerstört, zu viele Elektrolyte werden ausgeleitet und die Leber überbelastet.

Ganz anders reagiert der Darm dagegen auf die bereits erwähnten Flohsamen oder das Ingwer-Ausleitungs-Granulat.

Rheumatiker sollten Ausleitungs-Granulat immer wieder einmal nehmen, da diese die „schlechten Säfte ausleiten". Währens eines Fastenkurses oder einer Fastenkur sollte man keine Abführmittel nehmen (außer dem oben aufgeführten Ausleitungs-Granulat, da sie die Säfte des Körpers aus dem Gleichgewicht bringen und eine Therapie dadurch erschweren.

Ingwer-Pulvermischung gegen Magenschmerzen

„Pulverisiere, wenn ein Mensch im Magen irgendwelchen Schmerz hat, Ingwer, zweimal so viel Galgant und halb so viel Zitwer wie Ingwer. Und nach dem Essen schütte er etwas Pulver in Wein und trinke er so und auch abends, wenn er schlafen geht. Und mache er es oft, und im Magen wird es ihm besser gehen."

Da Patienten mit Rheuma und dergleichen auch oft starke Medikamente von der Schulmedizin nehmen müssen (die man auch nicht so schnell absetzen kann), die aber oftmals Magenschmerzen auslösen, hat Hildegard auch gleich hierfür ein entsprechendes Mittel:

Rp.	Ingwer-Pulver (P1v. rhiz. zingiberis)	2 Teile
	Galgant-Pulver (Plv rhiz. alpinum off	4 Teile
	Zitwer-Pulver (Plv. rhiz. curc. zedoariae conc.)	1 Teil
	M. f. Ingwer-Pulvermischung.	

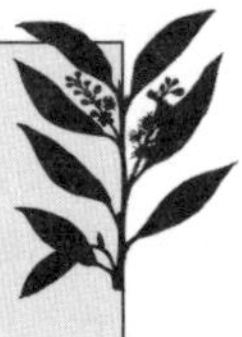

Nach jedem Essen und abends vor dem Schlafengehen etwas Pulver in ein wenig Wein einnehmen. Die Menge des Pulvers richtet sich nach dem Geschmack und der Verträglichkeit des betroffenen Patienten. Die richtige Dosis ist die, die ihm hilft und keinerlei Beschwerden macht. Das findet der Patient sehr schnell selber heraus.

Wilder Lavendel *(Speik)*

„Wer Lavendel in Wein kocht oder – wenn er keinen Wein hat – mit Honig und Wasser und dies oft lauwarm trinkt, dem mildert er den Lungen- und den Leber-Schmerz und die Dämpfigkeit in seiner Brust."

In der Hildegard-Sprache ist *„Dämpfigkeit"* ein Wort für Atembeschwerden, also wenn man atmet, als ob man in einem Wasserdampf erfüllten Raum ist. Man atmet also schwerer als normal, was natürlich auch bei jeder Erkältung mit Beteiligung der Lunge der Fall ist. Hier hilft der Lavendelwein oder der Lavendel-Tee mit Honig bestens.

Liebstöckel (Maggi-Kraut)

„Wer Halsschmerzen hat (Lymphschwellungen), *dass die Halsadern aufgebläht sind, nehme Liebstöckel und etwas mehr Gundelrebe, und er koche das in Wasser. Nach Ausgießen des Wassers lege er dies warm um den Hals, er wird geheilt werden. Und wenn jemand so hustet, dass es in der Brust schmerzt, nehme gleiche Teile Liebstöckel und Salbei, doppelt so viel Fenchel und lege das in guten Wein, bis der Wein den Geschmack davon annimmt, und dann, nach Wegwerfen der Kräutlein, wärme er diesen Wein, und er trinke ihn warm nach dem Essen, bis er geheilt wird. Wenn aber der Husten nur mäßig ist, trinke der Mensch das Tränklein nicht gewärmt* (sondern mit Zimmertemperatur).

Wenn aber der Schmerz stark ist, soll er den Wein immer gewärmt trinken, damit der Husten angenehmer gelöst wird."

Meisterwurz

In älteren, (schul-)medizinischen Schriften (noch vor der Entwicklung des Penicillins) kann man heute noch nachlesen: „Ein Fieber oder eine Entzündung im Körper ist ein biologisch zweckmäßiger Vorgang zum Zwecke der Reinigung des Körpers.“

Einer meiner verehrten alten Lehrer, Professor Dr. Mommsen, einst schulmedizinischer Kinderarzt an der Universität Frankfurt, sah nach den teilweise verheerenden Wirkungen von Antibiotika bei den Kindern ein, dass dies nicht der richtige Weg sei. Er wurde dadurch ein Naturheilarzt. Er sagte: „Antibiotika sind nur bei akut-lebensbedrohlichen Zuständen einzusetzen. Denn Antibiotika töten Freund und Feind unter den Bakterien. Etwa 95 Prozent oder auch mehr davon sind Freunde des Menschen und nur der Rest sind Feinde. Ist der Zustand nun so lebensbedrohlich, dass ich das Risiko eingehen muss, mit den Feinden auch die Freunde zu vernichten, dann müssen Antibiotika eingesetzt werden. Wenn ich es aber mit anderen Mitteln erreichen kann, sollte ich es immer versuchen. Bei Kindern erzeugt jede überstandene Kinderkrankheit, die nicht mit Antibiotika „behandelt“ wurde, massive Abwehrstoffe im Körper, die ihnen ein Leben lang erhalten bleiben. Deshalb gilt auch heute noch der alte Satz: „Kranke Kinder – gesunde Erwachsene!“

Wenn man heute die Praktiken eines Großteiles der offiziellen Medizin betrachtet, hat man das Gefühl, dass die wenigsten diesen wichtigen Lehrsatz ihrer eigenen Fakultät und auch die Worte von Prof. Mommsen kennen. In der Regel wird hier die Krankheit sofort und massiv mit Antibiotika oder Ähnlichem unterdrückt, und der Körper hat gar keine Chance, durch das Fieber einen „biologisch zweckmäßigen Vorgang zur Reinigung“ einzuleiten. Außerdem wird bei öfterem Einsatz von solchen harten Mitteln der Körper immun dagegen, und wenn es doch einmal eingesetzt werden muss, wirkt es nicht mehr. Dazu ein Beispiel: Ein Mann hier im Frankenwald hatte öfters kleinere Erkältungen, die immer mit Antibiotika unterdrückt wurden. Als er mit 42 Jahren eine starke Mandelentzündung bekam, wirkte das Mittel nun nicht mehr, und er starb daran.

In der Hildegard-Heilkunde wird das Fieber nicht unterdrückt, sondern erträglicher gemacht, und damit kann es seine ihm gerechte Aufgabe erfüllen, ohne dass der Patient zu sehr darunter leidet.

Meisterwurz-Wein gegen Fieber

Er sollte bei Fieber jeder Art sofort mit eingesetzt werden. Er macht das Fieber erträglich und verhindert – vor allem, wenn man ihn zusammen mit Galgant nimmt – eine weitere Ausbreitung und eine Festsetzung einer Entzündung und dadurch hat man eine sehr viel geringere Rekonvaleszenz-Zeit.

Rezept:
ein Teelöffel Wurzelstücke vom Meisterwurz
über Nacht in einem halben Glas Wein zugedeckt ansetzen,
am Morgen noch mit etwas frischem Wein ergänzen
und dann tagsüber schlückchenweise langsam trinken.

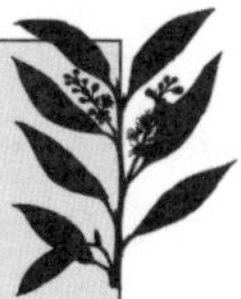

Kindern gibt man je nach Alter immer wieder einmal einen halben bis einen Teelöffel dieses Weins. Die Dauer der Einnahme sollte zwischen zwei und sechs Tagen liegen.

Wichtig: Der angesetzte Meisterwurz-Wein muss tagsüber aufgebraucht und am Abend immer wieder für den nächsten Tag frisch angesetzt werden.

Da Galgant entzündungshemmend, ausheilend auf Entzündungen und krampflösend auf alle Organe und Gefäße wirkt, sollte man ihn auch bei allen Fieberzuständen mit einsetzen.

Hierzu löst man eine Galgant-Tablette oder Galgant-Honig in frischem Wasser auf und trinkt dies. Kinder bekommen den Galgant-Honig in nicht zu kaltem – aber auch nicht warmem – Himbeerwasser gelöst zum Trinken (zu warmes Himbeer-Wasser kann Brechreiz auslösen).

Dadurch wird jedes Fieber erträglicher und klingt schneller ab. Bei äußeren Erscheinungen einer Erkrankung mit Fieber – zum Beispiel bei einer Gürtelrose – sollte man an den betroffenen Stellen auch noch einen kalten Umschlag mit in Wasser gelöstem Galgant machen. Die unangenehmen Nachwirkungen einer Virus-Infektion werden durch Galgant abgeschwächt und die Zeit der Rekonvaleszenz abgekürzt. Nach der Ausheilung – und mit Galgant geht dies viel schneller als mit anderen Mitteln – ist der Patient schnell wieder frisch und voll körperlich und geistig einsatzfähig.

Myrrhe

Die bittere Myrrhe galt wie auch der Weihrauch von alters her als ein Mittel gegen „böse Geister in der Luft und im Gemüt des Menschen". Heute weiß man, dass beide Mittel desinfizierend wirken, beispielsweise bei Menschenansammlungen", wie die Gottesdienste zu allen Zeiten, wo Weihrauch verbrannt wurde.

„Der Geruch von Myrrhe vertreibt die Begierde im Menschen, sie macht seinen Sinn nicht froh, sondern bedrückt und beschwert und macht traurig.

Aber wer Myrrhe bei sich hat, trage gleichzeitig gebranntes Gold auf sich, weil dieses den Sinn des Menschen froh macht." Wahrscheinlich deshalb wurde von den „Hl. Drei Königen" dem Jesuskind gleichzeitig Gold, Weihrauch und Myrrhe geschenkt.

„Und wenn große Fieber den Menschen anfallen und wenn ihm dann Myrrhe in warmem Wein zu trinken gegeben wird, dann weicht das Fieber von ihm."

Meerrettich

„Wenn der Meerrettich grün ist, soll er in der Sonne getrocknet und pulverisiert werden, dann gebe Pulver von Galgant in gleichem Gewicht bei. Und wer Herzweh hat, der esse dieses Pulver nach dem Essen und nüchtern mit Brot, und es wird ihm besser gehen. Auch wer in der Lunge Schmerzen hat, trinke dieses Pulver nüchtern und nach dem Essen in warmem Wein oder warmem Wasser, und er wird geheilt werden."

Also Meerrettich-Pulver mit Galgant bei Herzschmerzen mit Lungenbeteiligung auf Brot essen oder in warmem Wein (oder auch Wasser) trinken.

Muskatnuss

Die Muskatnuss (*nux moschata*) ist der Kern aus der Frucht des Muskatbaumes aus dem tropischen Asien, der heute auch im tropischen Südamerika angebaut wird. Die Samen der fleischigen Beerenfrüchte werden getrocknet, erhitzt und die harte Schale mit Holzhämmern zerschlagen. Sie werden gegen Insektenfraß in Kalkmilch eingelegt und gelangen so als Muskatnüsse in den Handel.

Muskatnussöl (auch als *Macis-Öl* auch im Handel erhältlich) wirkt auf den Körper in geringer Dosis verdauungssaftanregend und entkrampfend, aber auch ausgleichend auf die Nerven. In zu hoher Dosis kann es zu Bewusstseins-Veränderungen bis hin zu Halluzinationen kommen. Die Gefahr besteht aber kaum, da man durch den sehr intensiven Geschmack eigentlich gar nicht überdosieren kann. Das Essen wird durch eine zu hohe Dosis fast ungenießbar, durch dezentes Abwürzen mit Muskatnuss aber im Geschmack verbessert. Mit der Muskatnuss ist es wie mit vielen Sachen auf der Welt: kleine Dosen sind Medikament, große sind Gift. Oder, wie der große Arzt Paracelsus sagte: „All Thing seyn Gift, nur die Dosis macht`s, ob Thing nicht Gift seyn!"

In der Volksheilkunde wird Muskatnuss als Tropfen bei Magen-Darm-Störungen, bei Unterleibsbeschwerden bei Frauen und bei fieberhaften Erkrankungen mit Übelkeit bei Schwangeren eingesetzt.

Homöopathie: Nux moschata D3 – D4 Tabl. bei akuten Magen-Darm-Beschwerden, die mit vegetativen Störungen einhergehen, lutschen lassen, wenn dem Patienten irgendetwas „wie ein Stein im Magen liegt". Dies ist Bestandteil vieler Magentropfen, aber auch von Medikamenten gegen fiebrige Erkrankungen Schwangerer, die mit Übelkeit einhergehen.

Macis-Öl = Bestandteil vieler Einreibungen, bei denen die Haut für eine bessere Durchblutung gereizt werden soll, also bei vielen Rheuma-Einreibemitteln. Aber auch für Brustsalben benutzt gegen Bronchitis oder bei Erkältungen; wirkt hier auswurffördernd.

In der Hildegard-Heilkunde spielt die Muskatnuss eine große Rolle und wird von allen Hildegard-Freunden in der Küche sehr gerne verwendet.

Muskatnuss öffnet das Herz und macht guten Verstand.

Hildegard schreibt dazu: „*Die Muskatnuss hat große Wärme und eine gute Mischung in ihren Kräften. Und wenn der Mensch Muskatnuss isst, öffnet sie sein Herz und reinigt seinen Sinn und bringt ihm guten Verstand.*"

Diese positiven Wirkungen der Muskatnuss greifen in die Psyche des Menschen ein und wirken sich natürlich auch sehr stark auf den Körper aus. Denn ein Mensch, dessen „*Herz sich öffnet*", dessen „*Sinn rein ist*" und der dadurch einen „*guten Verstand hat*", der lässt eben alles Positive in sich voll zur Wirkung kommen. Dies ist eine der stärksten Aussagen mit der Wirkung auf die Psyche des Menschen in der Hildegard-Heilkunde bei einem einzelnen Heilmittel. Wir sprechen heute von der sog „Psycho-Somatik" und meinen dabei die Wirkung der Psyche auf den Menschen. Diese Aussagen sind erst rund 150 Jahre alt, und in ihrer Übertragung auf den Menschen beginnt man – von einzelnen Ausnahmen abgesehen – in der Schulmedizin eigentlich erst heute etwas damit. Die heilige Hildegard hat dies aber schon vor über 800 Jahren klar erkannt und niedergeschrieben.

Sie empfiehlt uns deshalb bei „schlechten Nerven", wie man heute sagen würde, die Muskatnuss zusammen mit einigen anderen Gewürzen mit Mehl zu verbacken, um dieses ganze Nervenkostüm zu stabilisieren. Das Ergebnis sind die in Hildegard-Kreisen berühmt gewordenen „Nerven-Kekse". Sie sollten – eventuell zusammen mit einem kleinen Gläschen Herzwein – zur Stärkung und Stabilisierung von Herz, Kreislauf und Nerven immer wieder einmal genommen werden. (Das Rezept dazu steht am Ende dieses Kapitels.)

Die Muskatnuss selber sollte aber, um ihre volle Wirkung entfalten zu können, beim Essen zumindest kurz mitgekocht werden. Nur dann kann sie ihre größte Heilkraft entfalten. Und jede Hausfrau, die etwas für den häuslichen Frieden und die Ausgeglichenheit in der Familie tun möchte, sollte in ihrer Küche jedes mögliche Essen ganz dezent mit Muskatnuss abwürzen.

Muskatnuss-Suppe bei Hypertonie und nervlicher Belastung

Hildegard schreibt weiter: „*Wen die Lähmung im Gehirn plagt, der pulverisiere Muskatnuss und zweimal so viel Galgant und zerstoße die Wurzel der Gladiole und Wegerich in gleichem Gewicht unter Beigabe von Salz. Und aus all dem mache er ein Süpplein und schlürfe es. Und dies mache er ein- oder zweimal am Tag, bis er geheilt wird.*“ Mit „*Lähmung im Gehirn*“ würden wir heute eine massive Kopf-Durchblutungstörung bezeichnen, wie wir es z. B. bei einem Schlaganfall antreffen. Wenn also jemand unter hohem Blutdruck leidet – oft die Vorstufe zum Schlaganfall, der dann mit den entsprechenden Lähmungen einhergeht – empfiehlt es sich, diese Suppe zur Vorbeugung immer wieder einmal zu essen, damit es erst gar nicht zu einer Lähmung kommt. Man kann oder sollte diese Suppe aber auch jemandem zubereiten, wenn er „im Kopf etwas durcheinander ist“, wenn also das klare Denken schon gelähmt ist.

Das Rezept für dieses Pulver stellt der Apotheker zusammen:
Muskatnuss-Pulver 20,0
Galgant-Pulver 30,0
Iriswurzel-Pulver 10,0
Spitzwegerichwurzel-Pulver 10,0
Salz 10,0
M. f. Pulv.

Jeder, der auf solche Weise erkrankt oder gefährdet ist, sollte sich morgens und / oder abends eine dünne Dinkelgrieß-Suppe machen und diese mit dem Pulver nach eigenem Geschmack abwürzen. Da Dinkelgrieß auch gleichzeitig für die Nieren recht gut ist und alle, die zu hohem Blutdruck neigen, auch eine Nierenschwäche haben, ist Grieß empfehlenswerter als Mehl. Wer aber Neigung zu Durchfall hat, sollte sich besser eine Dinkelmehl-Suppe machen, weil diese leicht stopfend auf den Darm wirkt. Man sollte diese Suppe mit einer gewissen Regelmäßigkeit über einen längeren Zeitraum essen. Die Zusammenstellung kann man sich auch nach eigenem Geschmack etwas abändern lassen, also etwas mehr oder weniger Muskat, Galgant oder auch Salz zugeben. Die Mischung, die einem am besten schmeckt, bekommt einem auch am besten und hat die größte Wirkung auf den Körper und die Erkrankung. Das obige Rezept ist erst einmal ein vorgeschlagenes Grundrezept, von dem jeder ausgehen sollte.

In der Praxis kommt immer wieder vor, dass jemand erst im Laufe der Zeit einen Widerwillen gegen irgendeinen Bestandteil oder eine Bevorzugung eines anderen Bestandteiles bekommt. Dann sagt einem eben der Körper dadurch, was er weniger oder was er mehr haben möchte, und dem sollte er dann auch nachgeben. Ich zitiere dann immer die heilige Hildegard, die uns sagte: „*Wir müssen auf die Stimme unserer Seele hören, wenn wir gesunden wollen.*“

Die Hildegard-Nerven-Kekse

Hier noch das Rezept der Hildegard-Nerven-Kekse, die zur Stabilisierung des Nervenkostüms sich bestens eignen und außerdem auch hervorragend schmecken.

Hildegard schreibt: „*Nimm Muskatnuss, im gleichen Gewicht Zimt und etwas Nelken und pulverisiere das. Und dann mach mit diesem Pulver, mit Mehl und etwas Wasser Törtchen, und iss diese oft, und es dämpft die Bitterkeit des Herzens und des Sinnes, es öffnet dein Herz, macht deinen Geist fröhlich, mindert alle schädlichen Stoffe in dir, es verleiht deinem Blut einen guten Saft und es macht dich stark.*“

Das Rezept in der Übersicht:

Nucis muscatae pulv. (Muskatnuss-Pulver)	45,0
Cort Cinnamoni pulv. (Zimt)	45,0
Flor. Caryophyll. pulv. (Gewürznelken-Pulver)	10,0
M. f. Pulv. Nervengewürzmischung	

Man nehme dann:

100	Gramm Misch-Pulver
1500	Gramm Dinkel-Feinmehl (Dinkel-Weißmehl)
200	Gramm geriebene oder gestiftelte Mandeln
375	Gramm Butter
400	Gramm Rohr-Zucker oder Honig
4	mittelgroße Eier
1	Prise Salz

= zusammen ca. knapp 3 Kilogramm auf 50 – 100 Gramm Nerven-Gewürzmischung (nach eigenem Geschmack). Die „Discretio“ ist also eingehalten – es ist nicht überdosiert. Das sind manchmal die Bedenken von Patienten, wenn sie hören, dass Muskatnuss Halluzinationen auslösen könnte – besonders bei Jugendlichen und Kindern.

Dieses Rezept kann natürlich nach Gutdünken der Hausfrau (oder des Hausmannes) individuell variiert werden. Hauptsache ist, dass man aus guten Zutaten und der Gewürzmischung wohlschmeckende Plätzchen produziert. Da Mandeln auch zur Stabilisierung des Nervenkostüms gut sind und sie außerdem in solche Plätzchen gut hineinpassen, kann man sie, wie im Rezept mit aufgeführt, gleich mit hineingeben. Aus den Zutaten wird mit wenig Wasser ein Teig gemacht, der ganz dünn ausgerollt und ausgestochen wird.

Die Plätzchen werden auf ein leicht gefettetes Blech gesetzt. Jetzt kann man auch noch auf jedes Plätzchen – sowohl für das Auge, als auch zur Verbesserung der Wirkung – in die Mitte eine süße, geschälte Mandel setzen. Die Plätzchen werden 5 bis 10 Minuten bei 180 bis 200 Grad in der Röhre gebacken.

Hierzu nur ein kleines Erlebnis aus der Praxis: Ein Ehepaar hatte schwere Sorgen mit ihren fast erwachsenen Kindern, die kurz vor dem Abitur standen und alles „schmeißen“ wollten. Sie machten auf meine Empfehlung diese „Nervenkekse“ und den „Herzwein“ und kredenzten dies regelmäßig der ganzen Familie. Einige Jahre später kamen sie wieder einmal in die Praxis und brachten mir eine große Tüte selbstgebackener „Nervenkekse“ mit. Sie meinten, dass ihre Kinder dank Hildegard alles bestens geschafft hätten und jetzt beide studierten. Sie nehmen auch jetzt noch immer diese Sachen und sehen jeder Prüfung gelassen entgegen.

Mutterkraut

„Das Mutterkraut ist warm und hat einen angenehmen Saft, und den schmerzenden Eingeweiden ist dieser wie eine angenehme Salbe. Und wer in den Eingeweiden Schmerzen hat, koche Mutterkraut mit Wasser und Fett oder Öl, und er gebe feinstes Mehl dazu und bereite so eine Suppe und esse sie, und er heilt die Eingeweide. Auch Frauen, die ihre Periode haben, sollen diese Suppe

bereiten und essen, und dies bereitet eine angenehme und leichte Reinigung des Schleimes und des inneren Unrats und leitet die Regelblutung hinaus. Ein Mensch aber, der an stechenden Schmerzen leidet, der vermische Saft des Mutterkrauts und Kuhbutter, und er salbe sich, wo es schmerzt, und er wird geheilt werden."

Bei Schmerzen im Bauch-Bereich (speziell bei Frauen mit Menstruations-Beschwerden) ist das Mutterkraut (deshalb auch der Name) innerlich und äußerlich nach Anweisung von Hildegard ein sehr gutes und hilfreiches Mittel.

Odermennig

„Wer Flüssigkeit und viel Schleim von kranken Eingeweiden ausspeit und auswirft und auch einen kalten Magen hat (Magenschleimhaut-Entzündung, Gastritis), *der trinke immer in Wein eingelegten Odermennig nach dem Essen und nüchtern, und er mindert und reinigt den Schleim des Auswurfs und wärmt den Magen. Zerstoße Odermennig in einem Mörser und lege es abends auf deine Augen, und so binde demjenigen ein Tuch darüber, dem sich die Augen verdunkeln. Gib aber acht, dass nichts ins Auge eindringt, und es setzt der Verdunkelung der Augen zu und macht sie klar."*

Hat sich bei vielen Patienten mit Magen-Darm-Störungen und auch bei Gastritis bestens bewährt.

Pfingstrose

„Die Pfingstrose ist feurig und hat gute Wirkung gegen Dreitage- und Viertagefieber in sich. Zerquetsche etwas ihre Wurzel und lege sie so in Wein und trinke oft, und sie vertreibt das Dreitage- und Viertagefieber von dir. Pulverisiere Pfingstrosen-Wurzeln, schütte dieses Pulver in Mehl und füge Fett oder Mohnöl hinzu. Mache so daraus einen Happen und iss ihn oft, und wiederum wird das Dreitage- und Viertagefieber von dir weichen. Auch wer viel Schleim im Kopf und um die Brust hat und viel Unrat auswirft und auch stinkenden Atem hat,

der schneide die Wurzel der Pfingstrose in Scheibchen und füge denen auch von ihrem Samen dazu und er lasse das in Wein sieden. Er trinke das mäßig oft so warm, und es reinigt seinen Kopf und seine Brust, und es bewirkt, dass sein Atem einen guten Geruch hat. Und nachdem er diesen Wein getrunken hat, kann er einen andern Wein bis zu dreimal mit derselben Pfingstrose erwärmen."

Rainfarn

„Wer Schnupfen hat und hustet, der esse Rainfarn in Suppen, Kuchen, mit Fleisch oder auf andere Weise. Wer trockenen Husten hat, der mache mit Feinmehl und Rainfarn eine Suppe und esse sie oft, und so werden die Trockenheit und die inneren Geschwüre seines Hustens gelöst, dass der Mensch, der Auswurf hat, diesen ausspeit, und es wird ihm besser gehen."

Rainfarnpulver kann man bei Husten und Schnupfen in Suppen, Eiern, Omeletts und für Soßen (zum Eindicken) verwenden. Man sollte darauf achten, dass nur maximal zwei Esslöffel pro Tag und pro Person verwendet werden. Da es bei den Blüten leicht zu einer Überdosierung und zu Vergiftungserscheinungen im Magen-Darm-Bereich kommen kann, wird in der Hildegard-Heilkunde aus diesem Grund nur das Pulver der Pflanze ohne die Blüten verwendet.

„Wer den Harn nicht lassen kann, weil er von einem Stein bedrängt wird, der zerstoße frischen Rainfarn, seihe seinen Saft durch ein Tuch und gebe etwas Wein bei und trinke davon. Und dies tue er oft und das Harnverhalten wird gelöst."

Bei Harnverhalten also, eventuell durch einen Stein im Blasen-Bereich, ist der Rainfarn-Wein oder auch die einfache Rainfarn-Tinktur in warmem Wein das beste Mittel.

Vom Rainfarn-Wein nimmt man hierbei dreimal täglich 60 Milliliter, bei Besserung nur noch ein- bis dreimal täglich 20 Milliliter, möglichst leicht warm trinken, mindestens vier Wochen lang. Man kann dies aber auch bedenkenlos länger machen.

Rebtropfen – ölige

Die öligen Rebtropfen, von Patienten oft „die Wundertropfen“ genannt, weil sie so schnell und gut helfen, bei Jung und Alt. Sie werden aus dem Frühjahrs-Anschnitt von den Weinreben gesammelt, mit reinem Olivenöl versetzt. Ich habe sie schon selbst bei meinen Reben gesammelt, indem ich unmittelbar nach dem Anschnitt eine kleine Flasche anhing und nach zwei Stunden abnahm. Mit etwas Rosenöl kann man es für die Nase etwas angenehmer machen und die Wirkung auch verstärken. Sie sollten in keinem Haushalt, speziell, wenn Kinder vorhanden sind, fehlen.

Sie werden angewendet bei:

- Ohrenschmerzen, speziell der kindlichen Mittelohr-Entzündung- und Vereiterung. Dabei werden die Tropfen um das schmerzende Ohr herum eingerieben, und es kommt nichts in das Ohr hinein, wie man das sonst mit anderen Ohrentropfen macht. (Hier besonders wirksam zusammen mit der Einnahme von Akelei-Pulver oder -Honig (Siehe: *Akelei*). Hierbei empfehle ich auch immer die Lymphsalbe der Fa. PASCOE aus Gießen regelmäßig dazuzunehmen.

- Kopfschmerzen, speziell durch eine Erkältung, aber nicht bei Migräne. Dabei werden sie an Schläfe und Hinterkopf und auch direkt an der Schmerzstelle eingerieben.

- Trigeminus-Neuralgien: hierbei werden sie an den Schmerzstellen eingerieben und helfen relativ schnell.

- Ohrgeräusche, auch bei Tinnitus. Hier werden öligen Rebtropfen als unterstützende Maßnahme neben anderen Mitteln mit eingesetzt.

Anfangs, solange die Schmerzen akut sind, sollte man diese öligen Rebtropfen alle halbe Stunde einreiben, bei Besserung werden sie nur noch drei- bis viermal pro Tag angewendet.

Ringelblumen

Ringelblumen-Salbe gegen Haut-Erkrankungen: Hildegard schreibt dazu: „*Ein Mensch, dem der Kopf „vellecht“* (schuppig) *wird, nehme Speck, schneide die Schwarte und das Weiche weg, zerstampfe den Rest in einem Mörser zusammen mit Ringelblume. Und damit salbe er den Kopf oft, und die „vellen“ (Schuppen) fallen ab, und sein Kopf wird schön sein.“*

Bei schuppenartigen Haut-Erkrankungen kann man sich diese Salbe selbst zubereiten. Man besorgt sich dazu rohes Schweinefett, am besten ein Stück fetten Schweinebauch – den sogenannten „Schmeer“ –, schneidet die äußere Schwarte und das Fleisch der Innenseite weg. Dieses reine Fett dann im Mixer ganz fein zermahlen, die frischen Ringelblumen mit hineingeben und mit dem Fett zermahlen und vermischen und schon ist die Salbe fertig.

Die Ringelblumen sollten, damit sie schön saftig sind, in der Phase kurz vor Vollmond am frühen Morgen frisch geerntet und für diese Salbe möglichst sofort weiter verarbeitet werden. Immer nur eine kleine Menge Salbe zubereiten, da sie ohne Konservierungsmittel nicht sehr lange haltbar ist. Damit sollten man sich dann die betroffenen Haut-Stellen öfters behandeln. Man kann zur Verlängerung der Haltbarkeit etwas Honig und echtes Bienenwachs mit verarbeiten. Es hält so etwas länger, aber zu lange sollte man es trotzdem nicht aufheben.

Salbei *(salvia officinalis)*

„Wie kann ein Mensch nur sterben, wenn er einen Salbei im Garten hat?“

Dies sagte etwa 827 Abt Walafried von der Insel Reichenau in seinem „Hortulus“.

„Der Salbei ist nützlich gegen die kranken Säfte, weil er trocken ist. Roh und gekocht ist er gut für jenen zu essen, den schädliche Säfte plagen, weil er diese unterdrückt. Nimm Salbei und pulverisiere ihn, und iss dieses Pulver mit Brot, und es vermindert den Überfluss der schlechten Säfte in dir. Wenn jemand Überfluss an Schleim und stinkenden Atem hat, dann koche er Salbei in Wein,

seihe es durch ein Tuch und trinke es oft, und die schlechten Säfte und der Schleim in ihm werden gemindert. Und wenn jener, der diese Krankheit hat, an Gicht leidet, dann koche Salbei in Wasser und trinke, und die schlechten Säfte und der Schleim in ihm werden gemindert."

Salbei-Pulver bei Hauterkrankungen

Zur allgemeinen Reinigung des Körpers also sollte man Salbei-Pulver mit etwas Brot immer wieder einmal essen. Das ist besonders wichtig bei allen Haut-Erkrankungen und auch bei Rheuma. Das letzte ist also ein Rheuma-Tee aus Salbei – aber gekocht, nicht nur überbrüht. Es kommt sehr selten vor, dass bei der heiligen Hildegard ein Tee Verwendung findet. Wenn er aber ausdrücklich verordnet wird, dann ist er auch angebracht.

Man muss also ganz klar unterscheiden zwischen dem in der Volksheilkunde verwendeten Tee zum Gurgeln bei allen Hals-Erkrankungen, der nur aufgebrüht wird. Die Blätter werden hier also nur mit kochendem Wasser übergossen und dann etwas ziehen gelassen. Der Rheuma-Tee zum Trinken muss aber gekocht werden, etwa drei Minuten leicht sprudelnd.

Rheumatee aus Salbei

„Und wenn er noch an Lähmung leidet, dann koche er Salbei in Wasser und trinke ihn. Und wenn seine Wärme mit Wasser gemildert ist, dann unterdrückt er die Lähmung im Menschen. Wenn er diesem Menschen in Wein gegeben würde, dann würde der Wein die lähmenden Säfte in ihm ihr Maß überschreiten lassen."

Hier also nochmals die Aufforderung, den Salbei als Tee zu kochen, auch bei Lähmungserscheinungen, die ja auch zu der rheumatischen Erkrankung zählen. Hier warnt aber Hildegard auch, den Salbei in Wein zu kochen – wie sonst in der damaligen Zeit und bei vielen Hildegard-Rezepten üblich war. Dadurch würde die Hitze zu stark im Körper, zum Beispiel bei einer entzündlich-rheumatischen Erkrankung.

Salbei gegen Stinknase, der Ozeana

„Und wer von irgendeiner Sache Gestank erleidet, der stecke Salbei in die Nase, und es nützt ihm."

Hier spricht Hildegard offensichtlich von der Stinknase, der Ozeana. Wenn also jemand darunter leidet, einfach immer wieder einmal ein möglichst frisches Salbeiblatt in die Nase stecken. Das Blatt kann man übrigens auch im Winter vom Stock wegnehmen, da die Blätter wohl hart gefroren sind, aber nach dem Auftauen wie frische Blätter verwendet werden können.

„Wenn jemand wegen der Kälte des Magens das Wasser nicht halten kann, koche er Salbei in Wasser und trinke es oft warm, und er wird geheilt werden."

Den Ausdruck „*Kälte des Magens*" verwendet Hildegard für „Magenschleimhaut-Entzündung" oder auch „Gastritis".

Mit diesem vorhergehenden Satz Hildegards bin ich lange nicht zurechtgekommen. Eines Tages saß ein älterer Patient vor mir am Schreibtisch und sagte mir: „Wenn ich etwas Kaltes trinke, muss ich sofort auf die Toilette und Wasser lassen". Da fiel es mir wie Schuppen von den Augen: In der chinesischen Heilkunde gibt es den Akupunktur-Meridian „Drei-Erwärmer", der vom Magen ausgeht und einen Ast in den Uro-Genital-Bereich führt. Wenn es also hier einen Schwachpunkt gibt, wird durch einen Kältereiz sofort die untere Partie angesprochen. Da sieht man wieder einmal, dass alles mit allem zusammenhängt und es nur eine Wahrheit gibt, sowohl bei den alten Chinesen als auch bei unserer Hildegard. Seither empfehle ich mit sehr gutem Erfolg allen meinen Patienten beiderlei Geschlechts und auch den kindlichen Bettnässern, alles erwärmt zu trinken, besonders natürlich einen Salbei-Tee.

„Wenn aber üble und verdichtete Säfte im Menschen überhandnehmen und ihn für einige Zeit Blut speien lassen, dann möge dieser Mensch erst einmal keine Heilmittel einnehmen, damit nicht das Blut, durch das Heilmittel aufgeschreckt, ihn inwendig geschwürig macht und mehr als gewöhnlich ausfließt. Aber nachdem das Bluten etwas aufgehört hat, koche er Salbei in lindem und leichtem Wein, der etwas mit Wasser vermischt ist, nach Beigabe von etwas Oliven-Öl oder Butter, und nach dem Kochen seihe er es durch ein Tuch und trinke mäßig, nicht nüchtern, sondern nach dem Essen, und es stärkt ihn und heilt ihn innerlich."

In solchen Fällen empfehle ich erst einmal, zwei bis drei Tage mit Fenchel-Tee zu fasten und keinerlei Medikamente einzunehmen, weil diese eben den Magen oftmals zu sehr reizen. Diese Maßnahme muss natürlich mit dem Hausarzt abgesprochen werden. Dann eine leichte Aufbaukost, beispielsweise eine Dinkelgrieß-Suppe, leicht gewürzt, essen und dann die obige Rezeptur anwenden:

Salbei in einem leichten, mit Wasser verdünnten Wein und etwas Öl oder Butter gekocht. Dies empfehle ich diesen Patienten nach jedem Essen, aber nur einen Esslöffel davon nehmen. Bisher hat dies gut geholfen und mit der weiteren Aufbaukost noch besser.

Außerdem bei Schweißfüßen: Salbei-Pulver in Socken oder Schuhe zu streuen.

Und bei Widerwillen oder sogar Ekel gegen Essen: Aus zerstoßenem Salbei, Kerbel und Knoblauch zusammen mit Wein-Essig eine Tunke zubereiten und alle Speisen damit würzen – dies bringt den Appetit bei Kranken zurück.

Schafgarbe

Ich versuche alle meine Patienten dazu anzuregen, dass sie in der Zeit, in der die Schafgarbe überall wuchert, sich selbst jede Menge ganzer Schafgarbe und vor allem Schafgarben-Blätter zu sammeln. Die Schafgarbe wird dann einfach hängend getrocknet und aufbewahrt. Die Schafgarben-Blätter, von denen man eine Riesenmenge sammeln muss, werden ganz stark getrocknet, zum Schluss sogar noch im offenen Ofenrohr, und dann in einem Mörser oder einer kleinen Mühle zu Pulver verarbeitet und in einem Schraubglas trocken aufbewahrt.

Ein Beispiel hierzu: Ein Patient musste sich an einem Leistenbruch operieren lassen. Seine Frau brachte ihm täglich frisch in kochendem Wasser erhitzte Schafgarbe ins Krankenhaus. Diese legten sie auf den Verband der Wunde. Gleichzeitig nahm er schon drei Tage vor der Operation und dann auch im Krankenhaus mindestens fünfmal am Tag je eine Messerspitze voll von seinem Schafgarben-Pulver. Nach drei Tagen konnten sie im Krankenhaus den Verband weglassen. Nun legten sie erhitzte Schafgarbe direkt auf die abheilende Narbe. Das Pulver nahm er weiter. Alle Ärzte und Schwestern wunderten sich, wie schnell die Wunde verheilt war und dass eine Woche nach der Operation von der Narbe nur noch ein Strich zu sehen war.

Fast dieselbe Reaktion hatte ein Patient mit einer Hüft-Operation. Das neue Hüftgelenk wuchs unwahrscheinlich schnell ein und machte danach fast keine Beschwerden mehr. Es war natürlich auch die Kunst der Operateure, aber die Nachwirkungen – so die Worte des Patienten – waren fast nicht erwähnenswert. Er musste es wissen, denn es war sein zweites künstliches Gelenk, das er eingesetzt bekam. Das erste ohne Schafgarbe, das zweite mit der Schafgarben-Unterstützung. Er konnte die Unterschiede sehr gut beurteilen. Seither schwört er natürlich auf die Schafgarbe und die hl. Hildegard.

Ich kannte die Schafgarbe natürlich auch schon vorher, aber diese Wirkungen, wie sie von Hildegard beschrieben werden, sind schon phänomenal. Sie hat ja ihren deutschen Namen davon, dass kranke Schafe und Ziegen sie bei Entzündungen und Verletzungen innerer und äußerer Art besonders gerne fressen. Den ersten Teil ihres lateinischen Namens hat die Achillea millefolium von keinem Geringeren als vom sagenhaften griechischen Helden Achilles, der vom weisen Centaur Cheiron den Rat bekommen haben soll, seinen Soldaten die blutenden Wunden mit dieser Pflanze zu umwickeln. Die Bezeichnung „millefolium" heißt so viel wie „tausendblättrig", was auf die fein gefiederten Blätter hinweist.

Als ich einmal einem Einödbauernhof im Frankenwald einen Besuch abstattete, fragte die Bäuerin, ob ich auch etwas für ihre Ziege tun könnte, diese hätte ein entzündetes Euter. Mir fiel ein, dass man in der Naturheilkunde bei Brustentzündungen der Frauen erst einmal mit Essigwasser-Umschlägen arbeitet. Also machten wir einen solchen (einen Schuss Essig in etwas Wasser und ein Tuch darin tränken). Nach anfänglichem Hüpfen hielt die Ziege auf einmal ganz still und ließ sich den Umschlag anlegen. Er tat ihr scheinbar sehr gut. Dann meinte ich, wir sollten draußen von der Schafgarbe am Rand der Wiese abschneiden und ihr geben. Die Bäuerin war sehr skeptisch, aber die Ziege stürzte sich darauf und fraß die Schafgarbe gierig. Am nächsten Tag war die Euter-Entzündung vollkommen weg.

In der Volks- und Naturheilkunde wird sie innerlich als Magen-Darm-Mittel, als Tee verwendet, da sie durch ihre aromatischen Bitterstoffe die Verdauungssäfte anregt, äußerlich als blutstillendes Mittel für Umschläge. Selbst in altchinesischen Schriften, die bis rund 2000 Jahre vor Christus zurückgehen, wird die

Schafgarbe schon als blutstillendes Mittel erwähnt und war auch im Altertum und Mittelalter eine hochgeschätzte Heilpflanze.

Die heilige Hildegard schätzt diese Pflanze sehr und schreibt dazu: „*Die Schafgarbe hat gesonderte und feine Kräfte für Wunden.*" Hier finden wir also eine völlige Übereinstimmung mit den seit Jahrtausenden schon bekannten Anwendungen, auch wenn sie bei der heiligen Hildegard etwas differenzierter und gezielter angewendet wird, was sich in der Praxis bestens bewährt hat. Hildegard schreibt weiter: „*Wer durch einen Schlag verletzt wird, wäscht die Wunde mit Wein und soll dann mäßig in Wasser gekochte und dann ausgepresste Schafgarbe warm über jenes Tuch binden, das auf der Wunde liegt. So nimmt sie der Wunde die Fäulnis und die Schwären und heilt sie. Dies mache so oft, solange es nötig ist. Nachdem die Wunde begonnen hat, sich zusammenzuziehen und zu heilen, soll die Schafgarbe direkt auf die Wunde gelegt werden, und sie wird umso gesünder und vollkommener geheilt.*"

Bei der Versorgung einer frischen Wunde sollte man also zuerst die Wunde mit Wein auswaschen, was in der damaligen Heilkunde ganz normal war und sich auch heute noch bewährt. Dann die Wunde steril verbinden und anschließend eine warme Schafgarben-Kompresse darüber geben. Weiter bei Hildegard: „*Wer im Körperinnern eine Wunde erhielt, pulverisiere Schafgarbe und trinke das Pulver in warmem Wasser. Wenn es ihm besser geht, nehme er das Pulver in warmem Wein, bis er geheilt wird.*" Bei allen inneren Verletzungen oder Blutungen jeder Art hat sich das Schafgarben-Pulver bestens bewährt, auch bei Knochenbrüchen zur Förderung einer schnelleren Heilung. Aber auch bei Nieren- oder Blasen-Steinen oder -Grieß ist diese Pflanze von unschätzbarem Wert, da durch die Einnahme die Schleimhaut-Blutungen, die durch die Reibung der Steine oder des Grießes entstehen, in kurzer Zeit zum Stillstand kommen. Natürlich sollte man auch schauen, dass die eigentliche Ursache der Schleimhaut-Blutungen, die Steine oder der Grieß, schnellstens beseitigt werden.

Hat man durch eine Verletzung noch Wundfieber, wenn man also noch eine gewisse Wärme im Körper spürt, darf dieses Schafgarben-Pulver nur mit abgekochtem Wasser eingenommen werden, da dieses Pulver im Körper erwärmend, mit Wasser aber doch nicht ganz so stark wirkt. Geht das Fieber oder auch nur das übermäßige Wärmegefühl nach einer solchen Verletzung innerer oder äußerer Art weg, dann soll man es mit etwas warmem Wein einnehmen, da dieser dann noch zusätzliche Wärme bringt und den Heilungsprozess noch weiter fördert.

Vor notwendigen Operationen sollte man dieses Schafgarben-Pulver unbedingt zur Vorbereitung zwei bis drei Wochen lang mehrmals täglich einnehmen, immer einen halben Teelöffel voll in etwas warmem Wein, noch besser in etwas warmem Herzwein. Dadurch werden die Blutungen während der Operation verringert und der Heilungsprozess enorm beschleunigt. Auch die Gefahr einer Thrombose oder Embolie oder dergleichen werden reduziert.

Auflage bei schlecht heilenden Wunden

Bei schlecht heilenden, eitrigen Geschwüren kann man auch Quitten – gekocht oder gebraten – auf die offenen Wunden noch leicht warm auflegen. Da man Quitten aber selten zu Verfügung hat, sollte man eben Schafgarbe, die ja das Wundkraut überhaupt ist, auf diese offenen oder eitrigen Wunden legen. Dadurch werden diese noch besser gereinigt und heilen sehr viel schneller ab. Quitten als solche sind ja das Körperreinigungsmittel bei Rheuma und dergleichen Beschwerden, weil sie über den Darm – also in irgendeiner Form zu sich genommen – den ganzen Körper reinigen und so die Voraussetzung überhaupt für jeden Heilungsprozess schaffen (siehe *Quitten*).

Stimmkräuter

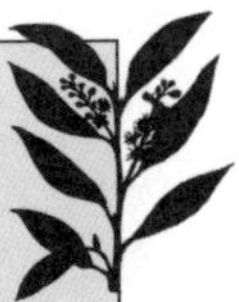

Rezept:

Hb. Foeniculi (Fenchel-Kraut)	1 Teil
Flor. Verbasci (Königskerzen-Blüten)	1 Teil
Fol. Verbasci (Königskerzen-Blätter)	1 Teil

getrocknet oder frisch.

Einen Esslöffel dieser Stimmkräutermischung in einem viertel Liter gutem Wein etwa drei bis vier Minuten bei kleiner Hitze leicht köcheln lassen und abseihen. Eventuell in einer Thermoskanne warm halten.

Diesen Wein bei Stimmverlust oder Heiserkeit täglich frisch machen bei akuten und auch bei chronischen Zuständen. Bei akuter Heiserkeit jede Stunde ein Likörglas warm trinken, in chronischen Fällen drei- bis viermal am Tag eine halbe Tasse voll nehmen. Immer warm in kleinen Schlückchen nehmen und immer etwas im Mund behalten.

Ergänzend dazu sollte der Patient bei allen akuten oder chronischen Hals-Kehlkopf-Beschwerden mehrmals täglich eine Galgant-Tablette lutschen.

Diese Kombination hat sich in der Praxis – auch bei Sängern – sehr gut bewährt, bei chronischen Kehlkopfprozessen alleine oder auch zur Unterstützung neben den anderen Therapien.

Tanne

Die Tannensalbe hilft allen Rheumatiker, die eine Hypertonie, also Bluthochdruck, und dadurch einen ständigen Kopfdruck haben, und diese sollten sie verwenden.

Die heilige Hildegard schreibt dazu: „*Wenn jemand Kopfschmerzen hat, an Gicht leidet oder hirnwütig oder geisteskrank ist und dessen Stärke im Herzen versagt, der salbe mit dieser Salbe zuerst sein Herz und dann, nach dem Abschneiden der Haare, seinen Kopf.*“

Dazu bereitet man eine Salbe aus Frühlings-Tannenspitzen, die noch voll im Saft stehen, Salbei und Butter. Man kocht Tannenspitzen und Salbe mit wenig Wasser, seiht es ab, kocht es noch etwas ein (reduzieren – wie man bei den Köchen sagt), lässt es etwas abkühlen und rührt dann reine Butter hinein. Mit dieser Salbe sollten die Stirn und die Schläfen immer wieder einmal eingerieben werden. Dadurch wird der Kopfdruck etwas weggenommen.

Dass man gleich alle Kopfhaare abrasieren und dann den ganzen Kopf damit einreiben sollte, wie es manche Hildegard-Freunde fordern, halte ich für übertrieben und auch nur sehr selten anwendbar. Die meisten Patienten – und vor allem die meisten Patientinnen – werden dabei garantiert nicht mitmachen. Hier sollten wir unsere heilige Hildegard nicht wortwörtlich in unsere heutige Zeit übertragen. Allerdings haben sehr viele Leute mit chronischen Kopfschmerzen und Nierenbelastung auch sehr dünne Haare, sodass man problemlos in solchen Fällen auch den ganzen Kopf einreiben kann.

Sie hilft auch sehr gut bei allen Störungen im Verdauungstrakt, speziell bei Erkrankungen des Magens, der Milz und der Bauchspeicheldrüse. Hier salbt man sich in der Magengrube, also im „Sonnengeflecht“ oder „Solar plexus“.

In der Volksheilkunde nimmt man im Frühjahr die frischen Tannen- oder Fichtennadelspitzen, setzt sie mit Wasser an und kocht sie aus. Nach dem Abseihen kocht man diesen grünen Sud mit Zucker ein und bekommt einen Tannennadel- oder Fichtennadelhonig. Den nimmt man bei allen Erkältungen löffelweise ein und lässt ihn im Mund zergehen. Es hilft hier sehr gut – auch bei den meist begleitenden Kopfschmerzen bei schweren Erkältungen.

Veilchen

„Das Veilchen ist gut gegen die Verdunkelung der Augen. Nimm gutes Öl und bring es entweder an der Sonne oder am Feuer in einem neuen Topf zum Sieden, wirf dann so viel Veilchen hinein, damit es davon dick wird, und fülle es in ein Glas zum Aufbewahren. Abends salbe mit diesem Öl, um die Augenlider und die Augen herum ein, ohne dass es die Augen inwendig berührt, und es wird die Verdunkelung der Augen vertreiben.“

Das wohlriechende Veilchen (*viola adorata*), das jeder Blumenfreund kennt und das schon im Frühjahr unsere Augen und Nasen erfreut, wächst in vielen Gegenden fast wie „Unkraut“. Später werden sie dann von anderen Pflanzen überdeckt. Zu sammeln sind sie bei zunehmendem Mond, damit die entsprechenden Kräfte voll in der Pflanze und der Blüte enthalten sind.

Dieses Augenmittel hilft unwahrscheinlich, wenn die Spannkraft der Augen und damit das Sehen etwas nachlässt. Was für ein Öl man dazu nimmt, ist eigentlich egal. Hauptsache ist, dass man ein gutes, möglichst kaltgepresstes Öl nimmt. Für äußere Anwendung wird in der Hildegard-Heilkunde aber meist Olivenöl – das die heilige Hildegard als Baumöl bezeichnet – genommen. Dr. Hertzka nahm aber auch oft Sonnenblumenöl.

Hildegard empfiehlt uns hier zwei verschiedene Möglichkeiten der Herstellung:

1. In eine helle Glasflasche Veilchenblüten hineingeben, mit Öl auffüllen und einige Zeit der direkten Sonnenbestrahlung aussetzen, bis die Veilchen ausgelaugt sind. Oder
2. Öl in einem Topf stark erhitzen, Veilchen zugeben und so lange weiter erhitzen, bis es etwas eingedickt wird.

Wenn man diesem Öl dann noch einige Tropfen Rosenöl dazugibt, vor allem, wenn man es über eine längere Zeit aufbewahren möchte, wird es haltbarer, riecht besser, und auch die Wirkung des Veilchenöles wird dadurch verbessert.

Bindehaut-Entzündung *(Conjunctivitis)*

„*Ein Mensch, der feurige Augen hat* (Bindehaut-Entzündung durch die Sonne oder durch „Verblitzen" beim Elektro-Schweißen, also eine Conjunctivitis) *und in ihnen* (den Augen) *verdunkelt ist und Schmerzen hat, der nehme.*"

3 Teile Veilchensaft,
6 Teile Rosensaft
2 Teile Fenchelsaft und mische dies mit etwas Wein

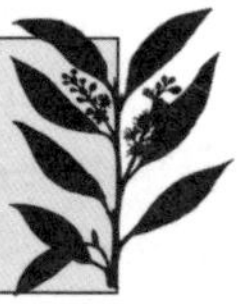

„*Und wenn er schlafen geht, salbe er mit dieser Augensalbe um seine Augen, indem er acht gibt, dass sie die Augen innerlich nicht berührt.*"

Bei dieser Konjunktivitis ist das Weiße im Auge rot und teilweise blutunterlaufen, die Betroffenen können auf dem gereizten Auge schlecht sehen und haben das Gefühl, als ob ein Sandkorn bei jeder Augenbewegung schmerzhaft reibt. Hier hilft obige Mischung, die uns ein Apotheker zusammenstellen kann (man kann sie aber auch selbst machen) sehr, sehr gut.

Veilchenwein bei psychischen Belastungen

„Und wenn jemand durch Melancholie und Verdruss im Sinn beschwert wird und so die Lunge schädigt (wenn jemand psychisch belastet ist, die typische Pressatmung, die echte Atembeschwerden erzeugen kann), *der koche Veilchen in reinem Wein, seihe es durch ein Tuch und gebe diesem Wein Galgant und Süßholz bei, so viel er will, und mache einen Klartrank und trinke, und es unterdrückt die Melancholie und macht ihn froh, und seine Lunge heilt es."*

Bei psychischen Belastungen sollte man sich diesen Veilchenwein kochen. Das Verhältnis Veilchen zu Wein sollte etwa 1:20 sein, also 50 Gramm Veilchen auf einen Liter Wein. Bei der Zugabe von Galgant und Süßholz sollten wir uns *„auf die Stimme unserer Seele..." verlassen* – wie er uns also schmeckt. Die Beigabe dieser Gewürze ist völlig individuell und die Dosierung, die uns am besten schmeckt, ist für uns die richtige, aber nicht für unseren Nachbarn. Der hat seinen eigenen Geschmack und demzufolge auch seine eigene Mischung, die eben nur ihm hilft und für andere nicht ganz geeignet ist.

Veilchensalbe gegen Nieren-Kopfschmerz und Lähmungen

„Ein Mensch, der Schwere im Kopf hat oder in den Nieren oder der irgendwo von Lähmung geplagt wird, der presse Veilchensaft durch ein Tuch, gebe genügend Bockstalg hinzu und zum halben Teil altes Fett. Und dies zerlasse er zusammen in einer Schüssel und mache eine Salbe. Und damit salbe er sich am Kopf und anderswo, wo es schmerzt, und es wird ihm besser gehen." Hier also eine spezielle Veilchensalbe gegen Kopf- und Nierenschmerzen und bei Lähmungserscheinungen.

Veilchensalbe zur Narbenpflege nach Krebs-Operationen

„Und wenn jemand Kopfweh hat oder wessen Fleisch die Krebse zerfressen oder wenn er irgendwelche Geschwüre in seinem Körper hat, dann nehme er Veilchensaft und zum dritten Teil dieses Saftes Olivenöl und gemäß der Menge des Veilchensaftes Bockshornklee bereite eine Salbe. Mit dieser Salbe bestreiche er seine Stirn in der Quere, und es wird ihm besser gehen. Aber auch, wo der

Krebs und andere Würmer einen Menschen zerfressen, soll darüber gesalbt werden, und sie werden sterben, wenn sie davon gekostet haben.“

Diese Veilchensalbe, die man natürlich selbst herstellen kann, man kann sie aber auch über die entsprechenden Hildegard-Vertriebe beziehen, hat sich in der Praxis bestens bewährt.

Ich verordne sie regelmäßig beim Stirnkopfschmerz, nach Krebsoperationen zur Narbenpflege, die damit weich und geschmeidig wird, und bei geschwürigen Hautverunreinigungen. Nach jeder blutigen Schröpfung bekommen die Patienten mit dieser Salbe einen Verband auf die geschröpften Stellen, und die Einschnitte in der Haut sind bisher damit immer ohne irgendwelche Komplikationen viel schneller verheilt als sonst.

Sie ist aus meiner täglichen Praxis nicht mehr wegzudenken.

Wegerich

„Der Wegerich ist warm und trocken. Nimm daher Wegerich und drücke seinen Saft aus, und nachdem er durch ein Tuch geseiht ist, mische ihn mit Wein oder Honig und gib ihn jenem zu trinken, der von der Gicht geplagt wird, und die Gicht wird weichen. Und wer von Stechen geplagt wird, der koche seine Blätter in Wasser, und nachdem das Wasser ausgedrückt ist, lege er diese warm auf den Ort, wo es schmerzt, und das Stechen wird weichen. Und wenn eine Spinne oder ein anderer Wurm einen Menschen berührt oder sticht, dann soll er sofort mit Wegerichsaft die Stichstelle salben, und es wird ihm besser gehen.“

Zu diesem Wegerichsaft habe ich ein besonderes Erlebnis mit einem Insektenstich gehabt: Bei einer Wanderung fernab jeder Zivilisation ist ein Teilnehmer von einer dicken Fliege in die Hand gestochen worden. Da er eine Allergie gegen Insektenstiche hatte, brach er beinahe in Panik aus, da die Hand sofort dick anschwoll. Er hätte am liebsten per Handy eine Rettung herbeigerufen, wir waren aber mitten in einem lichten Wald. Am Straßenrand sah ich einige Spitzwegerich stehen. Ich pflückte sofort einige Blätter, zerrieb sie zwischen den Fingern, bis sie saftig wurden, und rieb dieser Masse in die Stichstelle ein. Den ganzen Brei gab ich obendrauf und so liefen wir zur nächsten Straße. Als wir dort nach etwa einer halben Stunde ankamen, waren die Schwellung und Rötung vollkommen verschwunden, und ich hatte wieder einen Hildegard-Fan gewonnen.

Eine Bäuerin wurde ständig von allen Insekten in der Nähe umschwärmt und gestochen. Sie war wohl nicht allergisch gegen diese Stiche, aber es war sehr unangenehm. Als sie von mir das mit dem Wegerich erfuhr, setzte sie Wegerich mit Schnaps an und rieb sich damit manchmal ein mit dem Erfolg, dass kein Insekt sie mehr belästigte. Eines Tages erzählte sie mir, dass sie nun den Wegerichansatz nicht mehr einreibe, sondern dass sie täglich einige Tropfen davon in Wasser einnehme – mit demselben Erfolg. Kein Insekt belästigte sie mehr. Noch später gab sie auf das Heu, das ihre Kühe fraßen, einige Spritzer dieser selbstangesetzten Tinktur, und sie hatte einen fast fliegenfreien Kuhstall. So lernt man täglich von seinen mitdenkenden Patienten.

„Wenn einem Menschen ein Knochen durch einen Unfall zerbrochen wird, schneide Wegerichwurzeln in Honig, und er esse es täglich nüchtern. Und koche mäßig die grünen Blätter der Malve und fünfmal so viel Blätter oder Wurzeln von Wegerich mit Wasser in einem neuen (sauberem) *Topf, und er lege sie oft warm auf die Stelle, wo es schmerzt, und der gebrochene Knochen wird geheilt werden."*

Sowohl die in Honig eingelegten Wegerichwurzeln als auch der Wegerich-Malven-Tee haben sich in der Praxis bei Knochenbrüchen – besonders bei älteren Leuten, bei denen ein Knochenbruch nicht so schnell heilt – sehr gut bewährt.

Weihrauch

Hildegard schreibt dazu: *„Nimm Weihrauch, pulverisiere ihn, gib dem etwas Feinmehl bei und Eiweiß dazu, und mache so Törtchen. Trockne sie an der Sonne oder auf einem warmen Ziegelstein, und bring sie oft an deine Nase, und ihr Geruch stärkt dich und erhellt deine Augen und füllt dein Gehirn. Aber wer Kopfweh hat, so dass er meint, sein Kopf werde gespalten, der lege ein so bereitetes Törtchen an beide Schläfen, und er binde das mit einem Tuch mäßig fest, wenn er schlafen geht, und der Kopfschmerz wird weichen."*

Im indischen und chinesischen Kulturraum sagte man der Pflanze nach, dass sie die bösen Geister abhalte, und verbrannten deshalb Weihrauch bei allen feierlichen Gelegenheiten. Diesen Brauch hat auch die katholische Kirche bis heute übernommen. Diese „bösen Geister“ sind die Infektions-Quellen von Grippe und anderen durch Tröpfcheninfektion übertragene Krankheiten, die bei Ansammlungen von vielen Leuten geschehen können. Der Rauch hat eine antibakterielle Wirkung und tötet die Krankheitskeime, wie man heute durch wissenschaftliche Untersuchungen weiß.

Weinessig

Die heilige Hildegard schreibt dazu: „*Der Essig kommt vom Wein und taugt zu allen Speisen, wenn er den Speisen so beigegeben wird, dass er ihnen den Geschmack nicht wegnimmt, sondern mit ein wenig Essig in ihnen wahrgenommen wird. So reinigt der Essig, mit etwas Speise genommen, den Unrat im Menschen und mindert die schlechten Säfte und dadurch nehmen die Speisen den rechten Weg in ihm.*

Wenn aber so viel Essig der Speise beigegeben wird, dass der Geschmack des Essigs den der Speisen übertrifft, dass jene Speise mehr nach Essig schmeckt als nach der Speise, dann schadet es dem, der sie isst, weil seine Wärme die Speise im Menschen noch einmal kocht und ihn so hart macht, dass er kaum verdauen kann.“

Der „normale“ Essig, wie wir ihn heute überall kaufen können, ist eine Säure, die meist aus der Trockendestillation von Holzabfällen gewonnen wird und im Körper sauer reagiert. Dieses Verfahren kannte man zu Hildegards Zeiten noch nicht, da es erst im Zuge des technischen Fortschritts in der Chemie entwickelt wurde.

Dagegen reagiert jeder Weinessig im Körper basisch und sorgt so dafür, dass eine vorhandene Übersäuerung abgebaut wird. Da heute 80 bis 90 Prozent der Bevölkerung durch die vielen Säureblocker, die wir mit einer denaturalisierten Nahrung zu uns nehmen, übersäuert sind, wirkt ein Weinessig wie ein heilsamer Balsam im Körper.

Weinraute *(ruta graveolens)*

Ergänzend sollte man bei der Osteoporose (und ganz gezielt in den Wechseljahren die Weinraute (*ruta graveolens*) geben, damit durch die hormonelle Wirkung dieses Heilkrautes der Osteoporose entgegengewirkt wird.

Die Weinraute ist eine bei uns leider fast vergessene Heilpflanze, aber bei Hildegard eine der ganz großen. Hildegard schreibt darüber: *„Die Raute ist gut gegen die trockenen Bitterkeiten, die in jenem Menschen wachsen, in dem die richtigen Säfte fehlen. Sie ist besser und nützlicher roh als gepulvert zu essen. Und wenn sie gegessen wird, unterdrückt sie die unrechte Hitze im Blute des Menschen. Denn die Wärme der Raute vermindert die unrechte Wärme und mäßigt die unrechte Kälte der Melancholie. Und so wird es dem Menschen, der melancholisch ist, besser gehen, wenn er sie nach anderen Speisen isst. Auch wenn jemand nach anderen gegessenen Speisen Schmerzen bekommt, esse er nachher Raute, und es schmerzt weniger.“*

Sie ist also einzusetzen bei

- Störungen des vegetativen Nerven-Systems,
- bei depressiv-melancholischen Zuständen und hormonell ausgleichend bei allen Hitzewallungen, speziell der Frauen „in den Jahren“, evtl. zusammen mit Galgant-Tabletten und mit homöopathischen Mitteln (z. B. Cimicifuga, der indianischen Frauenwurzel).
- Aber auch den Männern hilft es etwas, obwohl ich mir da nicht ganz so sicher bin. Manche Männer sagten „Ja, etwas“, andere verneinten es. Weiter setzt man es ein bei
- „Magenschmerzen nach dem Essen“, wie sie typisch sind beim „Zwölffingerdarm-Geschwür“, also beim „Ulcus duodeni“, wie es offiziell heißt.

Die Weinraute sollte immer nur in kleinsten Dosen (ein halbes Blättchen) in rohem Zustand (nicht kochen) den Speisen kurz vor dem Essen zugesetzt werden. Man kann es auch nach dem Essen einfach so in den Mund nehmen und kauen. Man kann nach jedem Essen ein frisches Blättchen essen oder auch eine Messerspitze der getrockneten und gepulverten Blätter zu sich nehmen.

Man kann sich die Weinraute im Garten und im Winter auch auf der Fensterbank selber ziehen. Im Garten übersteht sie den Winter nur, wenn eine gute Schicht Schnee vor den „Kahlfrösten“ – also vor starkem Frost ohne Schneebedeckung – schützt. Aber Vorsicht beim Ernten: Sie kann bei empfindlichen Menschen bei der Verarbeitung ohne Handschuhe Haut-Allergien an den Händen auslösen. In den Hildegard-Vertrieben gibt es die Weinraute auch als Pulver in Tablettenform gepresst und als Granulat. Von den Tabletten lutscht man dreimal täglich ein bis zwei Tabletten nach dem Essen oder nimmt einen Teelöffel voll Granulat. Eventuell sollte man die Weinraute mit Galgant als Gewürz allgemein oder in Tabletten-Form kombinieren, da Galgant (auch in den Wechseljahren) den ganzen Körper entkrampft und entspannt.

Hierzu eine sehr interessante Erfahrung einer Patientin: Sie berichtete mir, dass ihr im Urlaub im damaligen Jugoslawien von einer alten Frau geraten wurde, gegen ihre Schwitzattacken der Wechseljahre einen bestimmten Schnaps zu trinken. Dieser Schnaps hieß „Ruta“ oder so ähnlich. Ein Fingerhut davon in Wasser getrunken und die Hitzewallung hörte fast schlagartig auf. Sie ließ sich später von allen Bekannten, die in Jugoslawien Urlaub machten, von diesem Schnaps mitbringen und hatte so immer „ihr“ Medikament. Durch den Balkankrieg bekam sie ihn nun nicht mehr, und so kam sie hilfesuchend in meine Praxis. Das Wort „Ruta“ ließ mich aufhorchen und ich dachte sofort an die Weinraute (*ruta graveolens*). Ich holte etwas Weinraute aus meinem Garten, sie roch daran und strahlte: „Jawoll“, sagte sie „so hat der Schnaps gerochen“. Sie war dann ganz glücklich, dass ich ihr einige Zweige mitgab und auch die Tabletten verordnete.

Ich befragt nun daraufhin meine Patienten, die vorher in den verschiedensten Gegenden Jugoslawiens gewohnt hatten, und bekam das Ganze langsam bestätigt. Er hieß wohl überall etwas anders, aber die Silbe „Ruta“ kam ganz oder teilweise überall mit vor. Es war ein Schnaps aus Trebern – also den Resten der Weinherstellung, also ein Grappa – dem bei der Gärung oder hinterher Weinraute zugesetzt worden war. Er war dort ein „Verdauungsschnaps“ und auch ein „Frauenschnaps“ – also zu den Indikationen Hildegards passend.

Die Raute, auch Weinraute genannt, bringt also sowohl die Säfte des Körpers (also die Hormone) und auch die Wärme-Regulation in das richtige Verhältnis zueinander. Wobei, wenn man die heilige Hildegard richtig interpretiert – und die Praxis zeigt, dass sie dies genau gesehen hat –, die rohen Blätter der Raute besser und wirksamer sind als die getrockneten Blätter, die zu Pulver, Tabletten und Granulat verarbeitet werden.

Dies ist also das Mittel speziell für alle Frauen in den Wechseljahren mit den dabei typischen Beschwerden – Depressionen und Hitzewallungen. Und außerdem ein Magenmittel.

Nach jedem Essen entweder ein oder mehrere frische Blättchen essen oder – wenn man dies nicht hat – einen Teelöffel Granulat im Mund zergehen lassen oder drei Tabletten lutschen.

Ideal wäre natürlich, wenn man selbst die Pflanze im Garten anpflanzen würde. Man kann dann auch an jeden Salat etwas davon geben oder auch am Schluss, wenn das Essen schon fertig ist, noch etwas frisch gehackte Weinrauten-Blätter darübergeben.

Als Ergänzung lasse ich dann noch an das Essen Galgant als Gewürz geben und auch, bei starken Wallungen, immer im Abstand von fünf bis zehn Minuten eine Galgant-Tablette lutschen (siehe *Galgant*). Durch die massive Entkrampfung der Gefäße geht die Hitzewallung relativ schnell vorbei.

Bei Zwölffingerdarm-Geschwüren nimmt der regelmäßige Genuss der Weinraute merklich den Schmerz und sorgt dafür – eventuell zusammen mit anderen Mitteln und einer entsprechenden Diät – dass der Schaden schneller ausheilt.

Im Baltikum – also in Estland, Lettland und Litauen – ist die Weinraute eine weitverbreitete Pflanze. Sie wächst in fast allen Vorgärten, ist durch den vielen Schnee im Winter gut geschützt und wird als typisches Frauenmittel hoch verehrt. Und der Name „Ruta" ist ein beliebter Mädchenname. Man trägt Riechbeutel mit Ruta um den Hals gegen die lästigen Insekten („graveolenz" heißt ja „stinkend – übelriechend", und das mögen die Insekten scheinbar nicht). Sie wird auch bei Hochzeiten als Sträußchen am Kleid getragen und unter das Laken des Hochzeitsbettes gestreut (zum Abhalten störender Läuse und Wanzen oder als Symbol der Fruchtbarkeit?).

Der Name „Weinraute" kommt daher, weil früher (und heute wieder im biologischen Weinanbau) im Weinberg nach je zehn Weinstöcken immer eine Weinraute zum Abhalten von Fraßinsekten gepflanzt wurde. In jeder Reihe versetzt, sodass immer nach fünf Weinstöcken eine Weinraute gesetzt wurde. Da in Weingegenden kaum mit Kahlfrost zu rechnen ist, schützt sie also ganzjährig. Um den für manche Leute zu intensiven Geruch der Raute zu übertönen, setzt(e) man heute noch teilweise immer am Anfang und am Ende einer oder mehrerer Reihen stark duftende Rosen.

Wermut

„Der Wermut ist sehr warm und sehr kräftig und ist der wichtigste Meister gegen alle Erschöpfungen.“

Der Wermut spielt in der Hildegard-Heilkunde eine sehr große Rolle, deshalb hier einige Rezepte mit Wermut, z. T. zum Selbermachen, zum andern Teil zum Kaufen über die Hildegard-Vertriebe oder eine Apotheke.

Wermut kann man selbst im Garten anbauen und weiter verarbeiten, sollte sich aber an dem Mond orientieren (siehe: *Mond*). Da wir für die Herstellung von Hildegard-Heilmitteln den Saft des Wermuts benötigen, sollte dieser immer bei zunehmendem Mond kurz vor Vollmond geerntet werden, dann hat man die größte Saft-Ausbeute aus dem Kraut. Wie wir dort lesen, steigt bei zunehmendem Mond der Saft in die Pflanze. Deshalb sollte man unbedingt nur in dieser Zeit ernten.

„Von seinem Saft gieße in warmen Wein, und wenn jemand Kopfschmerz hat, befeuchte er abends vor dem Schlafen damit den Kopf von den Augen über die Ohren bis zum Nacken und bedecke den ganzen Kopf mit einem wollenen Tuch bis zum Morgen, und es unterdrückt die Gicht und vertreibt den inneren Kopfschmerz.“

Also eine Einreibung mit frischem Wermutsaft in warmem Wein gegen Kopfschmerzen, aber auch gegen rheumatische Schmerzen im Kopfbereich. Dies ist wohl etwas umständlich, aber oftmals die einzige Methode, die etwas bringt.

„Gieße Wermut-Saft in Olivenöl und wärme es in einem gläsernen Gefäß an der Sonne, und bewahre es so ein Jahr lang auf. Und wenn jemand in oder um die

Brust Schmerzen hat, dass er hustet, dann salbe ihn auf der Brust damit. Und wer in der Seite Schmerzen hat, den salbe dort, und es heilt ihn innen und außen.“

Wermut-Öl gegen Husten

Dieses Wermutöl besteht aus einem Teil Wermutsaft und drei Teilen Olivenöl. Man sollte wegen des Geruchs und weil es auch jedes andere Mittel verstärkt, etwas Rosenöl dazutun. Diese Mischung in einer hellen Flasche einige Zeit dem Sonnenlicht aussetzen und ein Jahr lang aufheben. Dann ist es voll einsatzfähig. Es riecht wohl etwas ranzig, aber durch das Rosenöl ist dies abgemildert.

Das Wermutöl kann man gegen Husten aller Art und Schmerzen im gesamten Brustbereich, auch bei Rippenfell-und Brustfell-Entzündungen, einsetzen. Es kann leichte Hautreizungen mit Rötungen und kleinen Knötchen hervorrufen. Das juckt unangenehm. Deshalb zur Einreibung immer eine andere Stelle im Brustbein-Bereich nehmen. Immer nur zwei bis drei Tropfen an einer Stelle einreiben, und wenn diese anfängt zu jucken, einige Tage aussetzen oder eine andere Stelle für die Einreibung nehmen.

Wermutsalbe gegen Gelenkschmerzen

„Zerstoße Wermut in einem Mörser zu Saft und füge Unschlitt, Hirschtalg und Hirschmark bei, und mache so eine Salbe. Und ein Mensch, der von sehr starker Gicht geplagt wird, sodass seine Glieder sogar zu zerbrechen drohen, den salbe damit nahe am Feuer wo es schmerzt, und er wird geheilt werden.“

Bei Gelenkschmerzen also diese Wermut-Salbe *„nah am Feuer einreiben, dort wo es weh tut, und er wird geheilt.“,* das bedeutet möglichst an einem offenen Feuer einreiben. Wenn man nach Hildegard geht, sogar möglichst an einem Ulmenholz-Feuer, da die Wärme des Ulmen-Holzes noch zusätzlich eine positive Reaktion auf das Gewebe ausübt. Da aber die meisten Leute heute kein offenes Feuer zu Hause haben, geht es auch, wenn das betroffene Gelenk zehn Minuten mit Rotlicht bestrahlt wird, dann unter weiterer Bestrahlung eingerieben und dann noch etwas weiter bestrahlt wird. Anfangs sollte man dies täglich einmal machen, bei Besserung reicht es, wenn dies jeden zweiten Tag bis jeden dritten Tag gemacht wird. Es kann dabei auch zu einer „biologischen Reaktion" kommen, das heißt, dass sich die Schmerzen verschlimmern können. Wer dann nicht abbricht, sondern trotzdem weitermacht, der wird später durch eine enorme Besserung seiner Schmerzen dafür belohnt.

Da diese Wermutsalbe wegen der besonderen Zutaten nur sehr schwer selbst herzustellen ist, sollte man sich diese Salbe über eine Apotheke besorgen lassen.

Wermut-Frühjahrskur

„Und wenn der Wermut frisch ist, zerstoße ihn, und drücke seinen Saft durch ein Tuch, und dann koche Wein mit Honig und gieße diesen Saft in den Wein, sodass der Saft den Wein und den Honig an Geschmack übertrifft, und trink dies nüchtern von Mai bis Oktober jeden dritten Tag, und es unterdrückt die „lanchsucht" (Nieren-Schmerzen) *und die Melancholie in dir, und es macht deine Augen klar, und es stärkt das Herz, und es lässt nicht zu, dass die Lunge krank wird, und es wärmt den Magen, und es reinigt die Eingeweide, und es bereitet eine gute Verdauung."*

Diese Kur ist wärmstens zu empfehlen, und viele Hildegard-Anhänger stellen den Wermut-Wein selbst her. Durch die Bitterstoffe im Wermut wird die Kloake der Leber, die Galle, zur Sekretion angeregt und entgiftet und entschlackt dadurch die größte Drüse des menschlichen Körpers. Dadurch wird natürlich der ganze Körper entgiftet und regeneriert. Diese Wermut-Frühjahrskur sollte *„von Mai bis Oktober jeden dritten Tag"* getrunken werden. Man kann sie fertig kaufen oder auch selbst herstellen. Er ist anzuwenden bei:

- Erkrankungen aller inneren Organe,
- bei Verdauungsschwächen aller Art,
- er wirkt unterstützend bei Rheuma und Gicht,
- ebenso wie bei Herz- und Kreislauf-Störungen,
- bei Nierenschwäche aller Art und Ödemen,
- Dann natürlich auch, wenn einem „etwas an die Nieren geht", also auch bei Depressionen und dergleichen und außerdem noch
- „wenn einem (durch psychische Belastung) die Luft wegbleibt", also bei Lungen-Erkrankungen oder -Behinderungen aller Art.

Rezept Wermut-Frühjahrskur:

Frischgepresster Wermutsaft ca. 150 ml
(möglichst nur den Frühjahrs-Wermut im April oder Mai verwenden und nur bei zunehmendem Mond ernten und pressen, weil da die Saftausbeute viel größer ist als bei abnehmendem Mond)
naturreinen Honig vom Imker ca. 400 gr.
(nicht Imker-Honig, sondern möglichst Honig vom Imker in Ihrer Nähe, wegen der Pollen im Honig! Zur Immunisierung gegen Pollen-Allergien sollte der Honig im Umkreis von ca. 20 km vom ständigen Wohnort gesammelt worden sein")
naturreinen Wein (rot oder weiß) 3 Liter

Der Honig wird im Wein vorsichtig gekocht (nicht nur erwärmt) und in dieses warme Wein-Honig-Gemisch gibt man nach etwas Abkühlung!) den frischgepressten Wermut-Saft. Noch warm in saubere Flaschen abfüllen und sofort verschließen. Die Flaschen sollte man vorher mit einem Teelöffel reinen Alkohol ausspülen und diesen Teelöffel Alkohol zur besseren Haltbarkeit in der Flasche lassen.

Nun jeden dritten Tag „von Mai bis Oktober" morgens nüchtern ein Gläschen davon trinken. Ich sage meinen Patienten spaßeshalber, sie sollten ihn „im Dreiviertel-Takt einnehmen", also am ersten Tag einnehmen, zwei Tage Pause, wieder einnehmen, zwei Tage Pause usw.

Oft kommt die Frage, wie man den Wermutsaft herstellt: Man erntet – natürlich nur kurz vor Vollmond im April oder Mai – den frischen Wermut, wäscht ihn, dreht ihn durch den Fleischwolf (oder zerhackt ihn im Mixer) und gibt dann den Wermutbrei in einem Leinensäckchen in den Entsafter. Dann nach obigem Rezept verfahren.

Manche frieren einen Teil des Saftes ein und verarbeiten ihn später. Das finde ich nicht ganz so gut, weil sich dadurch die Struktur des Wermutsaftes etwas verändert.

Die Wurmkur

Bei Würmern im Darm nimmt man bei Hildegard die Kürbiskerne, von denen man so viel essen kann, bis einem der Körper sagt, dass es genug sei. Man sollte dies aber über einen längeren Zeitraum machen.

Dann gibt es noch die Kirschkernkur, dies sind die beiden einfachsten Therapien. Letztere ist besonders gut bei Kindern einsetzbar. Für die Kirschkernkur sollte man das Innere der reifen Kirschkerne sammeln, trocknen und in einem Schraubglas getrocknet aufbewahren.

Wenn die Gefahr des Wurmbefalls bei Kindern besteht, was sich sehr massiv durch Afterjucken und Bauchschmerzen bemerkbar macht, sollte man 30 bis 40 der getrockneten Kirschkerne in reinen Weinessig (bitte keinen anderen Essig verwenden) zwei Tage lang quellen lassen. Der Essig wird dann weggeschüttet und die gequollenen Kerne werden im Kühlschrank in einem geschlossenen Schraubglas aufbewahrt.

Davon gibt man nun den Kindern jeden Tag vier- bis fünfmal zwei solcher Kerne zu essen. Kleinkinder bekommen nur einen solchen Kern. Als Faustregel gebe ich pro Lebensjahr des Kindes und pro Tag einen solchen Kern, maximal aber zehn Kerne pro Tag.

Diese Kerne gibt man zwei Wochen lang, dann macht man eine Woche Pause, um es dann nochmals zwei Wochen lang zu geben. In den meisten Fällen sind dann die Würmer (meist Spulwürmer) verschwunden. Sicherheitshalber sollte man aber nach ein bis zwei Monaten nochmals eine solche Kur durchführen.

Deshalb ist es wichtig, dass alle Familien, die Kinder haben, in der Zeit, wo es Kirschen gibt, diese aufheben, trocknen und knacken. Oft machen dies die Kinder sogar selbst, wenn sie von den Eltern erzählt bekommen, für was dies ist.

Die Erwachsenen-Kur ist aber nur wenig schwieriger. Hier setzt man – wenn die Kürbiskerne-Kur noch nicht das Richtige gebracht hat, die Nussblätter-Mischpulver-Kur ein. Dazu am besten einen Fall aus der Praxis:

Eine Patientin, 35 Jahre alt, kam in die Praxis, da sie seit einem Jahr Spulwürmer im Darm hatte, die mit den üblichen Radikalmitteln der Schulmedizin wohl immer für kurze Zeit verschwanden, aber sofort wieder kamen. Sie war durch die verschiedenen Kuren schon sehr geschwächt und wog nur noch 40 Kilogramm, im Vergleich zu sonst, wo sie etwa 50 Kilogramm wog.

Sie bekam die Nussblätter-Pulvermischung. Die heilige Hildegard von Bingen schreibt dazu:

„Wenn Würmer im Magen entstehen, nimm Nussbaumblätter und Pfirsichblätter in gleichem Gewicht, bevor die Früchte reifen, und pulverisiere sie auf einem erhitzten Stein, und iss dieses Pulver, entweder mit Ei, Suppen oder mit ein wenig geröstetem Mehl, und die Würmer in deinem Magen werden sterben.“

Das Material ist schwer zu besorgen, auch über die Hildegard-Vertriebe. Man muss eben Geduld auch beim Besorgen haben und überall nachfragen. Oder man muss im Frühjahr für den Fall der Fälle eventuell die Blätter selber sammeln, zubereiten und aufheben.

Die Anweisungen dazu: Täglich zwei Messerspitzen voll von diesem Pulver essen, entweder mit einem weichgekochten Ei oder in Hühner- oder Dinkelsuppe, mindestens zwei Monate lang. Dies wirkte sehr gut. Die Würmer verschwanden bis heute, und sie nahm wieder zu und fühlte sich wieder ganz gesund.

Ysop

Zur Geschmacks-Verbesserung des Essens und zur Reinigung des Körpers sollten wir als Gewürz dem Essen Ysop in der richtigen Dosierung beigeben und mitkochen. Die richtige Dosierung sollte so sein, dass man wohl das Bittere etwas angenehm schmeckt – etwa so, wie bei einem gut gehopften Bier – es solle aber nicht vorschmecken, sondern zusammen mit den anderen Gewürzen eine Harmonie bilden. Die heilige Hildegard schreibt zum Ysop: *„Wenn man Ysop oft isst, reinigt er die kranken und stinkenden Säfte des Körpers. Gekocht und pulverisiert ist er aber nützlicher als roh, macht die Leber leistungsfähig und reinigt die Lunge. Wer hustet und an der Lunge leidet oder an der Leber*

Schmerzen hat, der soll Ysop entweder mit Fleisch oder mit Fett essen, und es wird ihm besser werden. Wer aber Ysop nur dem Wein oder dem Wasser beifügt und ihn isst, der wird mehr geschädigt als gefördert.“

Also an einen schönen Osterlamm-Braten beispielsweise sollte man unbedingt zur Geschmacksverbesserung etwas Ysop geben und mitkochen. Er macht das Essen auch bekömmlicher.

Bei Schmerzen in der Leber und der Lunge empfiehlt Hildegard, einen speziellen Wein zu uns zu nehmen, den man sich selbst sehr leicht herstellen kann.

Man nehme:
2 Teile Süßholz
3 Teile Zimt
4 Teile Ysop
10 Teile Fenchel

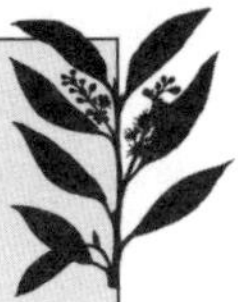

Diese Mischung kann man sich vom Apotheker zusammenstellen lassen, aber auch selber mischen. Dann braucht man noch einen guten Wein und einen echten Imkerhonig und schon kann man sich dieses wohlschmeckende Medikament herstellen. Bei Hildegard lesen wir zu dieser Mischung: *„Unter Beigabe von genügend Honig stark kochen, sodass keine Bitterkeit mehr darin ist!“* Das heißt also, dass wir in einem Liter Wein so viel der obigen Pulver-Mischung hineingeben, wie wir denken, und auch so viel Honig, und dieses zusammen kochen, dass er nicht sehr bitter schmeckt, sondern angenehm. Wir müssen es unserem Gefühl überlassen, wie viel wir persönlich brauchen. Das Kochen dieses Heil-Weines ist ganz individuell, weshalb eine andere Person ihn für uns eigentlich gar nicht herstellen kann

Diese Abkochung sollte man dann 9 Tage stehen lassen, abseihen und bei Leber- und Lungen-Schmerzen trinken. Wenn man in der Leber oder in der Lunge starke Schmerzen hat, dann sollte man neun Tage lang jeden Tag nach einem kleinen Frühstück am Morgen und abends nach dem Abendessen ein Gläschen davon trinken. Sind die Schmerzen nur mäßig, dann reicht es, wenn man diesen Wein jeden dritten Tag in der eben aufgeführten Weise zu sich nimmt, *„... und er wird geheilt werden, es sei denn, Gott will nicht“*, sagt uns die heilige Hildegard von Bingen.

Zaunrübe *(bryonia)*

„Wenn die Füße durch Geschwüre wund und aufgebrochen sind, koche Zaunrübe in Wasser, und nach dem Abgießen des Wassers lege sie warm auf die Füße, und sie nimmt die Fäulnis weg, und der Kranke wird geheilt werden.“

In der Homöopathie verwendet man Bryonia bei Entzündungen und bei Rheuma zur Entgiftung – ähnlich wie Hildegard – aber nie als Auflage wie bei Hildegard. Dieses Hildegard-Mittel hat sich bei offenen Beinen (ulcus cruris) zur Unterstützung bestens bewährt – ist nur etwas schwierig zu besorgen. Verwendet wird hier nur die zwei bis drei Kilogramm schwere Wurzel.

Zimt

Der echte Zimt (*cinnamomum zeylanicum*) stammt von der getrockneten Rinde des Zimt-Baumes, der hauptsächlich auf Ceylon, dem heutigen Sri Lanka, wild wächst, aber auch in großen Kulturen in der Nähe vom Süßwasser angebaut wird, da er viel Grundwasser zum Wachsen benötigt. Heute wird er auch noch auf Java, in Brasilien, auf Jamaika und Martinique angebaut, wo sich Klima und Boden besonders gut dafür eignen. Von den Trieben werden die Rindenanteile abgeschält und getrocknet und kommen dann als Cortex Cinnamomi in den Handel.

Die Rinde enthält 1 bis 1,4 Prozent Zimtöl, was Geruch, Geschmack und Wirkung ausmacht. Hauptbestandteil dieses Zimtöls ist Zimtaldehyd und Eugenol. Dieses Eugenol wird heute noch in der Zahnheilkunde als Antiseptikum verwendet und kommt in noch viel konzentrierterer Form in den Gewürznelken vor. Es wirkt desinfizierend, leicht örtlich betäubend und auch auf Hautpilze abtötend.

Es gibt noch eine zweite Sorte Zimt: Der Saigon- oder China-Zimt stammt von der Rinde des Kassia-Baumes, Cinnamonium cassia. Er hat aber lange nicht die Qualität wie der echte Ceylon-Zimt und ist auch billiger. Der echte Ceylon-Zimt ist dadurch wegen seiner besseren Wirkung für Heilzwecke zu bevorzugen. Auch haben diese Kassia-Zimtsorten einen herberen Geschmack und unterscheiden sich auch dadurch sehr stark vom echten Zimt.

In Amerika gibt es noch eine dritte Zimtart, den „Weißen Zimt“ vom weißen Kaneelbaum (*canella alba murray*). Hier wird die schmutzig-weiße Unterrinde getrocknet und gemahlen als Zimt-Pulver verwendet. Der Geschmack ist sehr stark, aber mehr nelken- und muskatnuss-ähnlich. Er wird vor allem in Amerika in Gewürz-Mischungen und zur Likörherstellung verwendet, kommt aber – da er sehr viel billiger als echter Zimt ist – auch ab und zu bei uns auf den Markt.

Früher wurde die echte Zimt-Droge sehr oft als blähungstreibendes und die Verdauung anregendes Mittel, aber auch als zusammenziehendes Mittel bei Durchfällen verwendet, jedoch durch seinen intensiven Geschmack ist es etwas in den Hintergrund gedrängt worden. Obwohl die Wirkung unumstritten ist und es nur zu Nebenwirkungen kommen kann, wenn man das reine ätherische Öl in konzentrierter Form verwendet, was zu Haut- und Schleimhaut-Reizungen führen kann. Diese Hautreizungen vergehen aber sofort, wenn man das Zimt-Öl absetzt. Innerlich kann es bei einer Überdosierung zu einer Erhöhung der Atem- und Pulsfrequenz kommen, zu vermehrtem Speichelfluss und zu einem leichten Temperatur-Anstieg. Der sehr intensive Geschmack aber verhindert automatisch, dass man zu viel davon zu sich nimmt.

Bei der heiligen Hildegard von Bingen gehört Zimt zu den großen Heilmitteln, oftmals in Verbindung mit anderen Ingredienzien.

Zimt zur Unterstützung gegen Diabetes

Hildegard schreibt zum Zimt: *„Der Zimt ist sehr warm und hat starke Kräfte. Wer ihn oft isst, dem mindert er die üblen und bereitet gute Säfte in ihm.“*

Die Praxiserfahrungen hat gezeigt, dass sich bei Diabetikern, die – über den Tag verteilt – etwa einen Esslöffel Zimt mit den verschiedensten Speisen über längere Zeit zu sich nehmen, der Blutzucker spürbar gesenkt wird. Es gibt inzwischen von Naturheilfirmen sogar schon Zimtkapseln, aber den Zimt so zu nehmen, ist doch noch einfacher und billiger.

Das beste Beispiel für die Wirkung des Zimts bei Diabetes ist Mexiko. Es ist das Land mit dem höchsten Pro-Kopf-Verbrauch an Zimt auf der ganzen Welt. In Mexiko gibt es im Vergleich zu anderen Ländern, die etwa gleich strukturiert sind, viel weniger Diabetiker als in allen übrigen Ländern. Wenn man sich in Mexiko einen Eisbecher bestellt, bekommt man darin – statt der bei uns üblichen Eiswaffeln – einige Zimtstangen hineingesteckt. Die meisten Mexikaner essen diese Zimtstangen mit großem Appetit und deshalb ist der Diabetiker-Anteil an der Bevölkerung niedriger. Ich habe es selbst probiert, habe es aber nicht vertragen – mir wurde leicht übel, und dann habe ich den Selbstversuch abgebrochen. Ich bin eben kein Mexikaner.

Zimtholz-Wein gegen Gicht und Lähmungen

Die heilige Hildegard schreibt über den Zimt-Baum: *„Der Baum, dessen Rinde der Zimt ist, ist sehr warm. Ein Mensch, der durch Gicht von Lähmung geplagt wird und der tägliche, dreitägige und viertägige Fieber hat, nehme ein aus Stahl gefertigtes Gefäß, gieße guten Wein hinein und lege Holz und Blätter des Zimt-Baumes hinein, solange sie Saft in sich haben, und lasse es am Feuer kochen, und er trinke es oft warm, und er wird geheilt werden.“*

Dies ist ein sehr gutes Medikament gegen starke Gicht mit Lähmungserscheinungen, aber leider bei uns nicht durchführbar, weil wir eben vom Zimtbaum Holz und Blätter haben müssen, die noch voll im Saft stehen, also ganz frisch sein müssen.

Aber in der heutigen Zeit, wo viele Leute Fernreisen unternehmen, wäre dies für Reisende nach Ceylon, dem heutigen Sri Lanka, gar kein Problem. In den dortigen Gebirgswäldern wächst der etwa zehn Meter hoch werdende Zimtbaum in einer Höhe von 900 bis 2000 Metern. Er wird aber auch in anderen geeigneten Gegenden Asiens angebaut; man muss sich eben vor Ort danach erkundigen, ob es so etwas in der Nähe gibt, und gegen entsprechende Bezahlung bekommt man dann sicher das nötige Rohmaterial. Dies wird heute aber auch schon in einzelnen Hotels, wo der Zimtbaum vor der Tür wächst, als Therapie angeboten.

Zimt gegen Atembeschwerden und schweren Kopf

Weiter schreibt die heilige Hildegard über Zimt: *„Wessen Kopf schwer und stumpf ist, dass er den Atem schwer durch die Nase ausstößt und einzieht* (Atemstörungen), *der esse Zimt-Pulver oft mit einem Bissen Brot oder er lecke es aus seiner Hand, und es löst die schädlichen Säfte, durch die sein Kopf stumpf ist, auf.“*

Bei allen Atembeschwerden, bei denen man einen schweren, dumpfen Kopf – wahrscheinlich durch einen Sauerstoffmangel im Gehirn – hat, sollte der Betroffene also öfters etwas Zimt mit Brot essen. Dieses *„aus seiner Hand lecken“* muss im Körper irgendeinen, besonderen Reiz auslösen. Patienten, die dies schon gemacht haben, erklären, dass dies viel schneller und viel besser wirke, als wenn sie Zimt einfach mit einem Bissen Brot nehmen würden. Erklären kann man dies nicht, man muss hier die Worte der heiligen Hildegard eben einfach glauben und nachvollziehen. An der Wirkung merken wir, dass sie wieder einmal Recht hat.

Ich empfehle – seit ich dies „von der eigenen Hand lecken“ durch Hildegard kenne – meinen Patienten auch Kreislauftropfen bei niedrigem Blutdruck von der eigenen Hand abzulecken. Die wirken so viel besser und schneller. Dies habe ich bei meinen Fastenkursen mit den Teilnehmern oft erproben können.

Zimt-Wein gegen Schmerzen in Leber oder Lunge

Unter dem Stichwort „Ysop“ schreibt sie auch u. a. vom Zimt: *„Wer in der Leber oder der Lunge Schmerzen hat, nehme Süßholz und mehr Zimt als Süßholz und mehr Ysop als jedes dieser beiden, und Fenchel mehr als diese drei, und er koche dies in einem neuen* (=sauberen) *Topf unter Beigabe von genügend Honig, sodass keine Bitterkeit darin ist, und er koche es stark. Und dann lasse er diesen Topf mit diesen Kräutern für neun Tage und ebenso viele Nächte stehen, seihe es durch ein Tuch und trinke es.*

Wenn er in der Leber oder Lunge starke Schmerzen hat, trinke er neun Tage jeden Tag. Aber bevor er frühmorgens trinkt, esse er ein wenig und dann trinke er. Abends esse er genug, und wenn er schlafen geht, trinke er genug davon.“

Rezept des Weines:	
Süßholz	2 Teile
Zimt	3 Teile
Ysop	4 Teile
Fenchel (-Samen)	10 Teile

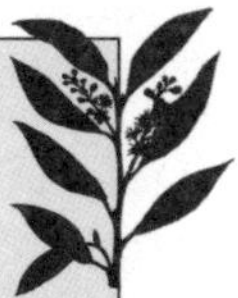

Diese Mischung wird unter Beigabe von so viel Honig in Wein stark abgekocht, dass der Wein durch die Süße des Honigs nicht mehr bitter schmeckt. Das Gekochte lässt man dann neun Tage und neun Nächte ziehen, seiht es ab und trinkt es dann warm, wenn man starke Schmerzen in der Leber und / oder in der Lunge hat, auch wieder neun Tage lang jeden Tag.

Morgens sollte man vorher eine Kleinigkeit essen und dann einen kleinen Schluck dieses Medizin-Weines nehmen, etwa 20 Milliliter. Abends sollte man sich erst sattessen und dann später erst vor dem Schlafengehen etwa 100 Milliliter davon trinken, also ein kleines Weinglas voll (natürlich immer erst vorher etwas anwärmen).

„Wer aber in der Lunge und in der Leber mäßig Schmerzen hat, soll auf ebendiese Weise jeden dritten Tag trinken, und dies tue er oft, und er wird geheilt werden, es sei denn, Gott will nicht.“

Wer also keine solch starken Schmerzen hat, braucht diese zweimalige Einnahme pro Tag nur jeden dritten Tag durchzuführen, dafür aber über einen längeren Zeitraum, also nicht nur die vorher erwähnten neun Tage.

Zimt-Tropfen gegen zu starke Monats-Blutung

An anderer Stelle erwähnt die heilige Hildegard von Bingen noch die Verwendung von Zimt gegen zu starke Monatsblutung. Dies hat sich bis in die heutige Zeit in der Volksmedizin erhalten, in der noch heute bei diesen Beschwerden der Frauen die Zimt-Tropfen gegeben werden.

Krebs-Therapie nach der hl. Hildegard

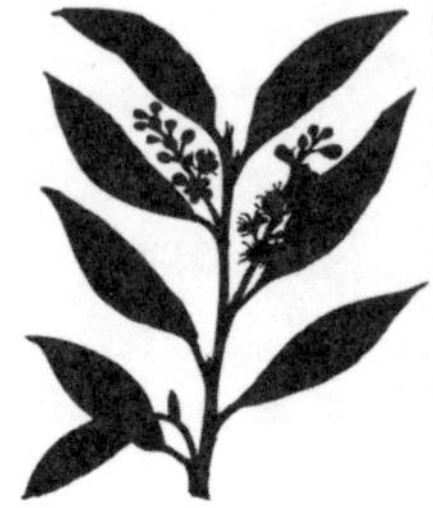

Die Krebs-Therapie ist ein besonderes Kapitel in einer Naturheilpraxis. In den seltensten Fällen kommt ein nicht schon von zig Therapeuten vorbehandelter Krebs-Patient in eine solche Praxis. Er hat meist schon den langen und schmerzhaften Leidensweg mit der Schulmedizin – also mit „Stahl-Strahl-Chemo", also mit Operation, Bestrahlung und Chemo-Therapie – hinter sich und erhofft sich nun Wunder von der Naturheilkunde – die es natürlich nicht gibt. Große Hilfe ist oft nicht mehr möglich, aber lindern kann man schon in vielen Fällen und die Zeit bis zum bitteren Ende etwas angenehmer und schmerzfreier gestalten. Hildegard sagte uns ja:

„Die Medizin ist nicht dazu da, um das Leben zu verlängern, sondern dazu, es lebenswerter und offener für Gott zu machen."

Und so offen müssen wir auch mit den meist schon völlig austherapierten Patienten darüber reden und so Vertrauen aufbauen. Der Patient hat in der Regel dafür volles Verständnis, weiß auch meistens, dass es für ihn nur noch wenig Hilfe gibt, und ist für alles dankbar, was ihm seine Schmerzen lindert. Und es ist oft für Patienten und Therapeuten erstaunlich, wie man noch helfend eingreifen kann.

Die Erstmaßnahme besteht immer darin, dass man dem Patienten die beiden Sachen aus der Hildegard-Therapie, die immer helfen, verordnet. Das sind

1. Galgant, der das Gewebe entkrampft und entspannt und dadurch alle Schmerzen etwas lindert (siehe: *Galgant*) und
2. Hirschzungen-Pulver, eines der wenigen echten Schmerzmittel der Hildegard-Heilkunde (Siehe: Hirschzunge).

Bei dieser Krebs-Therapie sollte man nun als Basis, dass sie überhaupt anschlagen kann, die gesamte Ernährung umstellen. Sie sollte möglichst entsäuernd sein und auf Dinkel-, Edelkastanien- und Fenchel-Basis aufgebaut werden. Diese sollten zusammen mit den Grundgewürzen der Hildegard-Heilkunde Galgant, Quendel und Bertram die Basis der Ernährung bilden. Ergänzend dazu sollten viel frische Salate, Obst und Gemüse (möglichst aus biologischem Anbau) gegessen werden, also eine überwiegend vegetarische Kost. Dabei sollte man aber die „bei uns wachsenden Obst- und Gemüsearten" bevorzugen, nicht die aus Übersee, denn das, was in der Gegend wächst, in der man lebt, bekommt dem Körper am besten – und dem kranken Körper sowieso.

An Fleisch – das man bei dieser Erkrankung sehr sparsam gebrauchen sollte – kann man Reh- und Hirschfleisch essen. Die Leber dieser beiden Tiere – wenn erhältlich – hat einen besonderen Heilwert bei Krebs. Ansonsten sollte man – wenn man überhaupt Fleisch essen möchte und Appetit darauf hat – Lamm-, Hühner- und Puten-Fleisch und die Erzeugnisse daraus bevorzugt essen. Aber keinerlei Konserven!

Sehr gut bekömmlich und heilsam sind alle Lebensmittel, die rechtsdrehende Milchsäure L(+) enthalten, da sie den schädigenden Oxidationsprozessen unter Sauerstoffausschluss im Körper entgegenwirken. Rechtsdrehende Milchsäure L(+) ist z. B. in Joghurt bzw. Biogurt und in den verschiedenen speziellen Lebensmitteln z. B. der Fa. Eden (in allen Reformhäusern) enthalten, die sauer vergoren sind: Hier gibt es Rote- Beete-Saft mit rechtsdrehender Milchsäure L(+) – davon pro Tag mindestens zwei Mal 0,1 Liter trinken – und die verschiedenen milchsauer eingemachten Gemüse im Glas. Normale rechtsdrehende Milchsäure ist ganz natürlich in vergorenem Sauerkraut und in Salzgurken enthalten. Deshalb gibt es in ländlichen Gegenden Russlands, wo es in jedem Haus ein Fass mit Sauerkraut (Kapuschka) und eins mit Salzgurken gibt – die als Grundernährung der armen Bevölkerung gilt, fast keine Krebserkrankungen.

Ansonsten sollten rote Obst- und Gemüsesäfte (außer Tomatensaft) bevorzugt getrunken werden, da sie helfen, die roten Blutfarbstoffe aufzubauen. Auch ein Gläschen Rotwein gehört dazu, aber nicht zu viel davon.

Als sonstige Getränke sollten dünner Fenchel-Tee (fast als Dauergetränk, da stark entsäuernd) oder auch andere Teesorten, die nicht sauer sind, getrunken werden. Täglich sollte auch eventuell Inka-Tee (Lapacho-Tee) und, wenn möglich, auch etwas Kombucha oder Kefir genommen werden.

Nach 14 Uhr am Nachmittag sollten kein rohes Obst und keine rohen Salate mehr gegessen werden, da diese abends den Darm zu sehr belasten und das Ein- und Durchschlafen behindern.

Absolut meiden sollten Krebs-Patienten alle hildegardischen und modernen Küchengifte (siehe *„Säure-Basen“* und *„Küchengifte“*). Ebenso zu meiden sind: Alkohol, Kaffee (auch entkoffeinierter), schwarzer Tee, alle Konserven, Gegrilltes, sehr Fettes, auch fette Fische jeder Verarbeitung, alles Geräucherte. weißes Weizenmehl und weißer Zucker.

Der Schlafplatz zu Hause sollte eventuell gewechselt werden. Man sagt in der Naturheilkunde, dass jemand, der einmal einen Krebs hatte, nicht mehr an seinen alten Schlafplatz zurückkehren sollte, weil dieser sicher gestört ist. Deshalb sollten auch das Wohnhaus, speziell der Schlafplatz, und der ständige Arbeitsplatz auf Erdstrahlen, aber auch auf Elektro-Smog von entsprechend geschulten Leuten untersucht und ausgemessen werden! Auch sollte hier von einem Umwelt-Biologen nach sonstigen Schadstoffen durch Haus und Möbel gesucht werden. Alle schädigenden Einflüsse sollten – soweit möglich – ausgeschaltet werden.

Möglichst Dinkelspreu-Kopfkissen und -Matratzenauflagen benutzen, da diese schädigenden Strahlen abfangen und resorbieren. Dinkelspreu muss aber nach drei bis vier Jahren immer gegen neue ausgetauscht werden, da sich die Spreu nach einiger Zeit mit negativer Strahlung aufgeladen hat. Man kann sie regelmäßig ins Sonnenlicht hängen, das entlädt die Dinkelspreu von den negativen Strahlungen.

Zur Therapie bei Krebs-Erkrankungen kommen – neben schulmedizinischen (beispielsweise Mistel-Präparate wie Iscador) auch Hildegard-Medikamente zum Einsatz. Alle Hildegard-Heilmittel, die auch vorbeugend und in der Phase der Prae-Cancerose genommen werden können, können allein oder in Kombination mit anderen naturheilkundlichen und schulmedizinischen Medikamenten und Therapien gegeben werden. Sie sind über die normalen Apotheken zu beziehen, die sie teilweise als vorgefertigte Ware über eine Hildegard-Apotheke oder einen Hildegard-Vertrieb beziehen, manchmal aber auch selbst anfertigen. Typische Krebs-Hildegardmittel sind:

Das Wasserlinsen-Elixier und die Aalgalle

Das sehr komplizierte Rezept ist in dem „Handbuch der Hildegard-Medizin" von Dr. Hertzka und Dr. Strehlow eingehend beschrieben worden. Der Hauptbestandteil dieses Mittels ist die Wasserlinse – besser bekannt unter dem Namen Entengrütze – zusammen mit vielen anderen Ingredienzien. Man sollte davon mindestens drei Monate lang vor dem Frühstück und dem Schlafengehen je 20 Milliliter einnehmen.

In diesen drei Monaten sollte gleichzeitig mit dem Wasserlinsen-Elixier das zweite Hildegard-Hauptmittel gegen Krebs eingenommen werden, das Anguillan. Dies ist homöopathisch verarbeitete Aalgalle. Anguillan ist ein von Dr. Hertzka entwickeltes Anti-Krebsmittel, das er nach intensivem Suchen in den Schriften Hildegards als das Mittel entwickelt hat. Hildegard schreibt wohl nichts von Homöopathie darin, aber von Verdünnungen in Schritten, also ist die Potenzierung durch die Homöopathie das Nächstliegende.

Anguillan D 6 100,0
4 Wo. lang 6 x tgl. 10 Tr. mit 1 EL Herzwein
immer vor und nach jedem Essen, dann wechseln zu

Anguillan D 12 100,0
4 Wo. lang 6 x tgl. 10 Tr. mit 1 EL Herzwein
immer vor und nach jedem Essen, dann wechseln zu

Anguillan D 30 100,0
4 Wo. lang 6 x tgl. 10 Tr. mit 1 EL Herzwein
immer vor und nach jedem Essen.

Dies sollte immer mit „Herzwein nach Hildegard von Bingen" („Petersilien-Honig-Wein") eingenommen werden. Aber auch zwischendurch sollte man von diesen bei Bedarf, also bei Kreislaufstörungen jeder Art, einen Esslöffel voll nehmen.

Mit der Veilchensalbe sollten alle bestrahlten Hautpartien vom Rande her nach innen zur Hauptstelle mehrmals am Tag, mindestens aber zweimal, eingerieben werden. Sie verbessert die Hautstruktur der oft verstrahlten Narben und auch der alten Operationsnarben enorm.

Von der sonstigen Naturheilkunde sind bei Krebserkrankungen sowohl vor, während als auch nach einer sonstigen Therapie besonders die Mistelpräparate, z. B. die Iscadore, einzusetzen. Dies sind Mistel-Präparate, in denen die Misteln alleine oder zusammen mit Metallsalz-Zumischungen homöopathisch verarbeitet worden sind. Jede Mistel-Art und jede Verarbeitungsart mit verschiedenen Metallsalzen hat spezielle Wirkungen auf die verschiedenen Tumor-Arten. Sie wirken auch noch unterschiedlich bei Männern und bei Frauen und auch noch unterschiedlich, ob sie bei den Frauen vor oder nach der Menopause verabreicht werden. Iscadore werden mit einer dünnen Nadel in die Nähe des Herdes alle zwei bis vier Tage unter die Haut injiziert. An den Einstichstellen gibt es kleine, gewollte Entzündungs-Reaktionen, die für den Heilungsverlauf wichtig sind. Bei Allergien auf Mistel-Präparate muss erst eine Desensibilisierung mit feiner Dosierung vorgenommen werden. Ergänzend können noch Polyerga-Dragees und Injektionen gegeben werden. Medikamente der normalen Naturheilkunde sollten zusammen mit Hildegard-Medikamenten erfolgen. Sie und die Ernährungs-Umstellung ergänzen sich.

Jeder Patient mit einer solchen Krankheit muss sein Leben umstellen. Krebs hat seine Ursache im seelischen Bereich und kann auch von dort an der Wurzel gepackt werden. Der Patient – das Wort kommt von „Patientia“ und heißt „geduldig“ – muss Stress abbauen und „in sich gehen“, muss sich für sich selbst wieder einmal viel Zeit nehmen, sich nicht hetzen und jagen lassen und durch Gebet, Autogenes Training, Meditation oder auch nur durch stilles Sitzen sich wieder innerlich ordnen. Nur dann hat er eine echte Chance, zusammen mit den Therapien aus diesem Teufelskreis herauszukommen.

Bei der „Hildegard-Krebs-Therapie“ sollte als unterstützende Maßnahme neben anderen Therapien, auch als Nachsorge nach Krebs-Operationen, möglichst ein „Hildegard-Aderlass“ gemacht werden, dann wirkt alles andere besser.

Auch die manuellen Therapien sind sehr wirksam und greifen positiv in das ganze Geschehen mit ein. Eine Patientin, die schon über zehn Jahre nach einem Brustkrebs und einer Mama- und Lymphknoten-Teilresektion bei mir in Behandlung ist, hat nur sehr wenige Beschwerden. Sie bekam von Anfang an Reflexzonen-Therapie am Fuß und im Wechsel damit manuelle Lymphdrainage nach Dr. Vodder. Sie hat einen normal dicken Arm auf der Seite der Amputation, nur sehr wenig Schwellungen und fühlt sich rundum gesund. Sie hat die ganzen Therapien allerdings konsequent durchgezogen. Bei anderen, die nicht so handelten, waren die Ergebnisse nicht so gut.

Mein erster Krebs-Patient (82 Jahre alt), den ich u. a. auch mit Hildegardmitteln behandelte, hatte einen inoperablen Lungen-Tumor in der Nähe der Luftröhre, der diese massiv einengte, sodass er nur noch sehr schwer atmen konnte. Er hatte, wie mir seine Frau sagte, nach Aussagen der Ärzte nur noch drei bis vier Wochen zu leben, und man könne ihm sonst nicht mehr helfen. Man rief mich, um ihm diese Zeit etwas zu erleichtern.

Als ich zu ihm in die Wohnung kam, saß er von Kissen abgestützt auf einer Couch und rang pfeifend nach Luft. Er hatte schon eine Woche nur noch sitzend auf der Couch geschlafen – wenn er sich hinlegte, hatte er Angst zu ersticken. Ich versorgte ihn mit verschiedenen Hildegard-Medikamenten und injizierte ihm in der Nähe des Herdes im Brustbereich alle drei bis vier Tage Iscodor (Mistel-Präparat der Fa. Weleda). Nach der vierten Injektion konnte er sich wieder legen und im Bett schlafen. Die Schmerzen ließen langsam nach, und er fühlte sich etwas wohler. Nach Beendigung der Injektionsserie nahm er nur noch die Hildegard-Mittel und die Schmerzen hörten ganz auf. Auf mein Drängen und das seines Hausarztes – der meine Behandlung interessiert verfolgte – sollte er sich noch einmal in der Klinik untersuchen lassen, um zu sehen, wie weit der Tumor zurückgegangen sei. Dies lehnte er entschieden ab mit der Begründung, dass er sich dort nicht noch einmal quälen lasse.

Er wurde wieder munter und kräftig, setzte sich wieder auf sein Moped und fuhr in seinen geliebten Garten, der außerhalb der Ortschaft lag, und arbeitete dort noch das ganze Jahr hindurch. Nach etwa sieben Monaten rief mich seine Frau an, dass er in der Nacht unerwartet eingeschlafen sei. Sie meinte, dass ich mit meiner Behandlung ihn wohl nicht retten konnte, aber dass ich ihn damit noch ein gutes halbes Jahr von Schmerzen bewahrt habe und dass sie beide diese Zeit miteinander genossen haben.

Ich habe im Laufe der Jahrzehnte noch einige andere Krebs-Patienten begleiten dürfen – manchmal über Jahre. In allen Fällen – wenn die Patienten voll mitgemacht haben – gab es sicht- und fühlbaren Erfolg über einige Zeit.

In fast allen Fällen waren die Patienten „austherapiert" – wie man so schön sagte – und in allen Fällen war der Haus- oder Facharzt mit involviert und akzeptierte meine Behandlung.

Hier ist es auch angebracht, auf ein Buch hinzuweisen, auf das ich bei allen meinen Krebspatienten und auch bei jedem Fastenkurs hinweise. Es ist das Buch des amerikanischen Arztes Dr. Simonton „Wieder gesund werden". Er war Arzt in einer großen Krebsklinik und war schockiert, dass mit den Therapien der Schulmedizin nur etwa 30 Prozent der Patienten wirklich eine Heilung erfuhren. Der Rest verstarb und die Therapie zögerte wohl das Sterben etwas hinaus, vergrößerte aber auch die Leiden. Nun machte er zusammen mit seiner Frau – einer Psychotherapeutin – und anderen naturheilkundlichen Ärzten und Therapeuten eine Klinik auf, in der, wenn unbedingt nötig, auch „Stahl und Strahl" eingesetzt wurde, aber ansonsten mit Naturheilkunde und mit einer eigenen Psychotherapie behandelt wurde. Der Erfolg war so, dass nun 70 Prozent der Patienten überlebten und nur 30 Prozent starben.

Diese Therapie sah folgendermaßen aus, dass die Patienten sich regelmäßig in einen ganz ruhigen, meditativen Raum zurückziehen sollten und dort folgende Übung machen: Sie sollten sich den Krebs als eine schwarze Masse in ihrem Körper vorstellen, der nun von vielen kleinen, weißen Krebsen rundum eingekreist würde. Die kleinen, weißen Krebschen fraßen nun von allen Seiten den großen, schwarzen Krebs auf, bis er nicht mehr vorhanden war. Diese Übung mussten die Patienten mehrmals täglich über mehrere Wochen machen. Parallel dazu wurden sie mit naturheilkundlichen Mitteln – ich mache die u. A. mit Hildegard-Mitteln – behandelt.

Ich habe natürlich nicht die Möglichkeiten der Therapie und auch der Kontrolle wie Dr. Simonton – aber alle Patienten, die sich darauf einlassen, geht es nach einiger Zeit wesentlich besser.

Der Mond und sein Einfluss auf Mensch und Natur

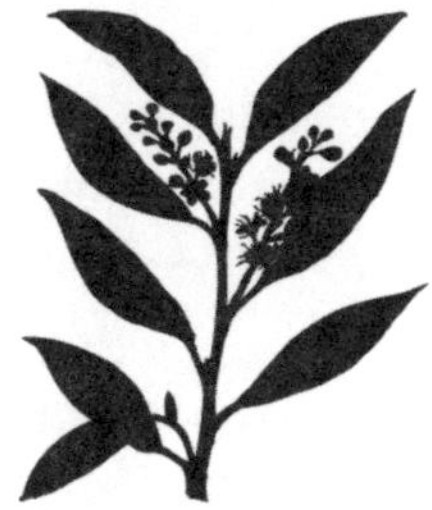

Jeder spürt es, viele belächeln es, manch einer ignoriert es, aber es sind Tatsachen: Der Mond beeinflusst unser Leben und das Leben um uns herum viel mehr, als wir es wahrhaben möchten.

Die heilige Hildegard von Bingen gibt uns in ihren Schriften genaue Angaben, warum und wie wir vom Mond und seinen Phasen beeinflusst werden, wie wir haltbare Materialien und Lebensmittel bekommen können, um dies für uns und unser Leben zu nutzen. Die Bauern und Handwerker früherer Generationen wussten dies auch ganz genau und richteten sich danach mit Aussaat, Ernte, Bauen, Baumfällen usw. Auch die Anthroposophie nach Rudolf Steiner (1861 –1925) nutzt dies schon seit Jahrzehnten bei Saat und Ernte im biologisch-dynamischen Landbau von Lebensmitteln und bei Heilkräutern aus, von Nichtwissenden mitleidig belächelt. Aber sie haben Recht!

„Der Mond ist etwas mehr als nur der Rückscheinwerfer der Sonne", so die Formulierung unseres Hildegard-Freundes Helmut Posch aus Österreich. Er beeinflusst die Gezeiten, ist Hauptverursacher von Ebbe und Flut. Was für eine Kraft dabei entwickelt wird, können wir am besten in der Biscaya sehen, wo der Unterschied zwischen Hoch- und Niederwasser bis zu 15 Meter ausmacht. Wenn die Kraft so stark ist, das sie diese mächtigen Wasserberge in die Höhe heben kann, können wir uns auch gut vorstellen, dass auch unsere Körperflüssigkeiten durch den Mond beeinflusst werden, ebenso wie die Säfte in den Bäumen und anderen Pflanzen.

Hildegard lässt uns dazu wissen: *„Wenn der Mond in seiner Fülle heranwächst, nimmt auch das Blut im Menschen zu, und wenn der Mond abnimmt, wird auch das Blut im Menschen gemindert."* Dasselbe schreibt sie auch von den *„unver-*

nünftigen Tieren", nur dass es dort im geringeren Maße als beim Menschen zu- und abnimmt. *„Auch in den Bäumen, die von ihren Wurzeln aus ergrünen, nimmt der Saft bei zunehmendem Mond zu und sinkt bei abnehmendem Mond."*

Bei zunehmendem Mond füllen sich also die Blutgefäße mehr, und bei Vollmond erreicht diese Füllung ihren höchsten Stand. Dann kommt es bei vollblütigen Menschen auch zu besonderen Reaktionen. Die „Quartalssäufer" lassen sich vollaufen, die Selbstmorde nehmen zu, sexuelle und andere kriminelle Delikte vermehren sich, und wer nervlich belastet ist, dreht dann eventuell durch. Polizei und Nervenkliniken wissen davon ein Liedchen zu singen und wissen anhand ihrer Statistiken immer, wann Vollmond war. Deshalb wird ab Vollmond und die folgenden fünf Tage der hildegardische Aderlass durchgeführt (siehe *„Aderlass"*).

Früher wurde das Bauholz immer im Winter bei abnehmendem Mond gefällt, weil da eben am wenigsten Saft im Holz war. Dieses Holz faulte dann weniger und hatte dann auch viel weniger Risse, wenn es trocknete. Solche Baumstämme konnten dann in einem Haus leicht die Jahrhunderte überstehen. Ich durfte in einer alten Burg die Kemenaten, also die Frauengemächer, aus dem 10. Jahrhundert besichtigen. Dabei war auffallend, dass in den dicken Holzstämmen, die als Baumaterial verwendet worden waren, kein einziger Riss zu sehen war. Dagegen fand man im Dachstuhl, der zehn Jahre vorher abgebrannt und mit meterdicken Baumstämmen wieder aufgebaut worden war, Risse, dass man eine ganze Hand hineinlegen konnte.

Weihnachtsbäume dagegen werden heute von Kennern bei zunehmendem Mond gefällt, weil dann vermehrt Saft im Baum ist und dadurch die Nadeln besser und länger halten.

Wenn Brennholz bei abnehmendem Mond geschlagen wird, trocknet es schneller und lässt sich auch besser und länger aufheben. Außerdem kommt in Holz, das weniger Saft enthält, also bei abnehmendem Mond oder bei Neumond geschlagen wird, viel seltener der Holzwurm hinein als in ein „saftiges" Holz, also bei zunehmendem Mond geschlagenes.

Pflanzen sollte man bei abnehmendem Mond in die neue Erde setzen, weil da eben die Wurzeln besser durchsaftet werden und die Wurzelneubildung schneller geht.

Auch das Beschneiden der Bäume sollte bei abnehmendem Mond gemacht werden, weil dann weniger Saft verloren geht. Es kommt zudem zu größeren Erträgen und mehr Früchten. Wenn man natürlich die Rebtropfen für die Hildegard-Heilkunde einsammeln möchte, dann sollte man bei zunehmendem Mond beschneiden und bekommt so mehr Saft von diesem Stock auf Kosten einer kleineren Ernte.

„*Edle und heilsame Kräuter, die bei wachsendem Mond ausgezogen werden, eignen sich, weil sie dann vollsaftig sind, besser zur Bereitung von Latwerge, Salben und jeglicher Arznei, als wenn man sie bei abnehmendem Mond sammel*", lässt uns Hildegard weiter wissen. Daraus kann man folgern, dass für Tee die Pflanzen zum Trocknen bei abnehmendem Mond gesammelt, viel besser und schneller trocknen. Jeder Bauer wusste dies früher (und viele wissen es, Gott sei Dank, auch noch heute), dass das Gras für die Heuernte, wenn es möglich ist, nur bei abnehmendem Mond geschnitten wird. Es trocknet rascher und ist lagerfähiger und besser. Bei der Ernte ist es ebenso: Alles, was bei abnehmendem Mond geerntet und eingelagert wird, hält sich besser und länger.

Hildegard schreibt dazu: „*Auch das Korn, das in der Erde bei wachsendem Mond geschnitten wird, liefert mehr Mehl, wie wenn es bei abnehmendem Mond gemäht wurde, weil es bei zunehmendem Mond seine ganze Vollkraft besitzt, die bei abnehmendem Mond etwas beschränkter ist. Dagegen kann es, bei abnehmendem Mond geerntet, seine Kraft besser bewahren, wie wenn es bei wachsendem Mond geschnitten wird. Korn, das bei zunehmendem Mond geerntet, aber zur Saat in die Erde geworfen wird, bewurzelt sich schneller, geht auch rascher in den Halm und bringt schneller mehr Stroh, aber weniger Ertrag, wie wenn es bei abnehmendem Mond geschnitten würde.*

Was bei abnehmendem Mond geerntet und zur Aussaat verwandt wurde, keimt und wächst zwar langsamer, bringt auch weniger Halm, liefert aber größeren Ertrag an Korn, wie wenn es bei wachsendem Mond geschnitten worden wäre. Überhaupt geht jede Art von Samen, der bei zunehmendem Mond in die Erde kommt, schneller auf, wächst rascher und bringt auch, weil er bei zunehmendem Mond sich entwickelt, mehr Grün, wie wenn er bei abnehmendem Mond ausgesät würde, weil, wenn es zu dieser Zeit gesät würde, es langsamer auskeimen würde, bis er in guter Kraft weiter wächst.

Zusammenfassend kann man also sagen:

Saatgut sollte bei abnehmendem Mond geerntet werden, auch die Aussaat sollte hierfür bei abnehmendem Mond gesät werden; dies ergibt wenig Stroh und viel Korn. Früchte sollten bei abnehmendem Mond gesät werden, dagegen Grünzeug bei zunehmendem Mond.

Bei abnehmendem Mond säen und ernten wir also: Getreide und Hülsenfrüchte, Kartoffeln, Zwiebeln, Rüben, Rettich usw. Bei zunehmendem Mond säen wir: Salat, alle Küchen- und Heilkräuter, Blumen und Rasensamen. Geerntet wird bei zunehmendem Mond alles, was frisch verwendet werden soll. Alles zum Trocknen oder Lagern, wird bei abnehmendem Mond geerntet.

Nach Hildegard wird das „*Mark des Menschen bei zunehmendem Mond fetter*", d. h., es wird mehr Blut gebildet und die Abwehrsituation verbessert. Umgekehrt schreibt sie auch: „. . . *wenn der Mond im Abnehmen ist, dann ist der Mensch umso schwächer.*" Daraus folgt, dass die Heilungs-Chancen bei zunehmendem Mond besser sind (Operations- oder Zahnextrakt-Termine auf diesen Termin legen – wenn möglich) und Medikamente können besser helfen als bei abnehmendem Mond.

Räucherungen

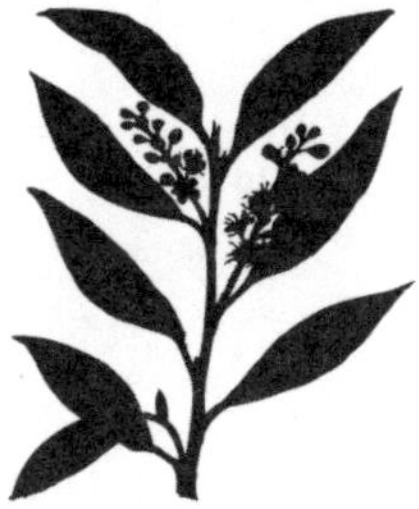

Räucherungen verschiedener Art gibt es bei Hildegard natürlich auch. Hier ist in erster Linie der Weihrauch zu nennen, von dem Hildegard sagt, dass er die „bösen Geister“ vertreibt. Da man heute weiß, dass echter Weihrauch die Luft desinfiziert und die umherfliegenden Viren und Bakterien – die man ohne weiteres als „böse Geister“ bezeichnen könnte – vernichtet, so ist auch klar, dass es wenig oder kaum infektiöse Erkrankungen gab, wenn man von alters her bei großen Menschenansammlungen bei allen religiösen Riten und später natürlich auch in der katholischen Kirche „beweihräuchert“ wurde. Leider wird heute aus Sparsamkeit in den Kirchen oft ein künstlicher Weihrauch verwendet, gegen den viele Leute allergisch reagieren.

Hildegard geht aber noch weiter. So wird bei ihr eine Hirschhorn-Weihrauch-Mischung (Dr. Hertzka bezeichnet sie als „Cornuliban H“ oder „Pulvis fumans H“) über glühender Kohle verbrannt, die einen noch stärkeren Effekt hat als der reine (echte) Weihrauch.

Die Riech-Kräuter

Dann gibt es bei Hildegard noch bei starkem Schnupfen, aber auch bei allergischem Heuschnupfen, eine Kräutermischung. *„Nimm Fenchelkraut und viermal mehr Dillkraut und lege dies auf einen im Feuer erhitzten, steinernen Dachziegel oder einen dünnen Ziegelstein und wende den Fenchel und den Dill hin und her, so dass es raucht. Diesen Rauch und seinen Duft zieh mit der Nase und dem Mund in dich hinein, und dann iss die so erwärmten Kräuter mit Brot. Dies tue während vier oder fünf Tage, damit sich die ausfließenden Säfte umso milder von dir trennen.“*

Rezept:
Hb. Foeniculi (Fenchel-Kraut) 1 Teil
Hb. Anethi (Dill-Kraut) 4 Teile

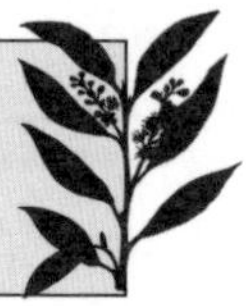

Man kann entweder die getrockneten oder auch die frischen Kräuter verwenden. Aber niemals ein getrocknetes und ein frisches Kraut. Die verwandten Doldengewächse Dill und Fenchel unterscheiden sich kaum voneinander. Der Fenchel hat längere Blattscheiden und längliche Samen gegenüber dem linsenförmigen Samen des Dills.

Diese Riechkräuter kann man bei jeder Art von Schnupfen anwenden, also beim ganz gewöhnlichen Erkältungs-Schnupfen, aber auch bei Stock-Schnupfen oder Heu-Schnupfen kann man sie zur Unterstützung mitgeben. Diese Kräuter sollten – wie der Name schon sagt – gerochen werden, also inhaliert. Dazu muss man sie möglichst auf einem sauberen Tonscherben, z. B. einem Teil von einem Ton-Blumentopf, erhitzen und den aufsteigenden Rauch durch Mund und Nase einatmen. Beim Erhitzen sollte man unbedingt darauf achten, dass die Kräuter auf keinen Fall verkohlen, sondern nur durch die Erwärmung etwas Dampf abgeben.

Anschließend sollte man nämlich diese warmen Kräuter noch zusammen mit einem Stückchen (Dinkel-) Brot essen. Auch aus diesem Grunde sollten sie nicht verbrannt sein. Dies ist etwas umständlich, aber dem, der sich die Arbeit macht, hilft es sehr gut. Die Patienten behelfen sich meist mit einem kleinen Camping-Gaskocher oder, indem sie eine Kerze unter den sauberen Ton-Scherben halten.

Wenn man dies kurmäßig drei bis fünf Tage hintereinander täglich einmal macht, sind in der Regel fast alle Beschwerden verschwunden.

Schmerzen durch festsitzenden Schnupfen

Hildegard schreibt: „*Wenn Schmerzen durch starken Nasenfluss beim Menschen auftreten, nehme er Fenchel(-Kraut) und vier Mal so viel Dill, lege es auf eine steinerne Dachziegel oder einen dünnen Ziegelstein, der im Feuer erhitzt ist, und wende er Fenchel und Dill hin und her, bis es raucht. Diesen Rauch und seinen Duft ziehe er mit der Nase und dem Mund in sich hinein und dann esse er die erwärmten Kräuter mit Brot. Mache er dies vier oder fünf Tage, damit sich die ausfließenden Säfte mild von ihm trennen.*" Es handelt sich also um eine Inhalation bei starkem, festsitzendem Schnupfen. Man kann für die frischen Kräuter saubere Blumentopf-Tonscherben nehmen, auf dem Herd oder einem Camping-Gaskocher von unten erhitzen.

Der Aderlass

Schon der berühmte Arzt GALEN (130 – 199 n.Chr.) macht beim Aderlass Unterschiede sowohl vom Ort am Körper, wo zur Ader gelassen werden solle, als auch vom Zeitpunkt des Aderlasses. Er richtete sich nach den Mondphasen, und die Menge war bei ihm klein und je nach Mensch und Krankheit unterschiedlich. Dieses Wissen ist aber zum großen Teil verloren gegangen, sodass wir heute normalerweise – wenn er überhaupt gemacht wird – eigentlich einen „primitiven" Aderlass machen, da wir auch zu viel Blut herausholen. HUFELAND (1762 – 1836 n.Chr.) bezeichnete den Aderlass als einen der drei Heroen der Medizin, der durch NICHTS zu ersetzen sei.

In der Hildegard-Heilkunde macht man den Aderlass nach den genauen Angaben, die Hildegard uns hinterlassen hat, und erreicht damit – mit relativ wenig Blut, aber zum richtigen Zeitpunkt und der richtigen Art entnommen – viel mehr Reinigungseffekt als beim „normalen" Aderlass. Sie schreibt, dass man den Aderlass nur bei Vollmond und maximal die sechs Tage danach machen solle (der zweite Tag ist der beste). Der Aderlass wurde natürlich auch zu Hildegards Zeit gemacht, aber nirgendwo sonst ist er so beschrieben wie bei Hildegard. Ihre Mengenangaben sind so präzise und so gering, dass man sie zu ihrer Zeit – wenn sie überhaupt jemand außer dem engsten Kreis um sie herum gelesen und praktiziert hat – mit Sicherheit nicht befolgt hat. Die Ärzte der damaligen Zeit und auch in späteren Jahrhunderten holten so große Mengen aus den Patienten heraus, dass diese zum Teil regelrecht ausgeblutet wurden und nicht selten sogar an den Folgen dieser übertriebenen Aderlässe starben. Einige Kaiser, Könige, Päpste und andere hochgestellte Persönlichkeiten sind sicher an den übertriebenen Aderlässen gestorben. Diese Tatsachen brachten den Aderlass in Verruf und sorgten dafür, dass er fast völlig in Vergessenheit geriet und beinahe verrucht war.

Heute gehört der Aderlass nach der hl. Hildegard zum Standard-Programm in jeder Hildegard-Praxis. Die Patienten fühlen, dass er ihnen sehr gut tut, kommen immer wieder und verlangen danach. Die Menge richtet sich dabei in erster Linie nach der Farbveränderung des Blutes, diese wiederum stimmt mit den Mengenangaben, die uns Hildegard gibt, ziemlich genau überein, zwischen 20 und 150 Millilitern – im Mittel rund 50 bis 80 Milliliter – also nicht mehr, wie bei einer Blutuntersuchung dem Körper entnommen wird. Im Gegensatz zum „normalen Aderlass", wo 500 Milliliter und mehr keine Seltenheit waren und auch heute noch sind.

Je mehr der Mensch sich vor dem Aderlass bewegt, desto mehr kommt das Blut in Wallung, und desto mehr wird das schlechte, durch die Nachtruhe abgesetzte Blut mit dem guten Blut vermischt. Deshalb sollte sich der Patient vor dem Aderlass am frühen Morgen nicht waschen oder duschen. Ebenso nicht den Mund spülen oder Zähne putzen (durch den dadurch entstehenden Pawlow'sche Reflex fangen die Verdauungssäfte zu fließen). Patienten zum Aderlass kommen meist im Schlafanzug oder in einem übergezogenen Freizeitanzug in die Praxis, bewegen sich ruhig und lassen sich meist zur Praxis fahren. Wenn sie selber fahren, dann sollten sie im 30-Stundenkilometer-Schlafwagen-Tempo fahren und sich durch nichts und niemanden während der Fahrt aus der Ruhe bringen lassen, weil sonst die Säfte schon zu sehr vermischt werden. So ist eine optimale Aderlass-Wirkung gewährleistet. Am besten wäre es natürlich direkt am Bett des Patienten (was ich sogar ab und zu mache, wenn der Patient nicht zu weit weg wohnt).

Indikationen des Hildegard-Aderlasses

Bei allen chronischen Erkrankungen zur Reinigung des Blutes und des ganzen Körpers und zur Verstärkung jeder anderen Therapie, bei totaloperierten Frauen ist er besonders wichtig, ja notwendig, da der normale Reinigungseffekt (also die monatliche Blutung) hier fehlt und durch den Aderlass ersetzt wird. Bei Rheuma-, Haut- und Bronchial-Erkrankungen erlebt man nach dem Aderlass oft unmittelbare Besserung.

Dazu ein Beispiel aus der Praxis: Eine ältere Patientin mit starkem Gelenkrheuma, die teilweise zu Hause angezogen werden musste, weil beide Hände verknöchert und fast steif waren, zog sich nach dem Aderlass in meiner Praxis ihre Bluse selber an und schloss die kleinen Knöpfe ihrer Bluse selbst. Als ich eine Bemerkung dazu machte, stutzte sie und merkte erst dann, was sie gemacht hatte. Wir lachten alle beide glücklich über diesen Fortschritt und von diesem Zeitpunkt musste ich sie bremsen, weil sie zu oft den Aderlass gemacht haben wollte.

Vom Verhalten nach dem Aderlass

Hildegard schreibt dazu: „*Nach dem Aderlass muss der Mensch sich drei Tage lang vor den Strahlen des hellen Lichtes der Sonne wie auch vor dem Scheine brennenden Feuers in Acht nehmen, weil während dieser drei Tage das Blut im Menschen durch die Helligkeit erschüttert wird, bebt und so dem Herzen Schaden bringen kann. Das Tageslicht ist gemäßigt und schadet, wenn es ohne zu viel Sonnenstrahlung ist, dem zur Ader Gelassenen nicht. Zu jeder Zeit, aber und namentlich beim Aderlass, siedet das Blut in der Umgebung der Augen des Menschen infolge der Sonnenhitze wie auch der Hitze des Feuers. Die zarte Haut, das heißt die Membran, welche die Augen zusammenhält, kann austrocknen und zu Schwachsichtigkeit führen.*“ (*Also* nach dem Aderlass bei Helligkeit immer eine Sonnenbrille tragen) Auch hierzu ein Beispiel: Ich hielt in meiner Praxis einmal einen kleinen Aderlass-Kurs für Kolleginnen und Kollegen. Am Nachmittag und Abend sprachen wir alles eingehend durch und am nächsten Morgen machten wir uns alle gegenseitig den Aderlass. Danach fuhr eine Kollegin aus der Nähe erst einmal nach Hause, um mit ihrer Familie zu frühstücken. Auf dem Weg dahin musste sie gegen die Sonne fahren und hatte keine Sonnenbrille dabei. Als sie mittags zur allgemeinen Schlussbesprechung wieder kam (jetzt mit Sonnenbrille), klagte sie über Sehstörungen und Kopfschmerzen. Dies dauerte mehrere Tage an und ging erst sehr langsam wieder weg.

Weiter im Text von Hildegard: „*Nach einem Aderlass soll man ungewohnte Speisen, gebratenes Fleisch, rohes Obst und rohes Gemüse nicht essen. Auch darf man keinen starken Wein trinken, weil dieser das Blut erregen und den Menschen leicht besinnungslos machen würde, Käse aber soll man nach einer Blutentziehung ebenfalls meiden, weil dieser dem Blute Schleim liefert und kein richtiges und reines Blut erzeugt, sondern dies mit einem krankhaften Fettgehalt durchsetzt.*“ Wenn man trotzdem Käse essen möchte, dann sollte man diesen immer mit Mutterkümmel oder Mutterkümmelpulver, auch Kreuzkümmel oder Cumin genannt, bestreuen, weil dadurch die Schleimbildung im Blut abgemildert wird. *„Angemessene Speise und ein oder zwei Gerichte mag man zu sich nehmen, so dass man ordentlich satt wird, wie auch einen leichten, reinen Wein trinken“* (Wein evtl. „hildegardisieren“, d. h. etwas Wasser zugeben und so die Säure brechen. Er ist dann bekömmlicher.) *„Dies soll man zwei Tage tun, weil sich das verdünnte Blut noch so lange in Erregung befindet. Am dritten Tage aber hat das Blut seine Vollkraft wiedergewonnen und ergießt sich an seine Orte.“*

Aderlass-Tabelle

Lebensalter	**beim Mann**	**bei der Frau**	**wie oft**
Ab 12. – 15. Lbj. *	0 – 12 ml	10 – 12 ml	1 x pro Jahr
ab 15. – 30. Lbj. *	60 – 150 ml	60 – 150 ml	alle 3 Monate
ab 30. Lbj. Normal	60 – 150 ml	60 – 150 ml	alle 3 Monate
bei Schwäche	40 – 50 ml	40 – 50 ml	alle 3 Monate
ab 50. – 80. Lbj.	30 – 80 ml		1 x jährlich
bei Schwäche	20 – 25 ml		1 x jährlich
ab 50. – 100. Lbj.	30 – 50 ml		1 x jährlich
bei Schwäche	20 – 25 ml		1 x jährlich

* = heißt „nur wenn nötig“, wenn es eine Krankheit erfordert, dass ein Aderlass vorgenommen werden muss. Dies ist der Fall, wenn der Körper gereinigt werden muss, um den Heilungsprozess zu beschleunigen und um die Entgiftungs-Organe – Leber und Nieren – zu entlasten.

Es ist wohl gut, wenn man weiß, welche Gefäße für welche Erkrankungen wichtig sind und zum Aderlass benutzt werden sollen, aber der Körper zeigt uns genau, welche wir nehmen müssen: Es muss einfach das Gefäß angestochen werden, das am meisten hervortritt, denn dort ist der größte Stau – egal, welche Indikationen vorher in Frage kommen. Oftmals erfahren wir sogar erst durch diesen Stau, dass die eigentliche Ursache der Erkrankung woanders liegen könnte. Deshalb ist es auch wichtig, dass wir genau wissen, wo wir hineinstechen.

Wo wird zur Ader gelassen?

In der Regel in der Armbeuge an den verschiedenen Venen:

1. Aus der Kopfader (vena cephalica): Aus dieser Vene sollte – wenn möglich – meist der Aderlass gemacht werden, weil damit alle Leiden verbessert werden.
2. Aus der Leberader (vena hepatica): bei Leber- und Milzleiden, Gefühl der Atem-Behinderung in Hals und Kehle, Augentrübungen. Bei allgemeiner Abwehrschwäche.
3. Mittelader (vena mediana): bei Depressionen, Schmerzen in der Seite und der Lunge. Bei Herzschmerzen nur rechten Arm anstechen!

Die Lage der verschiedenen Venen, die angestochen werden sollen, ist eigentlich für den Therapeuten unerheblich. Anfangs bemühte ich mich immer nach den Beschwerden des Patienten die richtige Vene in der Armbeuge zu treffen. Ich bekam manchmal Bedenken, weil die Patienten verschiedene Beschwerden hatten und eigentlich oft mehr als eine Vene nach diesen Anweisungen Hildegards in Frage kämen. Eines Tage bemerkte ich dann, dass sich immer die richtige Vene von selber am meisten füllt; sie tritt nämlich am meisten hervor und bietet sich von selber an.

Farben des Aderlass-Blutes und ihre Bedeutung

Das herausgeflossene (nicht herausgezogene) Blut sollte man stehen lassen und die verschiedenen Farbveränderungen beobachten. Meist ist es so wie bei einer Blutsenkung – der Blutkuchen setzt sich ab und das Blutwasser steht oben. Das ist normal. Sollte es aber zu Verfärbungen und einem schlechten Absetzen des Blutkuchens kommen, gibt uns die heilige Hildegard in ihren Schriften ganz konkrete Hinweise, wie wir dies beurteilen können.

„Von der Verschiedenheit des Blutkuchens“

Ein Mensch, dessen aus der Ader entleertes Blut eine trübe Färbung aufweist und in dieser Verfärbung schwarze Flecken hat, an seinem Rande rund herum, fast wie Wachs aussieht, wird bald sterben, falls Gott ihn nicht zum Leben zurückbringt. Die trübe Farbe im Blute zeigt nämlich an, dass die Säfte in ihrer Kälte dem Tode entgegengehen. Die schwarzen Streifen im Blut aber lassen erkennen, dass die Schwarzgalle am Absterben ist, und die wachsgelbe Umrandung des Blutes verkündet, dass auch die Galle sich auf dem Wege zum Tode hin befindet.“

Dies habe ich einmal bei einem schwer Krebskranken gesehen, der schon OP, Bestrahlung und Chemotherapie hinter sich hatte. Als ich dies sah, wusste ich, dass das Ende kurz bevorstand. Er starb dann auch innerhalb von 14 Tagen. Aber trotzdem hat der Aderlass bei ihm etwas geholfen: Er hatte die letzten 14 Tage weniger Schmerzen – und das war doch auch etwas!

„Wenn die Farbe des Blutes trübe und wachs ist, aber ohne schwarze Flecken, dann kann er dem Tode entrinnen. Er wird aber sehr krank, weil, obwohl die Säfte in ihrer Kälte bereits zum Absterben stehen, die dunklen Streifen der Schwarzgalle noch nicht aufgetreten sind. Deshalb wird er dem Tode entrinnen.

Ist aber das Blut schwarz und trübe ohne die wachsähnliche Färbung, so handelt es sich .für den Menschen um einen ganz verzweifelten Fall, so dass er von seinem Leiden nicht erlöst werden kann, wenn Gott ihn nicht erlöst. Gleichwohl wird er dem Tode entgehen, denn obwohl die Schwarzgalle und die Säfte vor dem Absterben stehen, bleibt die Galle doch ungerührt an ihrem Ort, und deshalb wird der Mensch nicht sterben.

Erscheinen aber beim Anschneiden der Gefäße alle Farben gleichzeitig, so ist es eine gefährliche Sache und der Mensch kann dem Tode nicht entgehen, wenn ihn Gott nicht am Leben erhält. Denn sowohl die Säfte als auch die Schwarzgalle und die Galle sind gleichmäßig am Absterben.

Sind dagegen die Farben voneinander getrennt, so dass von zweien derselben eine Farbe fehlt, dann kann der Mensch dem Tode entrinnen, wenn auch mit vielen Schmerzen.“

Der Mini-Aderlass

An rheumatisch-schmerzhaften Kleingelenken, wo man einen Schröpfkopf zur blutigen Schröpfung nicht richtig ansetzen kann, sollte man den „Mini-Aderlass" machen. Dabei wird die Haut über dem erkrankten Gelenk gereinigt und mit einer Blut-Lanzette oder Injektionsnadel einige Male angestochen. Durch den Überdruck im gereizten/entzündeten Gelenks-Bereich tritt sofort Blut aus, dadurch wird der Schmerz fast augenblicklich gelindert.

Man kann – wenn es das Gewebe zulässt – auch einen kleinen Schröpfkopf aufsetzen und zusätzlich noch etwas absaugen, aber nur sehr wenig. Die heilige Hildegard von Bingen führt dies unter dem Aderlass auf und nimmt zum Anstechen für solche kleinen Aderlässe – Hildegards Zeit entsprechend – einen Rosendorn. Zeitgemäß nehmen wir heute dafür natürlich steriles Einweg-Material – eine sterile Nadel oder eine sterile Blutlanzette.

Auch bei vereiterten, geschwollenen Zähnen mit Zahnschmerzen und auch bei Zahntaschen kann man am geschwollenen Zahnfleisch direkt am „Locus dolendi" – also am Schmerzpunkt – diesen Mini-Aderlass mit sehr gutem Erfolg durchführen. Dies kam bei meinen Fastenkursen öfters als eine Art Reinigungsprozess vor. Nach dem Anstechen und Ausbluten in diesem Bereich fühlten sich die Leute sofort viel wohler. Der „Dreck" aus dem Körper wurde dadurch direkt abgeleitet und nicht erst mit dem Urin über die Nieren.

Bei Schwellungen der Zunge oder bei lymphatischen Schwellungen im Hals-Lymph-Bereich sollte man laut Hildegard die Unterzungen-Venen anstechen.

Zahntaschen, in denen sich allerlei Speisereste ansammeln und die in Fäulnis oder Gärung übergehen, sind oft die Ursache von Parodontosen und Keimstreuer und damit Ursache von allerlei Entzündungen im ganzen Körper.

Ich habe bei einigen Patienten diesen Miniaderlass immer mit einigen Tage Abstand öfters durchgeführt. Man muss erst warten, bis die alten Miniwunden verheilt sind. Durch den Heilungsprozess ziehen sie sich immer weiter zusammen und verschwinden. Vom Zahnarzt werden diese Zahntaschen oft aufgeschnitten, um eine Herdbildung zu vermeiden. Auch hier ziehen sie sich durch den Heilungsprozess zusammen.

Zum Mini-Aderlass habe ich einen ganz spektakulären Fall aus meinen Anfängen der Hildegard-Heilkunde in meiner Praxis gehabt:

Eine Patientin mit über 80 Jahren – die ich schon Jahre kannte – erzählte mir eines Tages, dass sie jetzt schon öfters ohne erkennbare Ursache eine starke Zungenschwellung hatte. Diese war so stark, dass sie die Zunge kaum mehr im Mund behalten und sich nur noch lallend verständigen konnte. Als dies zuerst auftrat, verständigte sie ihren Hausarzt, der ihr eine Cortisonspritze verabreichte. Als die nichts half, überwies er sie ins Krankenhaus. Dort untersuchten sie alles Mögliche, gaben ihr Injektionen, Infusionen und diverse Medikamente und innerhalb von drei Wochen normalisierte sich alles zum Normalen. Es kam aber immer wieder, und sie war schon am Verzweifeln. Es dauerte auch ohne Behandlung ein bis zwei Wochen und ging dann langsam weg.

Als sie mir dies erzählte, fielen mir die Worte Hildegards ein, wo sie bei einer Schwellung unter der Zunge ein Anstechen der Unterzungenvenen mit einem Rosendorn empfahl. Dies sagte ich der Patientin auch und wir machten aus, dass sie mich sofort verständigen solle, sobald ihre Zunge wieder anschwellen würde.

Nach einer Woche klingelte bei uns früh morgens das Telefon und eine lallende Stimme rief um Hilfe. Ich setzte mich sofort ins Auto und fuhr zu ihr hin. Sie empfing mich mit heraushängender, zu einem Klumpen angeschwollener Zunge an der offenen Haustür. Ich machte ihr sofort den besagten Mini-Aderlass, indem ich die stark hervorgetretene Unterzungenvene anstach. Es kam jede Menge Blut heraus, die Zunge schwoll sichtbar innerhalb von wenigen Minuten ab, der Schmerz ließ sofort nach und sie konnte wieder normal sprechen. Dieses Spielchen wiederholte sich in Abständen von zwei bis drei Wochen einige Male. Dann hörte es auf.

Nach dem letzten Anstechen dieser Unterzungenvene hatte die Patientin, weil sie danach immer den Mund zusammenzog und das Blut ausspuckte, auf einmal einen dicken Blutpfropf im Mund, den sie ausspuckte. Von diesem Zeitpunkt an kam diese Zungenschwellung nie wieder. Ob dies die Ursache dafür war, weiß ich nicht, aber die Vermutung liegt nahe, dass ein zuführendes Blutgefäß in diesem Bereich verstopft war – also ein Thrombus vorhanden war – der diese Stauung und Schwellung hervorrief. Er wurde dann durch den Mini-Aderlass quasi herausgeschwemmt. Dies müsste die eigentliche Ursache dieser starken Anschwellung und Stauung gewesen sein.

Ein weiterer Fall aus der Praxis:

Eine Patientin kam zu mir mit „wahnsinnigen Kopfschmerzen“, wie sie sagte. Bei der Untersuchung konnte die Wirbelsäule, die oft die Hauptursache ist, ausgeschlossen werden. Die Symptomatik deutete auf die Leber und Galle hin, denn der leicht wandernde Kopfschmerz konzentrierte sich auf die rechte Schläfengegend – ein typischer Hinweis auf die Galle. Da gerade der erste Tag Vollmond war – also Aderlasszeit – wollte ich am nächsten Tag eventuell einen Aderlass machen, aber die Venen waren so schlecht, dass ich mir etwas anderes einfallen lassen musste.

Beim Abtasten der Ohrmuscheln fand ich am rechten Ohr eine überempfindliche Leber-Gallen-Zone. Mein kleiner Akupunktursucher piepste in dieser Gegend in den höchsten Tönen, sodass ich mich entschloss dort eine Akupunktur-Nadel zu setzen. Sie ließ sich aber nur sehr schwer setzen, und ich zog sie wieder heraus.

In diesem Augenblick kam aus dem kleinen Loch eine regelrechte Blutfontäne heraus. Die Patientin sagte: „Das tut aber gut, der Schmerz wird langsam weniger!“ Ich ließ es bluten und tupfte nur immer wieder das herausspritzende Blut ab. Der Kopfschmerz war wie weggeblasen und kam auch nicht wieder.

Daraufhin probierte ich diesen „Mini-Aderlass“ an empfindlichen Stellen des Ohres noch öfters bei mehreren Patienten mit akuten Schmerzen – fast immer mit einem durchschlagenden Erfolg.

Das hildegardische Schröpfen

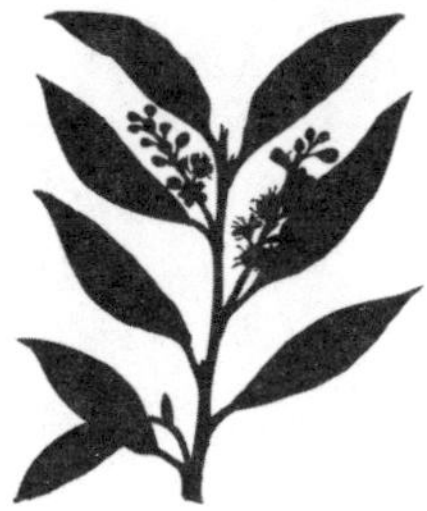

Das Schröpfen – eines der ältesten Naturheilverfahren – ist heute fast in Vergessenheit geraten. Es gibt das Schröpfen in allen Kulturen und Heilverfahren der Welt und wird heute leider fast nur noch in Naturheilpraxen angewendet, aber der Trend ist auch hier rückläufig. In der Schmerz-Therapie ist das normale Schröpfen und auch das hildegardische Schröpfen neben dem Hildegard-Aderlass eine Therapie, mit der man mit wenig Aufwand sehr viel und auch sehr schnell etwas erreichen kann.

Geschröpft wird in der Regel in den sogenannten „Head´schen Zonen". Sie wurden Ende des 19. Jahrhunderts von dem englischen Neurologen Sir Henry Head (1861 – 1940) entdeckt. Er bemerkte, dass innere Organe mit bestimmten Hautarealen – speziell an Rücken und Brust – eine innige Verbindung haben. Diese sind bei Veränderungen der Organe überempfindlich, verändern sich teilweise und zeigen dadurch eine Krankheit im Innern auf der Haut an. Man kann diese Veränderungen teilweise mit der Hand, aber auch mit bestimmten Hilfsmitteln dort ertasten und so innere Krankheiten diagnostizieren. Diese sind aber keine Einbahnstraße, sondern man kann so natürlich über diese Zonen auch diese inneren Organe behandeln und beeinflussen. Auf dieser Basis hat z. B. Frau Dicke die erste und nach ihr benannte „Bindegewebs-Massage nach Dicke" entwickelt. Später haben dann Dr. Abele sen. und auch Dr. Abele jun. diese Zonen weiter erforscht und Reflexzonen-Tafeln entwickelt. Ich hatte das Glück, dass ich beide kennenlernen durfte und bei ihnen auch einige Lehrgänge mitgemacht habe.

Unsere Hildegard hat diese Zonen – auch wenn sie diese etwas anders beschreibt – schon Jahrhunderte vor diesen Leuten beschrieben und uns zur Behandlung empfohlen.

Hildegard sagt zum Schröpfen: „*Wer sich schröpfen lassen will, muss dies nüchtern tun, weil dann das Blutwasser getrennt vom Blut ausfließt Denn wenn der Mensch gefrühstückt hat, vermengt sich das Blut mit dem Blutwasser, und wenn er dann sich schröpfen lassen will, fließt das Blut mit dem Wasser aus. Damit aber der Mensch am Herzen nicht geschwächt wird, soll er vor dem Schröpfen ein wenig Brot und Wein genießen.*“

Die Patienten sollten also zum Schröpfen möglichst morgens in die Praxis kommen und erst kurz vorher einen Happen essen, eventuell etwas Dinkelbrot mit einem Schluck (Herz-)Wein. Das wäre ideal. Auf keinen Fall sollten sie vor dem Schröpfen sehr viel essen und Kaffee oder Schwarztee trinken.

Weiter schreibt Hildegard: „*Schröpfen ist zu jeder Zeit gut und nützlich, damit die schädlichen Säfte und Schleime, die sich im Menschen befinden, vermindert werden. Diese Schleime sitzen zum größten Teil zwischen Haut und Fleisch, und sind dem Menschen besonders nachteilig. Das Schröpfen ist mehr für Jünglinge wie für Greise – weil die Jungen reicher an Saft sind als die Alten. Auch passt das Schröpfen mehr im Sommer als im Winter, weil die Menschen im Sommer mehr frische Nahrung mit jungem, kräftigem Saft genießen als im Winter. Wer weiches und fettes Fleisch hat, kann sich in einem Monat zweimal Blut durch Schröpfen entziehen lassen. Magere hingegen sollen dies, falls es notwendig erscheint, nur einmal im Monat tun.*“ Schröpfen ist also zu jeder Zeit gut, aber für jüngere Leute geeigneter als für ältere und im Sommer besser als im Winter. Fette können sich zweimal monatlich, magere Leute sollten sich aber nur einmal monatlich schröpfen lassen.

„*Wer an den Augen, den Ohren oder am ganzen Kopf Schmerzen hat, soll das Schröpfhorn oder den trockenen Schröpfkopf an der Grenze zwischen Hals und Rücken ansetzen. Wessen Augen anfangen, durch schlechte Säfte trübe zu werden oder geschwürig sind oder bei wem das Fleisch um die Augen herum hervordrängt, soll hinter den Ohren und am Genick mit Schröpfhörnern oder Schröpfköpfen vorsichtig Blut entziehen lassen und dies drei- oder viermal im Jahr tun, oder wenn er sich notgedrungen öfters schröpfen lassen will, so soll er umso weniger Blut fließen lassen, damit er nicht, wenn er über das Maß hinaus Blut entnommen hat, davon zu Schaden kommt.*“ Also bei Schmerzen an Augen, Ohren oder am ganzen Kopf drei- bis viermal pro Jahr blutig im Genick oder hinter den Ohren vorsichtig schröpfen. Bei Bedarf öfters, dann aber immer etwas weniger Blut entziehen.

Vorsicht! Im Nackenbereich bei zu hohem Blutdruck nie trocken schröpfen, weil es sonst zu Stauungen im Kopf kommen kann, die massive, sogar oft lebensgefährliche Druckerhöhungen im Kopf auslösen können.

„Wer an der Brust leidet, muss das Schröpfhorn an den Schulterblättern ansetzen." Bei Brustschmerzen also zwischen den Schulterblättern trocken oder blutig schröpfen, je nach Zustand des Gewebes in diesem Bereich. *„Wer an Schmerzen in der Seite leidet, sollte das Horn an jedem Arm und da, wo die Hand aufhört, aufsetzen."* Bei Seitenschmerzen an jedem Oberarm im Bereich des Bizeps außen und am Übergang *von Arm zu Hand am Handrücken im Gelenksbereich schröpfen. „Wenn er in den Schenkeln Schmerzen empfindet, soll er es an der Seite des Unterleibes ansetzen."*

„Wenn er an den Schamteilen gequält wird, wird zwischen Gesäß und Kniekehle, das heißt an den Oberschenkeln, geschröpft" Bei *Schmer*zen im Darmbein-Becken-Bereich und im Bereich der Ilio-Sakral-Gelenke, wie es oft beim Beckenschiefstand der Fall ist, trocken oder blutig schröpfen, je nach Gewebe, zwischen dem Gesäß und der Kniekehle am hinteren Oberschenkel.

„An der Stelle aber, wo entweder der trockene Schröpfkopf oder das Schröpfhorn gesetzt wird, dürfen diese nicht öfters als drei- oder viermal in einer Stunde, in der das Blut entzogen wird, gesetzt werden. An den Waden dagegen wie auch an den Schienbeinen sollte nicht oder nur ausnahmsweise geschröpft werden – weil dort mehr Blut vorhanden ist wie Säfte, es sei denn wegen großer, durch die Säfte bedingter Notwendigkeit. Man darf die Säfte nicht dorthin ziehen, weil der ganze Körper von den Beinen getragen wird."

Viele Therapeuten sind sich nicht immer im Klaren, ob sie blutig oder trocken schröpfen sollen. Man sollte dann einfach das Gewebe mit der Hand ertasten: Ist es am Schmerzpunkt oder im vorgeschriebenem Bereich prall gefüllt, sollte man blutig schröpfen, ist es an dieser Stelle aber lasch und locker, sollte man dort unblutig schröpfen, um das Blut in das lasche Gewebe hinzuziehen und es dadurch aufzubauen.

Sehr hilfreich ist beim Schröpfen auch, wenn man sich mit den Head´schen Zonen etwas auskennt. Dies sind die Organzonen des Körpers, die man auf der Haut, besonders am Rücken, mit etwas Übung ertasten kann. In diesen Zonen machen sich Organveränderungen im Innern bemerkbar; natürlich kann man dann auch über diese Zonen die Organe beeinflussen. Hierzu zwei Beispiele:

Während meiner ersten Ausbildung ab 1959 machte uns unser Lehrer immer wieder darauf aufmerksam, dass wir diese Zonen mit viel Gefühl behandeln sollten, da wir bei einer Überdosierung auch Schaden anrichten könnten. Ein Kollege massierte dort eine Patientin mit einem Gallenstau – die Gallenzone in der rechten Schulter (diese entspricht genau dem Punkt 3E 15 in der Akupunktur) war sehr verspannt und hart. Er wollte diese scheinbare Myogelose auflösen, behandelte diese Stelle sehr intensiv und löste bei der Patientin dadurch während der Behandlung eine Gallenkolik aus.

Jahrzehnte später erzählte mir eine Patientin in der Praxis, dass sie sich neulich beim Fensterputzen gebückt habe, um den Lappen auszuwringen. Dabei schwenkte das Fenster auf und beim Hochkommen rammte sie sich die Ecke des Fensters in den Rücken. Die tat natürlich sehr weh, ihr wurde übel und sie übergab sich sofort. Als ich am Rücken nachschaute, sah ich dort an dem Bluterguss, dass sie genau die Magenzone getroffen hatte.

Deshalb sollte jeder, der schröpft oder auch nur massiert, diese Zonen in etwa kennen! Am besten orientiert man sich an den Head´schen Zonen, die ergänzt und erweitert worden sind von Drs. Abele sen. und jun.

Zeichnung der Head´schen Zonen nach Abele

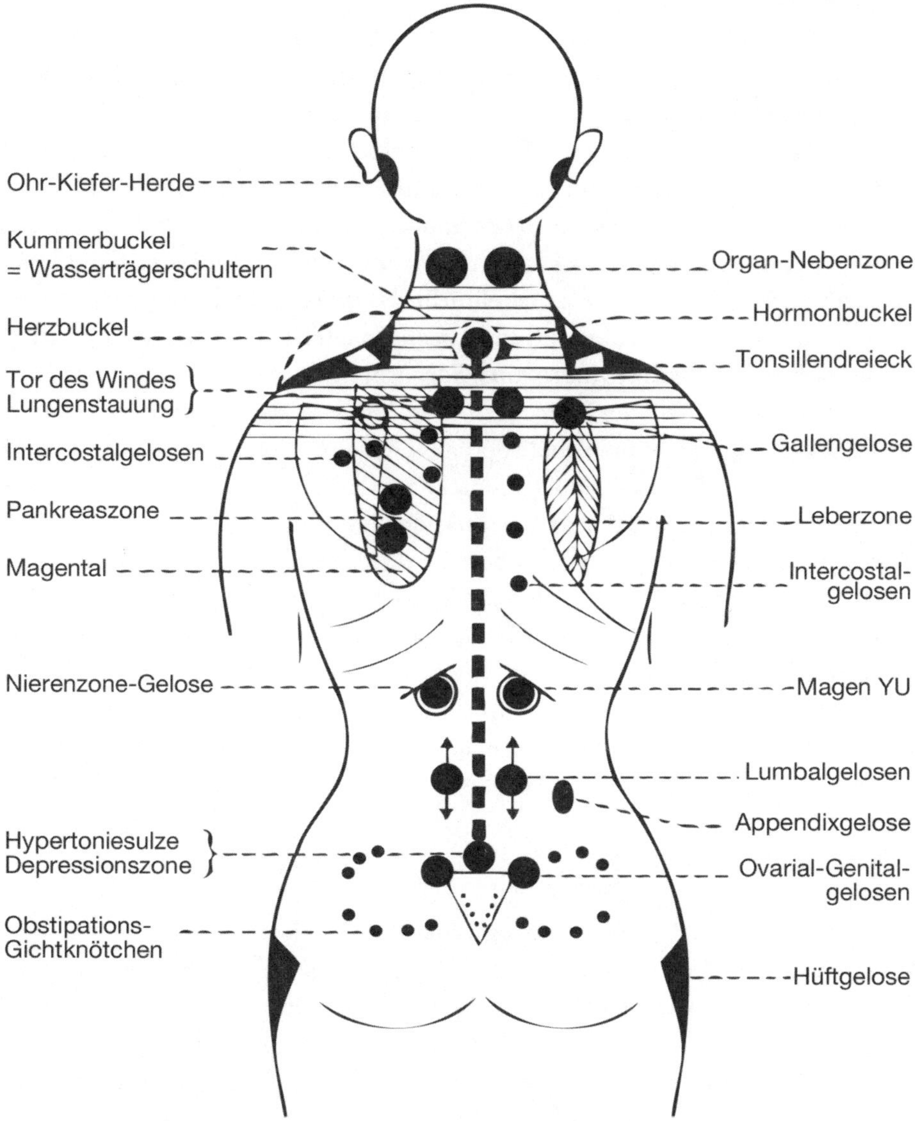

Vom Podagra

„Ein Mensch, der in seinen Schenkeln und Füßen das Podagra fühlt und darunter leidet, soll, falls das Leiden noch frisch ist, möglichst viel Hörner und Schröpfköpfe rings herum auf seine Beine setzen in der Weise, dass er ohne Verletzung der Haut am Knöchel beginnt, damit sie die Säfte an sich ziehen, sie dann an dieser Stelle entfernen und höher herauf ansetzen, damit sie wiederum die tiefer unten sitzenden Säfte an sich ziehen. So fahre er fort, ohne die Haut anzuschneiden oder zu verletzen, bis er zum Gesäß herauf gelangt ist. Hat er das Gesäß erreicht, so wickle er sich oben um den oberen Teil des Knies eine Binde, damit die Säfte, die er mit den Schröpftöpfen bis dahin zusammengezogen hatte, nicht wieder hinuntersteigen, und lasse dann sofort da, wo Rücken und Gesäß aneinandergrenzen, mit Hörnern oder Schröpfköpfen durch Anritzen der Haut das Blut und die schlechten Säfte heraus. So soll er vorgehen, und der Schmerz des Podagra wird verschwinden.“

Hier beschreibt Hildegard also einen akuten Gichtanfall und seine Therapie. Man schröpft trocken an den Knöcheln beginnend rund um die Beine – wo es das Gewebe erlaubt, dass man Schröpfköpfe aufsetzen kann – langsam bis hoch zum Gesäß. Das Bein wird dabei mit einer elastischen Binde unterhalb der Schröpfstellen immer relativ stramm gewickelt und dann wird an der Gesäßfalte blutig geschröpft. Der „Dreck“ wird durch das Trockenschröpfen von unten langsam nach oben gezogen und dann abgesaugt, gemäß dem Paracelsus-Wort: „Wenn du eine Krankheit hast, so mache ein Loch und lasse die Krankheit heraus!“

Diese Methode ist etwas umständlich, aber hilft fast sofort.

Beim Anritzen der Haut beim blutigen Schröpfen muss man – sowohl bei dem alten Schnepper als auch bei den Blut-Lanzetten – auf die Verlaufs-Richtung der unter der Haut liegenden Muskeln und Hautfascien achten. Man sollte immer nur in Längsrichtung – das heißt, wie die Fascien laufen – anstechen oder anritzen. Wenn man mit dem Verlauf einritzt, heilen die kleinen Wunden ohne Probleme und fast ohne Narben zu hinterlassen. Ritzt man dagegen quer zu den Fasern ein, gibt es später sichtbare Narben. Man stört damit den Fluß der Energie in den Meridianen. Es kann durch diese Narben zu Störungen kommen, die eventuell später mit Neural-Therapie wieder entstört werden müssten. Bei Nichtbeachten können enorme energetische Stauungen hervorrufen werden, die den Körper stark stören können und oft die „unbekannte“ Ursache von verschiedenen Schmerzen und scheinbaren Erkrankungen sein können. Also niemals quer zu den Meridianen anritzen. Da die Meridiane aber auch meist im Muskelverlauf liegen, brauchen wir uns da keine Spezial-Kenntnisse anzueignen. Wenn man immer den Muskelverlauf berücksichtigt, liegt man genau richtig. Wenn man etwas unsicher ist, nimmt man einfach die Haut an der anzustechenden Stelle zwischen Daumen und Zeigefinger, dann sieht man deutlich den Unterschied.

Zum Anritzen nehme ich schon seit Jahren nicht mehr den Schnepper mit den kleinen Messerchen, sondern nur noch Einweg-Blutlanzetten. Die Messerchen mussten nach jedem Gebrauch herausgenommen, gereinigt und mitsamt dem Schnepper-Apparat sterilisiert werden. Dies ist mit den Einweg-Blutlanzetten viel einfacher und billiger. Man nimmt an der zu schröpfenden Stelle die Hautfalte zwischen Daumen und Zeigefinger und sticht einige Male schnell und kräftig die Stelle an. Dabei lässt man den Patienten erst einmal tief einatmen, dann ausatmen – dabei stichelt man ganz schnell – fertig. Bis der Patient sich des kleinen Schmerzes bewusst wird, ist alles vorbei. Diese Praxis hat sich bei mir und auch bei vielen Kolleginnen und Kollegen bewährt.

Man kann die Körperreinigung durch das Schröpfen noch durch die Einnahme eines Pulvers verstärken, Hildegard schreibt: *„Nimm Bertram, den dritten Teil seines Gewichts Ingwer und etwas Pfeffer, stoße dies zu Pulver, genieße davon nüchtern und trinke Wein hinterher.“*

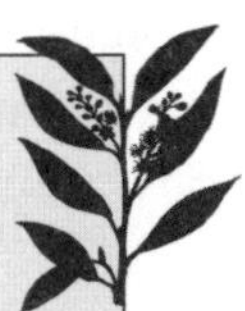

Rezept:

Bertram-Pulver (Pulv. rad. pyrethri)	6 Teile
Ingwer-Pulver (Pulv. rhiz. zingiberis)	2 Teile
Pfeffer-Pulver (Pulv. piperi albi)	1 Teil

M. f pulv.

Von diesem Pulver morgens nüchtern und vor jedem Essen eine Tafelmesserspitze voll nehmen und hinterher einen Schluck (Herz-)Wein trinken. Dies muss wohl nicht unbedingt gemacht werden, bringt aber den Körper nach der Schröpf-Behandlung wieder in ein gewisses Gleichgewicht, wenn man nach einer blutigen Schröpfung als Patient etwas mitgenommen sein sollte.

Zusammenfassung der hildegardischen Schröpfstellen:

- Schmerzen in Arm, Ohren und Kopf, blutig schröpfen im Nacken.

- Augentrübung durch schlechte Säfte oder geschwürige Augen oder *„wenn das Fleisch um die Augen herum anschwillt“*. Leicht blutig hinter den Ohren und am Genick schröpfen, drei- bis viermal jährlich oder – wenn nötig – auch öfter.

- Bei allen Brustleiden: Schröpfen zwischen den Schulter-Blättern blutig oder trocken, je nachdem, wie das Gewebe es verlangt.

- Schmerzen in der Seite: An jedem Oberarm außen und da, wo die Hand aufhört, blutig oder trocken schröpfen, je nach Gewebe.

- Schenkelschmerz: Seitlich des Unterleibs blutig oder trocken schröpfen, je nach Gewebe.

- Darmbein-Schmerzen, Schmerzen im Iliosakral-Gelenk, Schmerzen durch Beckenschiefstand: Schröpfen zwischen Gesäß und Kniekehle (in der Kniekehle selbst aber niemals schröpfen, da sonst Venenreizung) am hinteren Oberschenkel, blutig oder trocken schröpfen, je nach Gewebe.

- Darmbein-Schmerzen, Schmerzen im Iliosakral-Gelenk, Schmerzen durch Beckenschiefstand: Schröpfen zwischen Gesäß und Kniekehle am hinteren Oberschenkel blutig oder trocken schröpfen, je nach Gewebe.

Wichtig!
In der Kniekehle selbst aber darf niemals geschröpft werden! Dort ist der wichtige Akupunkturpunkt „Blase 54“, der bei Stauungen im Bein eventuell mit einer Dreiecksnadel angestochen wird. Dann lässt man das Blut fließen (ähnlich wie bei Aderlass) und entstaut die ganze Gegend und das Bein, setzt aber niemals einen Schröpfkopf an, um zu saugen.

- Bei Schmerzen am Körper allgemein: Dort blutig schröpfen, wo der Hauptschmerz sitzt, also eine sogenannte „Locus dolendi-Behandlung“ durchführen, am „Ort des Schmerzes“.

Zeichnung von Schröpfstellen am Körper

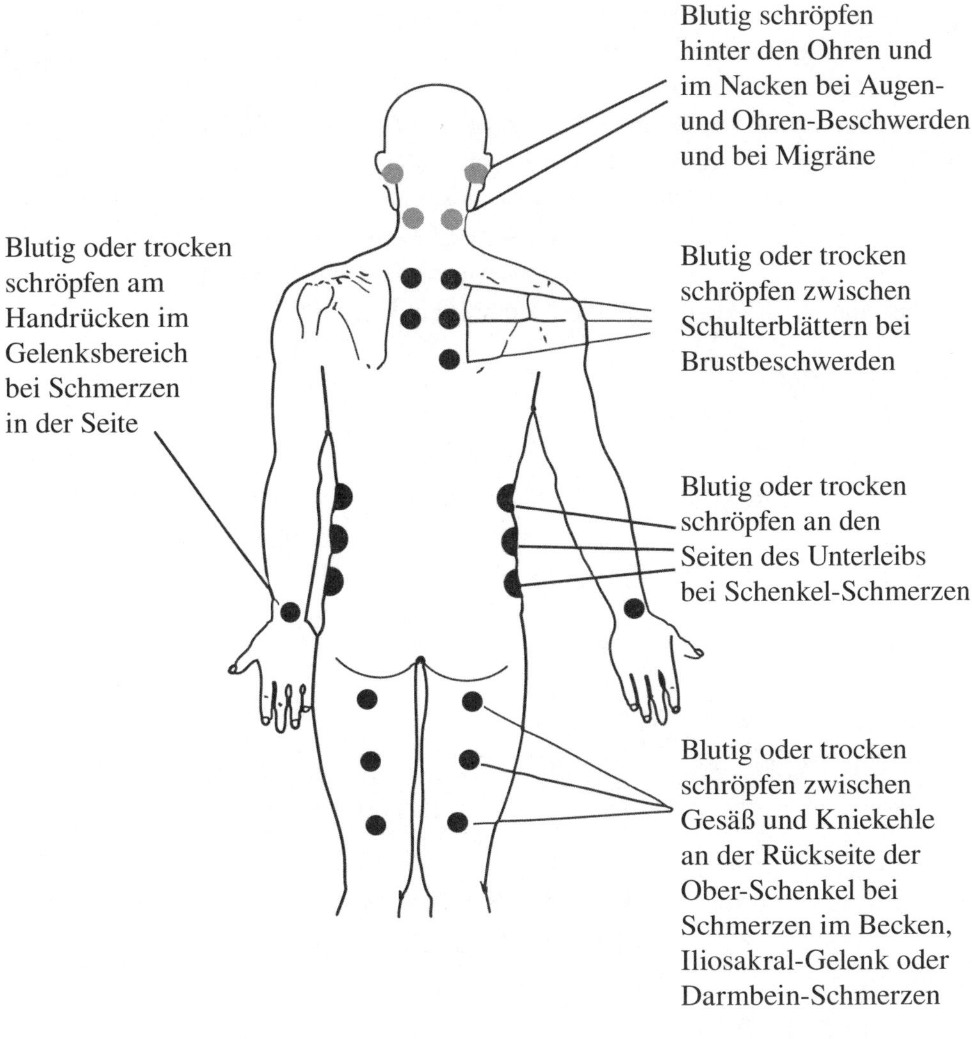

Schröpfen bei Nieren-Erkrankungen mit Rückenschmerzen

Mit Schröpfen kann man auch die Nieren, die ja auch ein psychisches Organ sind, enorm entlasten. „Es geht ihm (oder ihr) an die Nieren!" Oft kommen nach einem schweren Schicksalsschlag ganz plötzlich starke Rückenschmerzen, meist mit den typischen Nieren-Gelosen oberhalb der Lendenwirbelsäule rechts und links, etwas unterhalb, wo die unteren Rippen an der Wirbelsäule ansetzen, und auch in den Nieren-Organ-Nebenzonen im Halswirbel-Nacken-Bereich. Diese sind dann stark verspannt und aufgequollen. Dies ist ein Hinweis, dass die Nieren Ursache der Rückenschmerzen sein müssen. Auch die Hypertonie-Zonen im Kreuzbein-Bereich sind dann meist sehr stark versulzt und der Blutdruck höher als sonst bei diesem Patienten. Bei diesen Zeichen sollte man auch den Urin untersuchen, um weitere Hinweise auf die Nieren zu finden oder dies auszuschließen. Blutig oder unblutig schröpfen, je nach Gewebebefund.

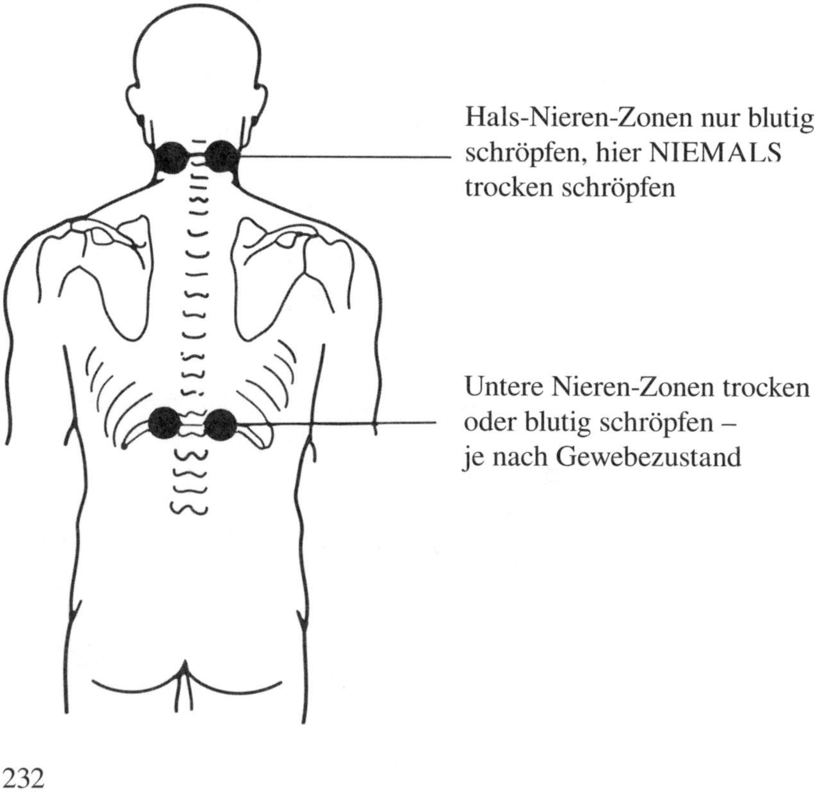

- Ischialgie: Rund um das schmerzende Bein trocken schröpfen, am Großzehen-Grundgelenk und an den Knöcheln beginnend, langsam nach oben gehend bis zum Gesäß. Die weiche Kniekehle muss beim Schröpfen nach oben ausgespart werden, dort darf niemals geschröpft werden! Dann das Bein von unten nach oben mit einer elastischen Binde stramm wickeln, wobei die letzten zwei bis drei Schröpfköpfe noch während des Wickelns am Oberschenkel sitzen bleiben. Nach der Wicklung letzte Schröpfköpfe abnehmen und blutig dort schröpfen, wo Rücken und Gesäß aneinander kommen, also an der hinteren Glutaeal-Falte. Wenn durch Stauungen im Bein nötig, dann danach den Akupunkturpunkt „Blase 54" direkt in der Kniekehle nur anstechen und Blut laufen lassen. – Niemals das Blut heraussaugen mit Schröpfkopf oder mit Vakuumflasche!

Diese Hildegard-Anwendung zum Schröpfen bei Ischialgien findet man nur bei Hildegard und sie hilft meist auch dann noch, wenn alles andere nicht mehr hilft. Sie ist sehr zeitaufwendig und etwas umständlich, hat aber schon manchem meiner Patienten als letzte Hilfe viel gebracht. Man kann dies fast nicht alleine machen, sondern muss einen Helfer dabei haben!

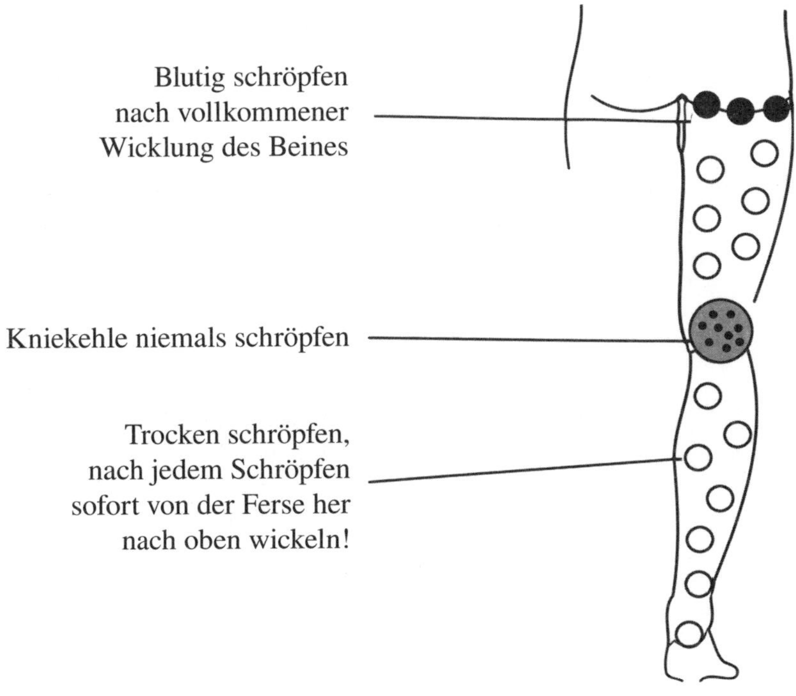

Schröpfen und Wickeln bei Ischialgie

Wichtiges, Allgemeines zum Schröpfen: Trockenschröpfen sollte an ein und derselben Stelle nur drei- bis viermal pro Stunde erfolgen, man kann aber in der unmittelbaren Nachbarschaft der ersten Schröpfstelle sofort weitermachen. Waden und Schienbeine nur in Ausnahmefällen schröpfen. Der Nackenbereich darf nur blutig geschröpft werden, weil es sonst bei einer trockenen Schröpfung in diesem Bereich einen Stau im Kopf geben kann, der Hochdruck-Patienten in akute Lebensgefahr bringen kann. Bei Hypotonikern kann man es evtl. wagen, aber besser ist hier immer die blutige Schröpfung.

Zur Kennzeichnung der Schröpfstellen kommt in die Karteikarte eine Einlage mit der Abbildung eines Menschen von hinten und von vorne, auf der die geschröpften Segmente mit Farbstift eingezeichnet werden. Die trocken geschröpften Stellen mit „BLAU“oder „SCHWARZ“ und die blutig geschröpften mit „ROT“, damit kann man bei der nächsten Behandlung auf einen Blick sehen, wo man wie geschröpft hat.

Für die „normale“ Naturheilpraxis hat sich vor allem die Region um den siebten Halswirbel herum als bester Ort für die blutige Schröpfung bewährt, weil wir hier einen Hauptkreuzungspunkt vieler ab- und zuleitender Gefäße, Nerven und Energiebahnen und auch eine Hauptstelle des Hormonhaushalts finden (im Volksmund auch zutreffend Hormon- oder Witwenbuckel genannt).

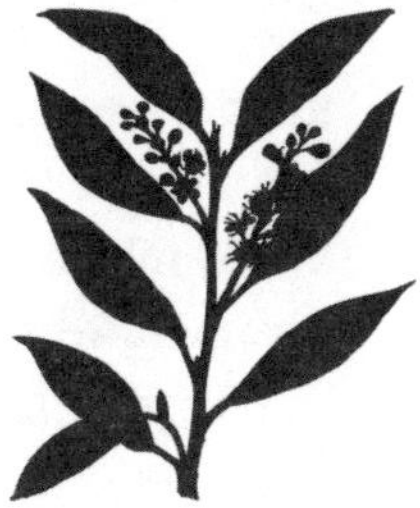

Das Heilfasten nach Hildegard von Bingen

Die ersten Anfänge meiner Erfahrung mit Fasten hatte ich Anfang der 60er Jahre. Damals hatte ich einen Tierpfleger eines großen deutschen Zoos zur Behandlung. Dieser erzählte mir, dass ihr Zoo-Direktor angeordnet hatte, dass die großen Raubkatzen wie Löwen und Tiger einmal in der Woche nichts zum Fressen bekommen sollten, da sie in der freien Natur auch nicht jeden Tag Beute machen würden und somit immer wieder einmal notgedrungen einen Fastentag einlegen müssten. Außerdem hätten sie beim Beutemachen immer sehr viel Bewegung, die im Zoo nur beschränkt vorhanden sei, und wenn sie sich dabei ständig sattfressen könnten, würden sie dick und träge werden. Er setzte diesen Fastentag einmal pro Woche gegen den Widerstand der Tierschutzverbände und auch teilweise der Tierpfleger durch. Das Ergebnis: Nicht nur die Verpflegungskosten gingen um 15 Prozent zurück, sondern – was noch wichtiger für ihn war – die Tierarzt- und Medikamenten-Kosten reduzierten sich um 80 Prozent. Dies vor allem war das ausschlagende Argument, und dadurch wurde dieser Fastentag von allen anerkannt.

Als ich das hörte, dachte ich: „Was den Tieren so gut tat, könnte auch gut für mich sein.“ Ich legte also einen Tee-Fastentag einmal pro Woche ein und beobachtete mich dabei sehr genau. Durch viel Trinken an diesem Tag hatte ich kein Hungergefühl. Nur bei sauren Tees und bei meinem damaligen Lieblingstee „Pfefferminze“ bekam ich Hunger. Wenn ich neutrale Tees trank, war dies nicht der Fall. Ich trank damals (bei damals knapp unter 60 Kilo Gewicht) an diesen Tagen drei Liter pro Tag. Anfangs war der Urin ganz hell. Ab Mittag veränderte sich die Farbe, der Urin wurde dunkler, und gegen Abend sah er dunkel aus wie Altöl. Ich folgerte, dass nun vermehrt Schlacken ausgeschieden wurden. Eine weitere Beobachtung: Durch das ständige Stehen an der Massage-Bank auf dem verkehrten rechten Bein (als Rechtshänder war demzufolge das linke Bein mein sogenanntes Standbein) bekam ich manchmal in der rechten Hüfte etwas Schmerzen. An dem Tee-Fastentag verschwanden diese ab Mittag vollkommen und kamen auch in den nächsten Tagen nicht mehr wieder. So war dies ein Indiz für mich, wenn ich dort etwas Schmerzen hatte, legte ich einfach einen solchen Tee-Fastentag ein und alles war weg.

Nun las ich alles, was ich über Fasten in die Hand bekam, und probierte alles auch selbst an mir aus. Ich machte Buchinger-Fasten – da bekam ich durch die säuernden Obst- und Gemüse-Säfte leichte Magen-Beschwerden. Ich legte Obsttage ein – da bekam ich vermehrt Hunger, und selbst viel Trinken half dagegen nicht oder fast nicht. Ich probierte die „Atkins-Diät“ mit viel Eiweiß und keinerlei Kohlehydrate – dabei fühlte ich mich gar nicht wohl.

Die Milch-Semmel-Diät nach Franz Xaver Mayr bekam mir da schon besser, war aber auch nicht ganz das Richtige für mich. Diese machte ich auch zum Teil zusammen mit einigen meiner Patienten, die ich zuerst in meiner Heil-Praxis betreute. Wir kamen alle zwei bis drei Tage zusammen und hatten – wenn nötig – ständig telefonischen Kontakt. Hier machte ich dann sogar schon die ersten, festen Kurse.

Dann stieß ich Jahre danach auf Hildegard und kam durch Dr. Hertzka auf das Hildegard-Fasten. Dies war mir sehr sympathisch und durch die basische Dinkelbrühe und den basischen Fencheltee bekam es mir von Anfang an sehr gut. Auch hier machte ich gute Erfahrungen zusammen mit Patienten – alleine und auch mit ganzen Gruppen. Dann bot ich zusammen mit einer Kollegin die ersten kleinen Kurse an, wobei die große Schwierigkeit immer war, ein Haus zu finden, das die hildegardische Küche zubereiten wollte und konnte.

Von meinem Meditationslehrer P. Willigis Jäger, OSB, bekam ich das Angebot, in seinem Haus in Würzburg und im Schwarzwald regelmäßig Hildegard-Fastenkurse durchzuführen, was ich auch machte, teilweise dreimal im Jahr – neben meinen Kursen zu Hause. Dann kam die Schweiz dazu, wo ich einige Kurse im schönen Mariastein abhielt.

P. Willigis sagte einmal „Wer das Fasten nicht ehrt, ist des Essens nicht wert.“ Diesen Ausspruch habe ich mir eingeprägt und auch bei allen meinen Kursen den Teilnehmern erzählt – und sie haben es mir immer wieder bestätigt. Erst wenn man einmal richtig gefastet hat, kann man wieder den Wert eines Essens so richtig schätzen. Man isst wieder bewusster, kaut ausgiebiger, ganz im Sinne des Wortes „Mahlzeit“, das vom „Vermahlen“ der Speisen im Mund kommt, sonst könnte man ja auch, kurz und bündig, „Schlingzeit“ sagen. Sehr oft wäre dies in der heutigen Zeit der bessere Ausdruck, weil viele ihr Essen sehr oft gedankenlos hineinschlingen.

Drei gute Gründe zum Heil-Fasten:

1. Der eine Sinn des Fastens ist, dass wir uns des Essens bewusster werden.
2. Ein weiterer Zweck des Fastens ist die General-Reinigung des ganzen Körpers. Deshalb nennt man das Fasten auch „das unblutige Messer des Internisten“, weil hierbei eben nur kranke Zellen abgebaut werden und das umliegende, gesunde Gewebe voll erhalten bleibt. Aber auch sonst wird der Körper von allen unnötigen Schlackenstoffen gereinigt, man fühlt sich wohler und die Widerstandskraft wird enorm gestärkt. Viele Krankheiten können dadurch sehr positiv beeinflusst werden.
3. Der dritte und letzte Zweck des Fastens kann auch das Abnehmen sein – dies kann aber, wie ich bei meinen Fastenkursen immer gesagt habe – nur ein angenehmer Nebeneffekt sein. Hierzu kann man auch sehr gut nur die „Holländische Dinkel-Fastenkur“ einsetzen (Siehe diese in Anhang an diese Fastenausführung).

Sinn und Zweck des Fastens ist also eine Generalreinigung des Körpers, die nur über eine massive Ausschwemmung und Entsäuerung geht. Die meisten heutigen Menschen sind nämlich in der Regel total sauer, körperlich und meist auch geistig – „stocksauer“. Das Hildegard-Fasten unterscheidet sich vom „normalen Fasten“ durch einige Punkte:

- Das Heil-Fasten nach der heiligen Hildegard von Bingen besteht darin, dass man sechs bis zehn Tage nichts Festes isst, sondern nur sehr viel trinkt, besonders den basischen Fencheltee und auch den Salbeitee. Man kann aber auch anderen Teesorten (aber keinen sauren, keinen roten und keinen Pfefferminz-Tee) oder auch nur abgekochtes Wasser trinken.
- Mittags und abends gibt es während des ganzen Kurses eine heiße Fastensuppe. Sie besteht aus einer abgekochten Mischung aus Dinkelkörnern,

Gemüse der Saison (außer Lauch, Spargel und Tomaten), Kräutern und Gewürzen. Es wird nur die abgeseihte Brühe ohne die festen Bestandteile gereicht. Alles (oder fast alles), was man während eines solchen Kurses zu sich nimmt, sollte möglichst basisch sein, um den übersäuerten Körper wieder ins Gleichgewicht zu bringen.

- Abgeführt wird in diesen Tagen niemals mit Glauber- oder Bittersalzen wie bei anderen Fastenkursen oder -kuren üblich ist (da diese wertvolle Mineralstoffe dem Körper entziehen), sondern mit dem körper- und darmschonenden Ingwer-Ausleitungsgranulat (jetzt auch Ingwer-Gewürzmischung genannt) und mit Flohsamen (*semen psyllii*).
- Zu Beginn des Kurses bekommt jeder Teilnehmer eine Flasche Herzwein (Petersilien-Honig-Wein), um damit evtl. auftretende Kreislaufprobleme und Kopfschmerzen schnell und gut in den Griff zu bekommen und auch einer drohenden Unterzuckerung entgegenzuwirken. Auch wird mit dem Herzwein zusammen am Morgen das Ingwer-Ausleitungsgranulat zerkaut und geschluckt.
- Bei einem solchen Kurs sollten auch Zeiten des Schweigens und der Meditation, der inneren Sammlung mit dazugehören und als Gegenpol wieder viel Bewegung an der frischen Luft durch meditatives Gehen im Freien, durch Spaziergänge und Wanderungen.

Dies sind die wesentlichsten Punkte, in denen sich ein Heil-Fasten nach der heiligen Hildegard von Bingen von anderen Heil-Fasten-Kuren oder -Kursen im Wesentlichen unterscheidet. Hildegard-Heilfasten ist *„das mildeste Fasten, das ich je erlebt habe“* – so die Aussage vieler Teilnehmer nach solch einem Kurs.

Man kann dieses Heilfasten natürlich auch zu Hause machen, aber es wäre erfahrungsgemäß besser, wenn man erst einmal einen solchen Kurs in einer Gemeinschaft mitmacht. Man weiß dann besser, wie alles abläuft, und außerdem trägt die Gemeinschaft in einem solchen Kurs unwahrscheinlich zum Erfolg bei. Ich habe im Laufe der Jahrzehnte erlebt, dass einige Teilnehmer immer wieder zu einem solchen Kurs kamen. Sie sagten übereinstimmend, dass sie es alleine nie schaffen würden, aber die Kursteilnehmer und der Kursleiter gäben ihnen die Kraft und die Sicherheit, die Höhen und Tiefen, die man im Kurs erlebt, durchzuhalten.

Ein solcher Kurs ist auch eine „Psycho-Hygiene“. Ich habe in rund 25 Jahren Fastenkursen keinen erlebt, in dem nicht mindestens ein(e) Teilnehmer(in) in

Tränen ausgebrochen ist und vor den Kursteilnehmern oder bei mir im Vier-Augen-Gespräch einigen „geistigen Müll“ abgeladen hat. Hinterher ging es allen besser – dem „Ablader“ und auch allen anderen Teilnehmern (wenn es öffentlich passierte). Auch deshalb sollte man einen Fastenkurs nie ohne eine gewisse Führung machen – den Hausarzt, den Pfarrer oder irgendeine Person, der man voll vertrauen kann.

Einer meiner Lehrer an der Uni-Klinik Würzburg sagte öfters: „Lachen ist für die Patienten eine sehr gute und wirksame Medizin, da die Leute dadurch innerlich entkrampfen und entspannen.“ Er sagte ab und zu wortwörtlich: „Dreimal täglich kräftig lachen ersetzt eine Flasche Medizin!“

Deshalb ging es normalerweise bei meinen Fastenkursen immer relativ ruhig zu – sie waren ja als „Hildegard-Fastenkurs im Schweigen mit Meditation“ ausgeschrieben – es wurde geschwiegen, aber sonst ging es niemals todernst zu. Bei den täglichen Vorträgen, Gesprächsrunden und Wanderungen (jeden zweiten Tag am Nachmittag) wurde auch viel gesprochen und gelacht. Wer im Schweigen bleiben wollte, konnte dies allerdings immer bleiben – da sollte jeder Rücksicht darauf nehmen, und das wurde auch von jedem respektiert. Er brauchte nur ein Zeichen zu geben – das wurde am Anfang des Kurses ausgemacht – und das wurde von jedem eingehalten.

Die „Holländische Fastenkur“

In der Hildegard-Literatur gibt es auch die sogenannte „Holländische Fastenkur“ mit Dinkel. „Holländische“ wird sie deshalb genannt, weil sie erstmals in Holland erprobt worden ist. Sie geht über sechs Wochen. Man isst dabei jeden zweiten Tag dreimal täglich nur Dinkel in irgendeiner Form mit Gemüse – also ganz vegetarisch – und trinkt dazwischen nur jede Menge Fencheltee und abgekochtes Wasser. Alle Reizstoffe wie Kaffee, Schwarztee, Tabak, Alkohol usw. sollten auch an diesem Tag gemieden werden, ebenso wie Eiweiß, außer dem Eiweiß im Dinkel und in den verschiedenen Gemüsearten natürlich. Am zweiten, vierten, sechsten Tag usw. dazwischen kann man dann ganz normal essen, was man will.

Mit dieser Kur hat ein Mann in Holland in den 70er Jahren von 136 Kilo in vier Monaten etwa 40 Kilogramm abgenommen. Durch diese radikale Umstellung auf die Dinkelkost kommt es – aber nur, wenn man Dinkel nicht gewohnt ist – zu einer totalen Stoffwechsel-Umstellung und damit zu einem enormen Gewichtsverlust – wenn man vorher massiv Übergewicht hatte.

Wenn jemand allerdings schon Dinkel regelmäßig isst, wirkt dies nicht sehr, weil eben keine Stoffwechsel-Veränderung mehr eintreten kann. Dies hat mir die Teilnehmerin eines Hildegard-Seminars in Augsburg berichtet. Sie hatte ein Jahr vorher bei einem Vortrag von dieser Fastenkur gehört, bereitete schon vorher fast alles mit Dinkel zu und probierte nun diese „Holländische Fastenkur". Sie war verärgert, weil sie trotzdem ihre zwei Kilo Übergewicht nicht heruntergebracht hatte. Die meisten Hildegard-Anhänger haben sehr selten Übergewicht, da sie durch die regelmäßige Zuführung dieser (Schon-)Kost nur wenig überflüssiges Fett ansetzen können.

Von der Heilkraft des Weines

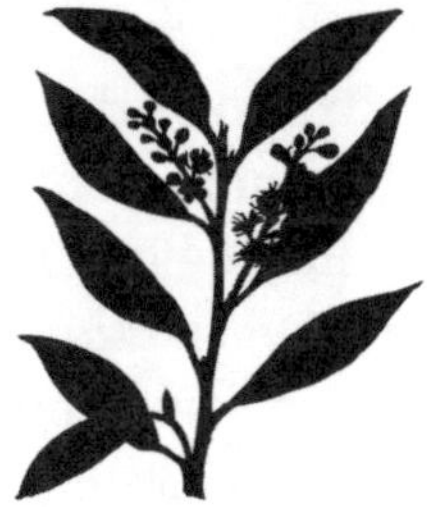

Ob Hildegard von Bingen, Paracelsus oder Goethe – bei einem Streifzug durch die Geschichte finden sich immer wieder bekannte Namen, die schon zu ihren Zeiten die Heilkraft des Weines priesen. „Zum Wohl" – die Tradition, sich mit diesen Worten zuzuprosten, kannten schon die alten Griechen. In über 200 Heilkultstätten huldigten diese ihrem Heilgott Asklepios. Durch Trinkkuren zur Linderung von Krankheitssymptomen wurden „Rausch-Weine" verordnet.

Hippokrates von Kos (* um 460 v. Chr. † um 370) benutzte schon Wein, um Patienten in der Genesungsphase wieder zu kräftigen, aber auch als Beruhigungs- und Schlafmittel und zur Bekämpfung von Kopfschmerzen. Verschiedene Kulturen im Altertum benutzten Wein pur und auch teilweise in Verbindung mit Pflanzen als narkotisches Analgetikum bei Ischias-Schmerzen, als Herz-Kreislaufmittel, als harntreibendes Mittel, bei Augenkrankheiten und bei Völlegefühl.

Römische Legionäre tranken Wein nach und auch während ihrer Feldzüge, meist als Zugabe zum Wasser zur Verbesserung der hygienischen Qualität. Auch zur Wunddesinfektion kam er damals zum Einsatz, denn er hat – wie heute nachgewiesen – eine gewisse bakterientötende Wirkung.

Der Chemiker und Mediziner Friedrich Hoffmann, Leibarzt des Königs Friedrich I. von Preußen, entwickelte eine „Wein-Chur". In der ersten Woche sollten die Patienten täglich erst anderthalb Liter Wein trinken. Die Dosis wurde langsam gesteigert, so dass in der fünften Woche sechs bis acht Liter getrunken werden sollten.

Der Wein war damals allerdings nicht so hochprozentig wie heute. Man nimmt an, dass er nur etwa zwei bis fünf Prozent Alkohol hatte. So ist es zu verstehen, dass die Stadt Würzburg im Mittelalter ihren Bediensteten und allen ihren Familien-Angehörigen über 14 Jahren ein Deputat – also einen Zusatz zu ihren Lohn – pro Tag mit fünf Liter Wein gewährte. Man trank damals schon am Morgen zum Frühstück Wein erwärmt und tauchte das Brot darin ein. Durch den Erhitzungsvorgang verlor der Wein noch jede Menge Alkohol. Da das Wasser in den Städten oft zum Trinken fast ungenießbar war und auch oft schwere, tödliche Seuchen erzeugte, trank man eben Wein oder Bier, beides erwärmt schon zum Frühstück. Das beste Wasser gab es außerhalb der Städte, deshalb auch das alte Volkslied „Am Brunnen vor dem Tore". Durch die selten gut vorhandene Abwassersituation – man goss und schüttete allen Abfall in die Gosse – waren die innerörtlichen Brunnen belastet.

Im 16. Jahrhundert zur Zeit von Paracelsus waren (vergorene) Traubenkuren in europäischen Heilbädern im Trend. Wein als heilender Wirkstoff setzte sich durch, und bestimmte Weine wurden von Ärzten zur Genesung verschrieben – allerdings mäßig – und über Apotheken bezogen.

Goethe nimmt in vielen seine Werke Bezug auf Wein. Er pries seine wohltuenden Eigenschaften. In seinem Haushaltsbuch sind 20 Prozent der Gesamtausgaben unter dem Stichwort „Weinerwerb" notiert. Er ließ sich den Wein „Vom Würzburger Stein" jedes Jahr liefern, eine der besten Marken. Er schrieb u. a.:
„Für Sorgen sorgt das liebe Leben.
Und Sorgenbrecher sind die Reben."

Kardiologen meinen heut, dass ein Glas Rotwein pro Tag (oder auch ein Glas Bier) dem Altersherz gut tue – wenn es mäßig genossen wird. Dazu wieder Goethe:
„Rotwein ist für alte Knaben
eine der besten Himmelsgaben."

Wein in der Hildegard-Heilkunde

Die hl. Hildegard von Bingen setzt außer bei Fenchel, Salbei und beim Lungenkraut fast keinen Tee ein – sondern nur erhitzten oder gekochten Wein in Verbindung mit Heilkräutern.

Aus der Hildegard-Heilkunde ist der Wein gar nicht wegzudenken. Er wird immer wieder in ihren Schriften wohlwollend erwähnt. Sie war ja Benediktinerin, und da gehörte der Wein in einem jeden Kloster zu den Getränken bei den täglichen Mahlzeiten. Der Wein wird sowohl als *„Getränk zur Freude des Menschen“* erwähnt, aber meist als Medizin-Wein gebraucht.

- Zur Stärkung eines Schwerkranken wird diesem zum Beispiel immer wieder warmer Wein gereicht, meist mit Wasser verdünnt.

- Verkocht mit irgendwelchen Kräutern wird er sehr oft als Medizin-Wein gegeben (beispielsweise bei der Wermut-Frühjahrskur und dem Herzwein).

- Bei sehr herben Weinen, z. B, dem Frankenwein, sagt SIE uns, dass wir bei ihm vor dem Trinken mit etwas Wasser die Säure brechen sollten; wir sprechen spaßeshalber dann vom „Hildegardisieren des Weines“. Und jeder säureempfindliche Mensch merkt sofort, dass ihm dann ein Wein, der solcherart gepflegt und verbessert wurde, viel besser bekommt und den Säurehaushalt nicht in Unordnung bringt – vorausgesetzt, man hält sich an die „Discretio“, das rechte Maß. Man kann auch zur Brechung der Säure etwas ganz normales Brot eintunken.

- Auch der sogenannte „Gelöschte Wein“ wird sehr oft von Hildegard-Freunden verwendet. Man nimmt ihn, wenn man innerlich unruhig ist oder auch, wenn man vor Zorn innerlich „kocht“. In diesen Fällen einfach etwas Wein zum Kochen bringen, mit einem Schuss kaltem Wasser abschrecken und sofort trinken. Dies besänftigt den Zorn, als auch die innere Unruhe und ist gut bei Einschlafstörungen zu verwenden, wenn man durch irgendwelche Probleme, die man im Kopf wälzt, die den Kopf „heiß“ machen, nicht richtig zur Ruhe kommt.

Spötter sagen wohl, dass Choleriker, statt sich diesen gelöschten Wein zu bereiten, eher die Flasche Wein an die Wand werfen, um die Wut loszuwerden. Denn in der Zeit, in der der Wein erhitzt und abgelöscht wurde, ist der Zorn auch schon wieder verflogen.

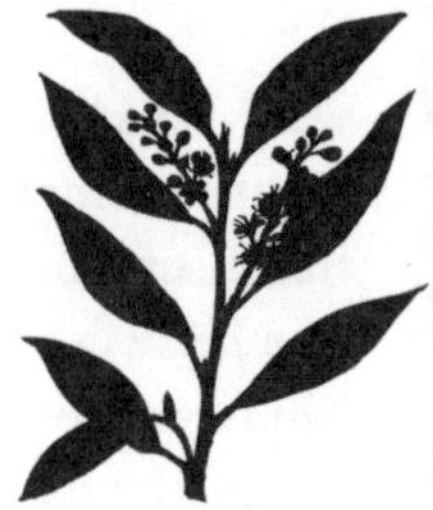

Die Heilkraft der Gebete

Die hl. Hildegard war Benediktinerin, und das Motto der Benediktiner lautet: „Ora et labora“ – „Bete und arbeite“. Nach diesem Motto richtet sich der ganze Tagesablauf in den Klöstern, und unter diesem Motto hielt ich auch meine Fastenkurse ab.

Wir teilten den Tag ein in besinnliche (Ora-)Teile und aktive (Labora-)Teile. Die Ora-Teile bestanden in Morgengebet, Rezitieren von Texten, Tönen, Meditation und gezielten Atem- und Bewegungsübungen. Beim Labora-Teil machten wir auch aktive Körperübungen und gemeinsame, rhythmische Tänze, Wanderungen in der freien Natur und hielten auch Vorträge mit Aussprache und dem Beantworten von Fragen über das Fasten, die Meditation und natürlich über die Hildegard-Heilkunde. Wobei man sagen muss, dass man die beiden Teile nicht so streng voneinander trennen kann; oft ging ein Ora-Teil in einen Labora-Teil über und umgekehrt, wie es sich gerade ergab. Wichtig war nur, dass die drei Teile des Tages (Vormittag, Nachmittag und Abend) immer mit einem stillen Teil begannen und mit einem stillen Teil endeten.

Auch die Schulmedizin kommt heute so langsam zu der Erkenntnis, dass das Arbeiten am Patienten nicht alles ist, denn es gibt eben noch mehr zwischen Himmel und Erde, als der Mensch sich vorstellen kann. Man kommt langsam dahinter, dass ein positives Gottesbild zu mehr Gelassenheit und Akzeptanz von sich selbst und seiner Umgebung führt. Studien konnten die Heilkraft der Gebete international bestätigen.

Ein Patient, der in der inneren Balance lebt, bildet einen fruchtbaren Boden, auf dem die Selbstheilungskräfte besser wirken können. Ein „positives Gottesbild“ bedeutet, in Frieden mit sich selbst und anderen zu leben und dadurch mit Krankheit und Schicksalsschlägen besser umgehen zu können. Selbst Ungläubige empfangen diese Heilkräfte, sie müssen sich nur für diese innerlich frei machen.

Ein negatives Gottesbild führt zu Unzufriedenheit, Verzweiflung und Angst, begünstigt die Anfälligkeit für Krankheiten. Gläubige Menschen dagegen sind geistig und körperlich gesünder oder, wie Goethe im „Faust“ sagt: „Der Geist formt den Körper“. Deshalb wird in der Hildegard-Heilkunde immer der ganze Mensch mit Körper, Geist und Seele behandelt. Wenn man diese Komponente vernachlässigt, kann man keine dauerhaften Erfolge erreichen.

Studien belegen: Auch wenn man sich als kritischer, rationaler Mensch einschätzt, der nicht gläubig ist, kann man trotzdem über Entfernungen hinweg durch Gebetgruppen an verschiedenen Orten Heilung erfahren und Linderung verspüren.

In den USA gab es einen Großversuch: Es gab zwei Gruppen mit je 500 Herzpatienten. Für die erste Gruppe wurde sehr intensiv gebetet, für die andere Gruppe nicht. Keiner der Patienten und keiner der behandelnden Ärzte wusste davon. Nach drei Monaten war in der ersten Gruppe eine erstaunliche Besserung eingetreten. Allen Patienten ging es viel besser, als von Ärzten erwartet worden war. In der zweiten Gruppe, für die nicht gebetet worden war, waren etwa 5 Prozent gestorben. 15 bis 20 Prozent waren schlechter dran als vorher, dem Rest ging es gleich gut oder schlecht wie vorher, und nur 5 Prozent der Patienten fühlten sich besser. Die Ärzte wurden erst nach Ende über diesen Versuch von ihren Vorgesetzten informiert. Dies ist wohl kein wissenschaftlich belegbarer Beweis, aber es regt zum Nachdenken an.

Das belegen auch Erfahrungen von Kranken, die einen geistigen Heiler aufgesucht haben. So berichtete ein Krebspatient, dass sich sein Zustand sehr verbessert habe und er nahezu schmerzfrei war, seit eine Heilerin ihm die Hände aufgelegt hatte. Außerdem verspüre er nun ein tiefes, inneres Bedürfnis zu beten.

Positive Auswirkungen durch Begegnungen mit Heilern kann man nicht leugnen. Es wurden auch Fernheilungen belegt, Phänomene, die inzwischen auch wissenschaftlich nachweisbar sind.

Zitat eine Heilerin: „Wenn jemand sagt, ich komme zu Ihnen, aber ich glaube nicht, so weiß ich, dass mein Glaube für beide reicht – und das wird auch vom Patienten gespürt. Wenn ich die Hände auflege, dann spüre ich dieses Urvertrauen, das durch mich wie durch einen Kanal fließt, dass diesem Menschen geholfen wird. Dann spüre ich dies durch die Wärme in meinen Fingern, und es pulsiert fast elektrisierend in diesen Menschen hinein.“

Heilerinnen und Heiler sind in der Regel sehr gläubige Menschen verschiedener Religionen mit außergewöhnlichen Fähigkeiten. Woher sie ihre Kraft beziehen, ist unterschiedlich. Viele von ihnen waren selbst einmal schwer krank und haben Heilung erfahren, indem sie in dieser Krise lernten, sich der göttlichen Dimension zu öffnen. Die Kraft des Lebens, der Kraft einer positiven Erfahrung, der eigenen Kraft zur Selbstheilung zu begegnen und zu vertrauen – derartige Möglichkeiten versuchen Heiler zu vermitteln.

Wissenschaftlich bewiesen sind zumindest die ungewöhnlichen, energetischen Fähigkeiten von Heilern. Menschen die von Heilern berührt wurden, berichteten von einem starken Wärme- ja, manchmal sogar von einem Hitzegefühl, das sie durchströmte. Manche haben starke Lichtwahrnehmungen oder sehen sogar Engel. Viele spüren eine schlagartige Verbesserung ihrer Krankheitssymptome, spüren auch diese Impulse bei Fernheilungen.

Amerikanische Wissenschaftler an der Harvard-Universität fanden zudem heraus, dass intensive Gebete positive Effekte im Körper in Gang setzen. Die entspannende Wirkung von Gebet und Meditation ist nach Untersuchungen eine gute Therapie bei Bluthochdruck, Herzrhythmusstörungen, chronischen Schmerzen, leichten bis mittleren Depressionen und einer Reihe weiterer Erkrankungen. Andere Studien zeigen, dass Patienten durch Glauben und Gebet nach Operationen weniger lang bettlägerig sind. Sie benötigen zudem weniger Schmerzmittel, und ihr Blutdruck normalisiert sich schneller. Je religiöser ein Patient ist, desto schneller erholt er sich von Krankheiten und chronischen Leiden.

Zu allen Zeiten und in allen Religionen haben Menschen gebetet. Sie beten zu Gott, Allah, Shiva, zur Mutter Gottes, Jesus oder Schutzheiligen, so wie es ihrem Glaubensverständnis entspricht. Gemeinsam ist allen gläubig Betenden, dass sie sich vertrauensvoll direkt an eine höhere Instanz, eine größere Macht wenden und sich so Hilfe und Kraft erbitten. In einem Gebet oder der Meditation ist der Mensch in sich gekehrt, es ist eine Art „innerer Einkehr“, er hört auf sein Innerstes. Diese positiven Energien fließen in ihn hinein, wenn der Kranke um Genesung betet. Der Glaube an ein positives Gottesbild, sein Leben in Gottes Hände zu legen und dessen Willen geschehen zu lassen, ist hierbei entscheidend.

In Amerika fordern inzwischen anerkannte seriöse Ärzte, die heilende Wirkung von Glauben und Gebet als begleitende Therapie einzusetzen. An medizinischen Hochschulen in den USA werden sogar Studenten angehalten, am Krankenbett auch nach der religiösen Vergangenheit des Patienten zu fragen.

Auch in Europa haben diese Studienergebnisse schon vielerorts zu einem Umdenken geführt. In Zusammenarbeit mit Kirchengemeinden, christlichen oder religiös orientierten Ärzten und Seelsorgern sollen vermehrt religiöse Gesundheitszentren entstehen, um Krankheiten effizienter behandeln und ihnen vorbeugen zu können, eine konsequente und positive Entwicklung. Man forscht und sammelt auch Geschichten über Patienten, die bezeugen, was sich sozusagen scheinbar Unglaubliches zwischen Himmel und Erde abspielt. Es ist viel mehr, als Laien und Experten erklären können.

Daher wäre überall vor allem etwas mehr Gottvertrauen angebracht, ganz im Sinne der hl. Hildegard!

Ziemlich am Ende eines jeden Fasten-Kurses trug ich immer eine Sammlung über „Kurioses rund ums Fasten“ vor.

Kurioses rund ums Fasten

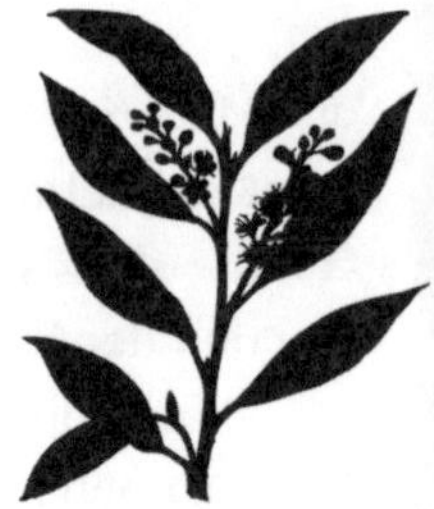

Hildegard hat nie irgendwo gesagt, dass wir Fastenkurse abhalten sollten. Sie hat uns nur immer wieder vor dem „übertriebenen Fasten“ gewarnt. Wir sollten überall die „Discretio“ – das „rechte Maß“ einhalten.

Wenn SIE uns aber vor „übertriebenem Fasten“ warnt, dann muss man doch annehmen, dass sie das Fasten als solches voll akzeptiert hat. Hildegard stand ja in der christlich-katholischen und außerdem in der alten benediktinischen Tradition, bei der das Fasten als eine Selbstverständlichkeit mit dazugehörte. Nicht umsonst sagt der alte Kirchenvater Basilius, dessen Aussagen die heilige Hildegard mit Sicherheit kannte: „Fasten ist ein Beten mit Leib und Seele.“

Zum Fasten hatten die katholischen Gläubigen früher sehr viel Gelegenheit, denn die Kirchengebote schrieben übers Jahr hinweg insgesamt 120 bis 150 Fastentage vor. Es gab:

1. die Abstinenztage, das sind alle Freitage des Jahres, der Aschermittwoch, der Samstag vor Ostern und der Karsamstag – an diesen Samstagen allerdings nur bis 12 Uhr mittags. An den Abstinenztagen sollen wir uns aller Fleischspeisen enthalten.
2. Dann die gebotenen Fasttage, das sind alle Werktage der Fastenzeit, also das 40-tägige Fasten vor Ostern. Die Sonntage werden hier nicht mitgezählt – da wurde nicht gefastet, sondern da durfte man sich bei allen Mahlzeiten ordentlich satt essen. Unter der Woche sollte man sich nur einmal am Tag satt essen, zu den anderen Mahlzeiten dann nur eine Kleinigkeit zu sich nehmen.
3. Die Quatembertage, das sind je ein Mittwoch, ein Freitag und ein Samstag gegen Anfang der vier Jahreszeiten.

4. Die Vigilfastentage, das sind die Tage vor Weihnachten, Pfingsten, Maria Himmelfahrt und Allerheiligen und dann noch
5. die ganz strengen Abstinenz- und Fasttage, das sind der Aschermittwoch und der Karfreitag.
6. Dann sollte man noch fasten an Dreikönig, den Tagen vor Ostern – soweit die noch nicht erfasst waren – und das Erntefasten von Maria Himmelfahrt, also vom 15. August bis zum 13. September. Dazu kamen das Martini-, Weihnachts- und sogar das Silvesterfasten.

So kamen – wenn man dies alles zusammenzählt und auch einhält – diese 120 bis 150 Fastentage zusammen, also jeder zweite bis dritte Tag des Jahres im Durchschnitt.

Die arme Bevölkerung darbte – diese Menschen hatten ja oft bei schwerster körperlicher Arbeit viel zu wenig zum Essen – die Herren dagegen fanden allerlei Schlupflöcher, um vieles zu umgehen. Die hatten dort meist Fleisch und Alkohol im Übermaß und wurden dafür auch oft mit dem „Zipperlein" belohnt, also mit Gicht und Rheuma, was ja bekanntlich eine Folge von Überernährung ist. Deshalb wurde die Krankheit damals auch die „Herrenkrankheit" genannt; die ärmere Bevölkerung hatte sie fast nie. Dies ist aber auch eine Krankheit unserer Zeit – der Zeit des Überflusses.

In der schlechten Zeit im Krieg und den Jahren nach dem Krieg im vorigen Jahrhundert war die „Herrenkrankheit" auch bei uns unbekannt. Erst mit der „Fresswelle" ab Anfang bis Mitte der 50er Jahre kam sie wieder. In der Dritten Welt gibt es sie auch heute fast nicht.

Ich bin in der bayerischen Rhön ab 1945 groß geworden – einer urkatholischen Gegend. Durch mangelnde Kühlung damals konnte nur in den Wintermonaten geschlachtet werden. Da mussten die Bauern noch eine Sondergenehmigung vom Pfarrer einholen, wenn sie nur an einem Freitag den Hausmetzger für eine Hausschlachtung bekamen.

Natürlich bekam der Pfarrer dann auch dafür einige Würste und ein „Trumm Fleisch" als Sonderabgabe für diese Genehmigung. Das holte er sich meist am Schlachttag selber ab. Ob er sich dann für diesen Freitag selbst die Absolution von der Abstinenz erteilt hat, weiß ich nicht.

Heute ist das Fasten für viele Nichtgläubige meist ein „Abspeck-Programm“. Dies missfällt den Kirchen, denn die Fastenzeit galt und gilt als Einheit von Beten, Fasten und Spenden und nicht als „Wellnessprogramm mit religiösem Gütesiegel“. Abnehmen ist für religiös geprägte Menschen keine „religiöse Leistung“. Durch das Fasten sollte die Erkenntnis über sich selbst und das Sein in dieser Welt in uns reifen.

Eine Vielzahl amüsanter Anekdoten rund um die Fastenzeit ist meist der Schlitzohrigkeit katholischer Mönche zu verdanken. Im Jahre 325 hatte das Konzil von Nicäa in Kleinasien festgelegt, dass die vorösterliche Fastenzeit vom Aschermittwoch an 40 Tage zu dauern habe, Sonntage wurden dabei nicht mitgezählt – wie schon gesagt. Die wurden abgerechnet – so kommen eben nur 40 Tage zusammen.

Fasten hieß damals eine einmalige Sättigung pro Tag. Für viele Gläubige bedeutete dies Brotsuppe, Wasser und strikt kein Fleisch, das sowieso bei der ärmeren Bevölkerung selten auf dem Speiseplan stand – ein sehr hartes Gebot bei vollem körperlichem Einsatz der Arbeitskraft. Diese strengen Fastenregeln galten natürlich auch in den Klöstern.

Doch viele Mönche fanden Mittel und Wege, sich zwar ganz eisern an diese Vorschriften zu halten, aber gleichzeitig dennoch nicht auf alles verzichten zu müssen.

So wird vom Kloster Andechs überliefert, dass der dortige Bruder Braumeister in der Fastenzeit statt wie gewöhnlich täglich 18 Maß Bier nur 10 Maß Gerstensaft getrunken haben soll. Die Rechtfertigung wurde hochgelehrt „Flüssiges bricht Fasten nicht! – natürlich ganz vornehm in der Kirchensprache Latein ausgedrückt *„Liquida non fragunt ieunum“* – und schon war der Biergenuss legitimiert.

Hierzu gibt es auch ein Anekdötchen: Ein gestrenger Abt, der sich über seine Mitbrüder aufregte, weil sie in der Fastenzeit so viel Bier tranken, schickte einmal ein kleines Fässchen dieses „herrlichen Bieres“ zum Papst nach Rom. Der sollte dies verkosten und dann seinen Mönchen das Trinken dieses köstlichen Bieres verbieten. Der italienische Papst war aber seine recht süffigen heimischen Weine gewohnt, die damals auch noch sehr stark gewürzt wurden, und nachdem er das bittere, bayerische Bier gekostet hatte, soll er ausgerufen haben:

„Die Deutschen sollen in der Fastenzeit als Buße viel von diesem bitteren Getränk zu sich nehmen", und schon war mit offiziellem Segen aus Rom die bayerische „fünfte Jahreszeit" – die Starkbierzeit – eingeführt.

Den Mönchen genügte aber das normale Bier als einzige Nahrungsquelle nicht. Sie erfanden jetzt gerade für die Fastenzeit das süffige Starkbier und tranken nun - statt Dünnbier - dieses viel stärkere und nahrhaftere Bier.

Der Passauer Domherr gewährte den armen Leuten zwischen Aschermittwoch und Ostersonntag täglich eine Maß Freibier. Damals entstand dann auch der Spruch:

„Das Wasser gibt dem Ochsen Kraft
dem Menschen Bier und Rebensaft.
Drum danke Gott als guter Christ,
dass du kein Ochs geworden bist."

Doch mit Bier allein war bei körperlicher Arbeit die Fastenzeit nicht durchzustehen. Fleisch war wegen der „Reinigung der Sinne durch Fasten" strikt untersagt, Fisch als „Fleischersatz" aber erlaubt. Viele Klöster legten sich deshalb große und viele Fischteiche an, um versorgt zu sein. In manchen Gegenden zeugen heute noch zahlreiche Fischteiche in der Nähe von Klöstern davon. Und das führte auch dazu, dass sogar eine neue Fisch-Spezies auf den Tischen landete: der Biber. Mönche erklärten ihn zu einem fischähnlichen Wassertier, schon war er ein „erlaubter Leckerbissen" auf dem vorösterlichen Speiseplan.

Von einigen Klöstern wird zudem berichtet, dass Enten zu einer „Art fliegender Fische" erklärt worden sein sollen, doch dieser Braten galt eigentlich als „sündiger Genuss", wurde aber trotzdem gegessen.

In den englischen Klöstern gar verspeiste man mit Vorliebe knusprig gebratene, mit viel fettem Schweinespeck umwickelte Schwäne und erzählte dem Volk – das sich solch einen Luxus nicht leisten konnte – dieses fischähnliche Fleisch sei bitter und schmecke furchtbar, und es sei eine echte Buße, es essen zu müssen. Natürlich stimmte dies absolut nicht, sondern war ein echter Hochgenuss. Man stufte den Schwan – da er im Wasser lebte – eben als fischähnlich ein und umging so das Abstinenzgebot.

Alle Schwäne – auch alle wilden Schwäne – gehörten in England damals wie heute auch noch dem Königshaus und einigen Klöstern.

Ein findiger Abt in der Nähe von Passau, der sehr gerne und gut aß, soll einmal in der Fastenzeit ein Schwein hat schlachten lassen. Vorher übergoss er es mit Wasser und sagte dazu: „Schwein – ich taufe dich Fisch“ und ließ es sich dann schmecken.

Die Schwaben waren hier besonders schlau. Sie erfanden der Überlieferung zufolge eine Fastenspezialität nach dem Motto „Fleisch, das man nicht sieht, existiert nicht“, und brachten wohlschmeckende, mit Fleisch gefüllte Maultaschen auf den Tisch. Man nennt sie auch in Teilen Schwabens „Herrgottsbescheisserli“. Diese schmecken uns heute noch recht gut und nicht nur in der Fastenzeit; aber es gibt sie auch mit Spinatfüllung und anderen Gemüsen – also auch ohne Fleisch.

Die Edelstein-Therapie

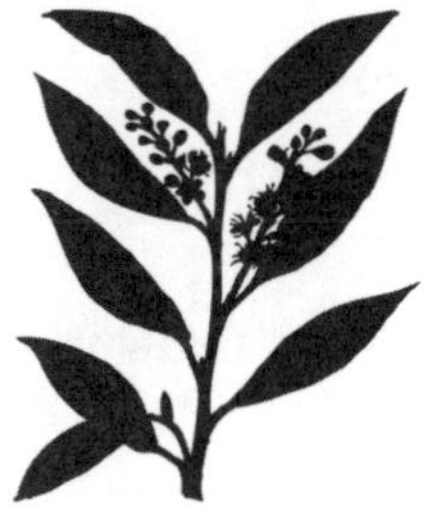

Die heilige Hildegard schreibt über die Steine sinngemäß, dass alles auf dieser Welt Schwingung sei und dass die verschiedenen Schwingungen auf den menschlichen Körper verschiedenartige Wirkungen ausüben können. Man müsse nur durch ein geeignetes Medium diese Schwingung auf den Körper übertragen.

Leider spricht nicht jeder Patient auf diese Schwingungen an, weil dies Schwingungen feinster Art sind. Wer täglich durch den „Schwingungs-Smog“ in unserer Umwelt vergiftet wird, sich selbst auch noch stundenlang den elektrischen Schwingungen von Mikrowellenherden, Computern und Fernsehern aussetzt, reagiert in der Regel etwas langsamer auf diese feinen Schwingungen der Steine. Deshalb kann man mit dieser Edelstein-Therapie nicht alle Leute behandeln. Hier besteht auch bei vielen Patienten der Eindruck des „Esoterischen“, und viele sind hier sehr zurückhaltend und reagieren skeptisch auf diese Empfehlungen oder Verordnungen. Wenn es jemandem aber sehr schlecht geht und er viele Sachen schon vergeblich ausprobiert hat, dann ist er dafür offen und nimmt es gerne an. Wenn derjenige dann durch die Steine etwas Hilfe bekommt, ist er oft so begeistert, dass man ihn sogar bremsen muss, weil er dann auf einmal alles nur noch mit Steinen heilen möchte und andere Medikamente und Therapien ablehnt.

Ich habe wohl im Laufe der Jahrzehnte einige Erfahrungen damit gemacht, möchte aber hier nur die aufführen, mit denen ich persönlich Erfolge erzielen konnte.

Achat

Der Achat ist ein feinfaseriger Quarz und gehört zur großen Familie der Chalzedone. Er hat ein reiches Farbangebot, wir sollten für den Einsatz in der Therapie keine künstlich gefärbten Achate verwenden. Chalzedon, Onyx und Sardonyx zählen auch zu den Achaten, haben aber bei Hildegard eine andere Entstehungsweise und auf den Menschen eine andere Wirkung. Für die Anwendung benötigen wir entweder einen getrommelten Achatstein oder – für Anhänger – eine Achat-Scheibe.

„Wenn ein Insekt ihr Gift über die Haut geschüttet hat, das noch nicht in den Körperkreislauf eingedrungen ist, erwärme einen Achat stark an der Sonne oder über einem heißen Ziegelstein, und so warm lege er ihn über die schmerzende Stelle, und dieser Stein entfernt das Gift; dann wärme ihn und halte ihn über heißen Wasserdampf, damit das Kondenswasser zurücktropft, und lege Steine eine Stunde in dieses Wasser und wasche die Körperstelle, wo die Bissstelle des Insekts ist, mit dem Leinentuch ab, und er wird geheilt werden."

Also bei irgendwelchen Insektenstichen sofort einen Achat verwenden. Den warmen Achat auf den Einstich legen, und die Schwellung geht fast augenblicklich zurück. Wenn man ihn am Hals trägt, kann man ihn auch sofort verwenden. Deshalb sollte man ihn immer auf der bloßen Haut tragen, auch wenn man zu Fallsucht neigt oder mondsüchtig ist.

Er kann und sollte von jedem Menschen getragen werden, speziell, wenn sie eine beratende Tätigkeit haben. Der Stein macht seinen Träger sensibler für die Probleme seiner Mitmenschen und geschickter in der Beratung. Das Tragen eines Achates hilft auch bei Prüfungsangst und Lernschwierigkeiten.

Amethyst

„Der Amethyst ist warm und feurig. Ein Mensch, der Flecken in seinem Gesicht hat, befeuchte den Amethyst mit seinem Speichel und so befeuchtet bestreiche er damit seine Flecken. Er erwärme auch Wasser am Feuer, halte den Stein über

dieses Wasser und lasse das Kondenswasser, das sich am Stein bildet, ins Wasser tropfen. Er lege dann den Stein in dieses Wasser und wasche mit dem Wasser oft sein Gesicht. Das wird eine weiche Haut und eine schöne Gesichtsfarbe ergeben.

Und wenn am Menschen eine plötzliche Schwellung entsteht, befeuchte er den Stein mit seinem Speichel und berühre die Schwellung, und die Schwellung wird kleiner werden und verschwinden. Auch bei Insektenstichen streiche er den Stein über die Bissstelle, und er wird geheilt werden.“

Der Amethyst gehört in die Gruppe der Quarze und ist u. a. ein naher Verwandter des Bergkristalls. Er ist ein hell- bis dunkelviolett gefärbter und klar durchsichtiger Stein. Zur Therapie verwendet man einen Amethyst-Trommelstein (zum Aufbinden auf die Haut) oder einen naturgewachsenen Amethyst-Kristall.

Den Stein mit Speichel befeuchten und damit die Schwellung einige Minuten bestreichen. Der Schmerz lässt schnell nach und die Schwellung geht zurück.

Vor rund 25 Jahren kam ich in Österreich zu einer Edelstein-Ausstellung, in der mich eine etwa 20 Zentimeter hohe Amethyst-Druse besonders angesprochen hat, die ich dann kaufte. Sie hatte eine sehr starke Ausstrahlung, die auch Leute merkten, die davon absolut nicht überzeugt waren, dass es so etwas überhaupt gibt. Ich stellte sie zu Hause seitlich neben meinem alten PC-Bildschirm (damals noch mit großer Bildröhre) auf und merkte dann beim Arbeiten am PC, dass ich viel konzentrierter war und länger arbeiten konnte. Ein Fachmann für Strahlung erzählte mir dann, dass ich instinktiv das Richtige getan hatte: Die starke Strahlung der Amethyst-Druse von der Seite eliminierte die schädliche Strahlung des alten Bildschirms, die direkt auf mich zukam, vollkommen!

Bernstein

Bernstein ist brennbar – da er aus Baumharz, also Kohlenstoff, besteht – und er strömt dabei einen weihrauchähnlichen Geruch aus. Deshalb auch der Name, der eigentlich „brennender Stein“ heißt. Im Altertum sagte schon der Grieche Plinius der Ältere, dass der Bernstein vor jeder Gefahr, auch vor Geistern und Dämonen, schützte. In seinen Schriften wird er bei Fieber, Ohrenschmerzen,

Augenleiden, Herzklopfen, Knochenbrüchen, Gelbsucht, Gallenleiden und vielem anderen mehr eingesetzt.

Hildegard schreibt zum Bernstein: „*Ein Mensch, der im Magen (Darm) starke Schmerzen hat, lege für eine Stunde einen Bernstein entweder in Wein, Bier oder Wasser. Er nehme ihn dann heraus, und die Flüssigkeit wird von den Kräften dieser Steine so durchstrahlt, dass sie davon seine Kräfte annimmt. Er trinkt davon vierzehn Tage lang nach dem Essen ein wenig, aber nicht auf leeren Magen. Kein Fieber und keine Verseuchung ist so stark, dass davon nicht sein Magen / Darm gesäubert, gereinigt und geheilt würde, außer der Tod steht schon bevor. Aber kein anderer Mensch trinke diese Zubereitung aus einem andern Grund als nur gegen Magen-Darm Schmerz. Er könnte das nicht überleben, weil die Stärke dieses Trankes so groß ist, dass er sein Herz verzehren und geradezu zerspalten würde.*“

An anderer Stelle schreibt Hildegard: „*Wem das Harnlassen schwerfällt oder wer nicht Wasser lassen kann, lege einen Tag lang Bernstein in Kuh- oder Schafsmilch, nicht aber in Ziegenmilch. Am zweiten Tag nehme er ihn heraus und mache die Milch wallend warm. So trinke er sie fünf Tagen lang und es löst in ihm die Harnverhaltung.*“

Harnverhaltungen gibt es aus verschiedenen Gründen: Es könnte eine Harnsperre bei verschiedenen Vergiftungen sein oder auch nach einem zu kalten Getränk. Dr. Hertzka hatte aber schwere Bedenken, ob dieses Kapitel wirklich von Hildegard sei oder ob es später von Kopierern dazugeschrieben wurde.

Bernstein-Tinktur aus dem Baltikum

50 Gramm zerkleinerten Bernstein mit einem halben Liter reinen Weingeist in einer 0,75 Liter großen Flasche übergießen. Die Flasche zwei Wochen an warmer Stelle stehen lassen, öfters schütteln und danach abseihen. Zum Ansetzen dieser Tinktur können die Steinchen zweimal verwendet werden.

Die goldfarbige Flüssigkeit hilft als Einreibung an Stirn, Schläfen und Brust gegen Kopfschmerzen, Migräne und Erkältungen und morgens drei bis vier Tropfen im Tee eingenommen zur Herz-Kreislauf- und Blutdruckregulation und zur allgemeinen Stärkung.

Hilfe beim Zahnen von Kleinkindern

Ein uraltes Volksheilmittel beim Zahnen von Kleinkindern ist die Bersteinkette, die heute noch oft von Müttern mit Erfolg eingesetzt wird. Sie hilft bei Schmerzen und Fieber beim Zahnen. Nur muss man hierbei drei Dinge unbedingt beachten:

1. Man sollte darauf schauen, dass die Bersteinperlen nur auf Naturfasern und nicht auf Metall aufgefädelt sind.
2. Es besteht die Gefahr der Erdrosselung, wenn die Kinder irgendwo unbeaufsichtigt mit der Kette hängen bleiben.
3. Die Kinder könnten, wenn sie die Perlen in den Mund nehmen, daran ersticken.

Beryll

„Wenn ein Mensch gerade Gift gegessen oder getrunken hat, schabe er vom Beryll etwas in Quellwasser oder in anderes Wasser und trinke das sofort. So mache er es während fünf Tagen, indem er es einmal täglich nüchtern trinkt, und er wird das Gift entweder durch Erbrechen ausspeien, oder es verlässt den Menschen durch den Stuhlgang."

Also bei verdorbenem Magen (= Vergiftung im Wortschatz von Hildegard. Bei der echten Vergiftung sollte man dies nur als unterstützende Maßnahme machen): Etwas Beryll-Pulver in ein Glas Wasser schaben und fünf Tage lang jeden Morgen nüchtern trinken.

Dazu kann man unterstützend als weitere entgiftende Maßnahme Ringelblumen verwenden:

Ein bis zwei Handvoll frische Ringelblumen in einem halben Liter Wasser fünf Minuten kochen, abseihen und so heiß wie möglich auf den Magen legen.

Man kann auch eine (selbstgemachte) Ringelblumen-Salbe in die Magengegend einreiben, mit einem heißen Frotteehandtuch abdecken und mit einer heißen Gummiwärmflasche warmhalten.

Chalzedon

„Wenn dieser Stein von einem Menschen getragen wird, soll er ihn so bei sich tragen, dass er über einer Ader (einem Blutgefäß) *seine Haut berührt. Die Adern und das Blut werden die Wärme und Kraft dieses Steines aufnehmen und leiten. So wendet dieser Stein Schwächezustände* (Krankheiten) *vom Menschen ab und gibt ihm starke Charakterfestigkeit gegen Jähzorn, und sein Benehmen wird gelassen, sodass man kaum einen Menschen finden wird, den er, selbst wenn er zu einem gerechtfertigten Zorn herausgefordert worden wäre, durch Ungerechtigkeit verletzen könnte."*

Körperschwäche, Gicht, Jähzorn; vorbeugend gegen Ohnmachts- und Schwächeanfälle; unterstützend in der Rekonvaleszenz – das sind die Indikationen für diesen Stein. Am besten trägt man ihn als Chalzedon-Anhänger, Chalzedon-Armband, Chalzedon-Kette oder Chalzedon-Scheibe.

Am Handgelenk ist der Chalzedon über der Pulsader zu fixieren. Manche binden ihn hierfür in einen Pulswärmer ein oder kleben ihn auf die Rückseite ihrer Armbanduhr und tragen diese auf der Innenseite des Handgelenks. Es gibt viele Möglichkeiten, einen Chalzedon über einer Ader zu tragen. Die oben genannten sollen nur eine Anregung dafür sein, die eigene Phantasie spielen zu lassen. Die Heilwirkung des Chalzedons kann jeder von uns gut brauchen, der einen kühlen Kopf bewahren muss für Situationen, in der er sehr angespannt ist. Er gibt seinem Träger Kraft und Gelassenheit. Bei Lehrern, die oft den „Provokationen" ihrer Schüler ausgesetzt sind, ist der Stein besonders gut, um immer die nötige Ruhe zu bewahren.

Hildegard sagt hierzu: *„Und wer sich eine beständige Sprechweise wünscht, und das, was er sagt, allgemeinverständlich vortragen will, halte einen Chalzedon in der Hand und erwärme ihn durch seinen Atem, damit er davon auch feucht werde, und dann lecke er ihn mit seiner Zunge ab, und er wird besonnener (verständlicher, beständiger) zu den Menschen sprechen können."*

Ich habe in der ersten Zeit meiner Vortragstätigkeit immer einen glatten Trommelstein-Chalzedon in der Hosentasche gehabt und hatte das Gefühl, das er mir

Kraft und Sicherheit beim Sprechen gab. Deshalb empfehle ich ihn auch Leuten mit Sprachfehlern und Kindern, die zum Stottern neigen. Sie haben dann immer etwas, an das sie sich „festhalten" können!

Diamant

„Wer nicht fasten kann, der lege den Stein in seinen Mund, und er mindert ihm den Hunger, sodass er umso länger fasten kann. Wer Gicht hat oder einen Schlaganfall, also die Krankheit, die die Hälfte des Körpers erfasst, dass er sich nicht bewegen kann, lege den Diamanten für einen ganzen Tag in Wein oder in Wasser, und er trinke die Flüssigkeit darüber. Und die Gicht wird von ihm weichen, auch wenn sie so stark ist, dass seine Glieder zu zerbrechen drohen, und auch der Schlaganfall wird vermindert werden. Auch wer Gelbsucht hat, der lege diesen Stein in Wein oder in Wasser, und er trinke (die Flüssigkeit) darüber, und er wird geheilt werden."

Ein ungeschliffener, roher Diamant – wie er für Heilzwecke reicht – sieht wie ein Kieselstein aus. Man braucht keinen kostbaren lupenreinen, geschliffenen Stein, es genügt ein sogenannter Industrie-Diamant von etwa einem Karat für das Diamant-Wasser oder den Diamant-Wein und von etwa zwei bis fünf Karat als Mundstein. Ein Karat ist zu klein, weil man ihn sonst zu leicht verschluckt.

Wenn man ihn in den Mund nimmt, wirkt er unterstützend bei einer Fastenkur und bei der Raucherentwöhnung. Man sollte den Roh-Diamanten in diesen Fällen den ganzen Tag im Mund behalten und nur zu den Mahlzeiten herausnehmen. Man legt ihn einfach in die Backentasche. Spötter sagen, dass man den Mund dann nicht aufzumachen traut, weil man zu geizig ist und Angst hat, den Diamanten zu verschlucken.

Beim Schlaganfall, der Gicht oder auch bei klimakterischen Beschwerden einen Roh-Diamanten in Wasser oder Wein legen und die Flüssigkeit darüber abtrinken – den Stein im Wasser lassen.

Zum Schlaganfall ein Beispiel aus der Praxis: Ich hatte einen Patienten, der einen schweren Schlaganfall bekam. Die Sprache war ganz weg, und er hatte eine totale, rechtsseitige Lähmung. Man probierte viele Medikamente und Therapien aus, aber es half alles nichts. Die Prognose war sehr schlecht und man bereitete die Ehefrau auf das Schlimmste vor. Sie war aber eine begeisterte Hildegard-Anhängerin, ließ sich nicht einschüchtern und setzte nun zu Hause Diamant-Wasser an. Dies brachte sie ihrem Mann jeden Tag ins Krankenhaus zu trinken und zum Teekochen und rührte auch etwas ins tägliche Krankenhaus-Essen. Zum Erstaunen der Ärzte und des Personals im Krankenhaus kam die Sprache langsam wieder, und die Lähmung ging so weit zurück, dass er nach einigen Wochen an einem Stock das Haus verlassen konnte.

Das Wort „Vergichtung" steht bei Hildegard für eine Art Stoffwechselstörung, die sich durch ziehende Schmerzen am Körper bemerkbar macht, also Schmerzen in den Hüften, am Bewegungsapparat usw., aber auch bei einer hormonellen Umstellung in den Wechseljahren, besonders wenn sie mit einer einsetzenden Osteoporose einhergeht.

Hierzu sollte man in einem Steinladen einen kleinen, ungeschliffen Rohdiamanten kaufen. Er ist relativ billig. Erst durch das Schleifen wird er kostbar und fast nicht mehr erschwinglich. Man kann natürlich auch seinen Diamantring in das Wasser legen.

Hyazinth

„Wer an Verdunklung der Augen leidet oder wessen Augen trübe oder geschwürig sind, halte einen Hyazinth an die Sonne, sodass er sich schnell erwärmt. So befeuchte er ihn ein wenig mit Speichel und lege ihn schnell auf die Augen, damit sie davon warm werden, und dies mache er oft, und die Augen werden aufgehellt und gesund werden. Wer brennendes Fieber hat, das ist ein Magenfieber (Allergie), stelle reinen Wein in einem Tongeschirr an die Sonne, damit er sich erwärmt, gebe einen Hyazinth hinein, dass sich dieser in dem Wein erwärme. Dann tauche er einen erhitzten Stahl in den Wein, und so trinke er nüchtern und am Abend, wenn er sich zu Bett begibt, an drei oder mehreren Tagen von diesem Wein, und er wird geheilt werden. Wenn er am zweiten oder dritten Tag keine Sonne hat, erwärme er den Wein an einem Buchen- oder Lindenholzfeuer und lege den Hyazinth hinein und tauche einen feuererhitzten

Stahl ein wenig ein, wie beschrieben. Und das trinke er, und es wird besser werden, weil die Wärme und die Kraft des Hyazinths mit der Wärme der Sonne und der Wärme des Weines, angeregt mit der gemäßigten Wärme des Stahls, schädliche Säfte entziehen (beseitigen)."

Indikation:

- Augentrübungen aller Art
- „Brennendes Fieber" = Allergien, Heuschnupfen, allergische Hauterscheinungen,

Eine Ton- oder Porzellan-Tasse mit einem viertel Liter Wein füllen, in die Sonne stellen, bis sich der Wein etwas erwärmt hat. Einen Hyazinth hineinlegen und noch ein bis zwei Stunden in der Sonne stehen lassen. Dann einen erhitzten Stahl (mit Flamme von Spiritus oder Gaskocher oder durch Holzglut erhitzt) eintauchen.

Davon zweimal pro Tag morgens nüchtern und abends vor dem Schlafengehen ein achtel Liter dieses Hyazinth-Weines trinken.

Den Hyazinth lassen wir immer im Becher mit Wein und nehmen ihn erst heraus, wenn der Becher ausgetrunken ist. Am nächsten Tag bereiten wir wieder einen neuen Hyazinthwein auf dieselbe Weise. Sollte sich die Sonne aber hinter den Wolken verstecken, dann machen wir entweder aus Linden- oder Buchenholz ein Feuer und stellen den Becher mit Wein neben das Feuer, oder wir schüren unseren Holzofen mit Linden- oder Buchenholz und stellen den Wein ins Bratrohr – soweit vorhanden –, bis sich der Wein etwas erwärmt hat. Dann legen wir den Hyazinth in den Wein und lassen den Becher noch etwa zehn Minuten bei offenem Bratrohr im Ofen stehen.

Den Stahlstreifen können wir zum Aufheizen auf die Ofenplatte oder in das noch brennende Feuer legen. Wenn der Wein gut erwärmt ist, nehmen wir den Becher aus dem Bratrohr und tauchen den Stahlstreifen in den Wein. Fertig ist der Hyazinthwein.

Diesen Hyazinthwein nehmen wir so lange, bis die Beschwerden vorbei sind, dann sollte man damit aber aufhören.

Wichtig ist nicht, dass

1. das Gefäß, in dem der Wein erwärmt wird, aus Ton oder Porzellan sein sollte. Es genügt ein unglasierter Tonbecher. Ist er aber glasiert, sollte die Glasierung blei- und schadstofffrei sein.
2. der Hyazinth im Becher bleibt, bis der Wein ausgetrunken ist und
3. dass wir den Hyazinthwein jeden Tag frisch zubereiten.
4. Wird der Wein am Feuer oder im Ofen erwärmt, sollte bei der Herstellung Buchen- oder Lindenholz zum Feuern verwendet werden. Wenn das nicht vorhanden ist, reicht ein kleiner Camping-Gaskocher.

Für die Edelsteinanwendung benötigen wir nur einen naturgewachsenen Hyazinth-Kristall, keinen geschliffenen Stein. Man kann aber natürlich – wenn es die finanziellen Möglichkeiten zulassen – auch einen geschliffenen Hyazinth verwenden. Auch die Größe des Kristalls hat für die Heilkraft im Wesentlichen keine Bedeutung.

Jaspis

„Ein Mensch, der auf einem Ohr taub ist, halte den Jaspis an den Mund und hauche ihn mit seinem warmen Atem an, damit er dadurch warm und feucht werde. Dann stecke er ihn ins Ohr und lege einen dünnen Werg auf jenen Stein und so verschließe er das Ohr, damit die Wärme jenes Steines ins Ohr eindringe. Und er löst die verschiedenen Krankheiten der Säfte und so wird jener Kranke das Gehör wieder erlangen.“

Wer auf einem Ohr nichts mehr hört

Dies gilt also nur, wenn jemand auf einem Ohr nichts mehr hört. Wenn dieser Zustand relativ akut ist, hört der Patient nach kurzer Zeit auf diesem Ohr wieder besser, wenn er aber schon sehr lange besteht, bringt dies nicht mehr viel. Damit der kleine Jaspis-Stein nicht im Ohr verschwindet, legt man ihn „an die Kette“, d.h., man befestigt zweckmäßigerweise eine kleine Jaspis-Olive an ein Kettchen. Dann kann man sie ohne Schwierigkeiten immer wieder herausziehen.

Schnupfen und allergisches Asthma

„Und wer starken Schnupfen hat, halte den Jaspis an den Mund und hauche ihn mit seinem warmen Atem an, damit er warm und feucht werde, stecke ihn in die Nasenlöcher und drücke mit der Hand die Nase zu, damit die Wärme des Steines in den Kopf eindringt Und die Säfte des Kopfes werden schneller und milder gelöst und der Kranke wird sich besser befinden.“ Auch hier ist das Kettchen an der Jaspis-Olive die ideale Lösung.

Dies erzählte ich auf einer Fachfortbildung in Augsburg. Ein Kollege, der sehr starken Schnupfen hatte, probierte dies sofort aus und hängte sich die Kette mit der Jaspis-Olive um den Hals. Beim Stehen an der roten Ampel hauchte er dann immer seine Olive an und steckte sie sich in die Nase. Zu seinem Erstaunen ging innerhalb kurzer Zeit nicht nur der Schnupfen sehr gut weg, sondern auch sein allergisches Asthma. Seither wird dies in vielen Praxen auch bei allergischem Asthma mit gutem Erfolg eingesetzt.

„Und wem im Herzen, in den Lenden oder in irgendeinem anderen Glied des Menschen Stürme der Säfte, das heißt Gicht, auftreten, der lege den Jaspis auf jene Stelle und drücke ihn, bis er dort warm wird, und die Gicht wird weichen, weil die gute Wärme und die gute Kraft jene unrichtig warmen und kalten Säfte heilt und beruhigt.“

Bei rheumatischen Schmerzen

Bei rheumatischen Schmerzen eine Jaspis-Scheibe so lange auf die schmerzende Stelle legen, bis sie vom Körper Wärme angenommen hat, dann weglegen, bis sie kalt ist, und dann nochmals auflegen. Man kann dies natürlich auch sehr gut mit zwei solcher Scheiben im Wechsel machen. Man hat dann das Gefühl, als ob der Schmerz direkt weggezogen wird.

„Und wenn Blitze und Donner im Schlaf erscheinen, ist es gut, dass der Mensch den Jaspis bei sich hat, weil Phantasien und Trugbilder ihn dann meiden.“

Wenn also jemand unter Alpträumen leidet, hilft der Jaspis, weil er das Vegetativum etwas beruhigt und ausgleicht, da er sehr gut die Schilddrüse besänftigt.

Auch die Herzrhythmus-Störungen, die von der Schilddrüse kommen, werden durch die Jaspisauflage sehr positiv beeinflusst. Dr. Hertzka nannte den Jaspis deshalb den „hildegardischen Herzschrittmacher".

„Und wenn die Schlange an irgendeinem Ort ihren Hauch ausströmt, lege den Jaspis dorthin, und ihr Hauch wird so geschwächt, dass er weniger schädlich ist und dass die Schlange dort zu hauchen aufhört."

Dies klingt mystisch und mittelalterlich, ist es aber nicht. Es ist eben die Sprache Hildegards. Damit meint Hildegard ziehende Schmerzen, wie sie bei einer Sehnenscheiden-Entzündung, dem Tennisarm also, oder einer Schleimbeutel-Entzündung auftreten. Diese Schmerzen „schlängeln" sich durch das Gewebe und sind nicht direkt an einem Punkt fassbar. Bei diesem Schmerz hilft der Jaspis sehr gut. Ich hatte schon Patienten in der Praxis, die wochenlang wegen ihrer Bursitis (Schleimbeutel-Entzündung) oder der Tendovaginitis (Sehnenscheidenentzündung) mit Injektionen, Bestrahlungen und starken Medikamenten behandelt wurden, ohne Erfolg. Drei Nächte einen Jaspis auf die schmerzende Stelle gebunden, und es war fast alles weg. Dies erlebt man immer wieder.

Ein solch krasser Fall war ein Koch in einem großen Restaurant. Er konnte nur noch unter großen Schmerzen die schweren Töpfe heben. Wurde auch schon mit Spritzen usw. behandelt. Nach einer Jaspis-Auflage war wirklich nach 3 Tagen alles weg. Er meinte am Anfang, dass er nicht daran glaube, aber ausprobieren könne er es ja einmal. Schaden könne es ja nicht. Seit seiner Heilung ist er ein begeisterter Hildegard-Anhänger und hat auch die Hildegard-Küche in sein Lokal integriert.

Zusammenfassend kann man also vom Jaspis sagen, dass er einzusetzen ist bei:

- Taubheit auf einem Ohr
- starkem Schnupfen
- allergischem Asthma
- ziehenden, wandernden Schmerzen, auch rheumatischer Art
- nächtlichen Alpträumen
- Herzrhythmus-Störungen
- Sehnenscheiden-Entzündung, Tennisarm oder Schleimbeutel-Entzündung

Hier eine Scheibe oder Platte über dem „Tatort“ mit Leukolsilk festmachen oder anderweitig festbinden. Bei den Alpträumen reicht es oftmals schon, wenn man einen Jaspis einfach mit ins Bett legt.

Karneol

Der erste Stein, den ich anwenden konnte, war der Karneol. Ganz am Anfang meiner Praxis mit Hildegard kam eine Frau zu mir mit chronischem Nasenbluten. Sie hatte schon alles probiert, inklusive mehrerer Verödungen der Blutgefäße durch einen HNO-Arzt, aber die Blutungen traten immer wieder auf. Sie war verzweifelt und wusste sich nicht mehr zu helfen – und so kam sie zu mir. Kurz vorher hatte ich das Buch von Dr. Hertzka „Das Wunder der Hildegard-Medizin“ in die Hände bekommen und darin über den Karneol gelesen. Und so behandelte ich sie nach Hildegards Anweisungen.

Hildegard schreibt: *„Und wenn jemanden Blut aus der Nase fließt, dann wärme Wein und in den gewärmten Wein lege den Karneol. Und so gib jenem zu trinken, und das Blut wird aufhören zu fließen“* Und dies half der armen Frau sofort.

Wie wir – meine Kolleginnen und Kollegen aus dem Hildegard-Arbeitskreis und ich – dann später auch noch bei vielen anderen Patienten feststellten, hilft dieser Karneol-Wein selbst in solchen Fällen, bei denen sonst nichts half, auch keine Verätzungungen der geplatzten Blutgefäße in der Nase. Leute, die oft unter Nasenbluten leiden, sollten immer wieder einmal ein Gläschen warmen Karneol-Wein nehmen und die Beschwerden verschwinden. Dies ist inzwischen in vielen Praxen erprobt und viele Hildegard-Freunde und ihre Patienten helfen sich damit seit Jahren. Bei Kindern oder trockenen Alkoholikern lässt man den Karneol-Wein bei offenem Topf fünf Minuten köcheln, dann ist der Alkohol total verdampft, und man kann ihn dann wirklich jedem verabreichen.

Aber dieser Karneol-Wein geht auch an die Ursachen. Da Nasenbluten oftmals ein Überdruck-Ventil bei zu hohem Blutdruck ist, kann man beobachten, dass bei regelmäßiger Einnahme – wenn außerdem noch genügend Flüssigkeit getrunken wird – dieser Blutdruck langsam, aber sicher nach unten auf normale Werte zurückgeht.

In der alten Volksheilkunde verwendet man die Zwiebeln gegen Nasenbluten: Bei starkem Nasenbluten verdünnt man reinen Zwiebelsaft mit dem gleichen Teil Essig und schnupft dies immer wieder einmal in die Nase ein, besonders abends. Gleichzeitig sollte man sich eventuell über Nacht frisch aufgeschnittene rohe Zwiebeln ins Genick binden.

Onyx

Der Onyx ist ein Stein, der meist abwechselnd schwarze und weiße Lagen hat. Es gibt aber auch rein schwarze Steine mit weißen, faserigen Einschlüssen, die als schwarzer Jaspis bezeichnet werden. Im Handel werden auch schwarzweiß gefärbte Achate als Onyx angeboten. Für Heilzwecke brauchen wir aber nur den echten, also ungefärbten Onyx. Zur Anwendung reicht ein Onyx-Trommelstein.

Ein Onyx-Anhänger oder eine Onyx-Kette aus dem echten Onyx muss zur Therapie immer direkt auf der Haut getragen werden.

Hildegard sagt zu diesem Stein: *„Der Onyx hat große Kräfte gegen Schwächezustände, die aus der Luft entstehen."*

Also bei Wetterfühligkeit mit Schlaflosigkeit sowie Schwächezuständen, einen Onyx-Trommelstein oder Onyx-Anhänger auf der bloßen Haut tragen. Dies hat sich aber auch zur Unterstützung bei der Raucherentwöhnung bewährt.

„Wem sich die Augen verdunkeln oder in irgendeiner Weise, etwa durch ein Geschwür, geschwächt werden, gebe reinen, guten Wein in ein Gefäß aus Bronze, Kupfer oder Stahl, lege einen Onyx hinein und lasse ihn dort 15 bis 30 Tage ziehen. Dann entferne er den Stein und lasse den Wein in dem Gefäß. Mit diesem Wein bestreiche er jede Nacht mäßig die Augen, und sie werden sich erhellen und gesund werden."

Also bei Sehschwäche mit diesem Onyx-Wein jede Nacht die Augen bestreichen.

„Wer im Herzen oder in der Seite Schmerzen hat, erwärme einen Onyx in seinen Händen oder an der Haut seines Körpers und erwärme währenddessen Wein in einem kleinen Gefäß am Feuer. Dann nimm dieses (dampfende) *Gefäß vom Feuer und halte den Onyx über den Wein, und das Kondenswasser, das vom Stein tropft, vermischt sich mit dem Wein. Dann lege den Stein in diesen warmen Wein und trinke ihn sogleich, und die Hitze des Herzens und der Seite wird weichen.*

Also bei Herzschmerzen, Seitenstechen, aber auch bei klimakterischen Beschwerden den Onyx erst in der Hand erwärmen, etwas Wein zum Kochen bringen, den Stein darüber halten, das Kondenswasser hineintropfen lassen und dann den noch heißen Wein trinken.

„Wer im Magen leidet, soll sich diesen Onyx-Wein zubereiten und dann mit diesem Wein, mit Hühnereiern und etwas Mehl eine Suppe machen, und es wird seinen Magen reinigen und heilen."

Bei allen Magenbeschwerden, also bei Schmerzen wie der Gastritis, bei Sodbrennen und Völlegefühl mit Aufstoßen, diese Suppe aus dem kochenden Onyx-Wein, verrührten Hühnereiern und (Dinkel-) Mehl eine Suppe bereiten, mit wenig Salz würzen und diese noch warm langsam essen. Eine Wohltat für den schmerzenden Magen!

„Wer von Traurigkeit bedrückt ist, schaue den Onyx eindringlich an und nehme ihn dann sogleich in den Mund, und die Bedrückung des Geistes wird weichen."

Den Onyx in die Hand nehmen und ganz entspannt einige Minuten anschauen, anschließend in den Mund nehmen und wieder einige Minuten dort behalten.

Dies zwei- bis dreimal am Tag machen, bis die Traurigkeit (Depression) langsam abflaut.

„Wer in der Milz Schmerzen hat, der koche Fleisch von jungen Ziegenböcken oder jungen Schafen und esse das gekochte Fleisch, nachdem er es in den oben beschriebenen Onyx- Wein eingetaucht hat, etwa so, wie wenn man eine

andere Speise in Essig zu tauchen pflegt, und das mache er oft, und die Milz wird geheilt werden und nicht weiter anschwellen“

Entzündungen mit Milzschwellung

Bei allen Entzündungen mit Milzschwellung (und damit des ganzen Lymphsystems) kann man dies machen. Einfach Lammfleisch (mit Gewürzen) kochen, in diesen Onyx-Wein etwas einlegen und essen. Von jungen Ziegenböcken wird man das Fleisch nicht sehr oft kaufen können, deshalb Lammfleisch besorgen.

„Wer hohes Fieber hat, lege einen Onyx für fünf Tage in Weinessig, nehme ihn dann heraus und würze mit diesem Essig alle seine Speisen, und esse sie so, und das Fieber wird weichen und sich sanft verlieren. Weil die gute Wärme des Onyx – wenn sie der guten Wärme des Essigs beigefügt ist, die schädlichen Säfte, aus denen Fieber entstehen, vertreibt.

Den Onyx fünf Tage in reinen Weinessig legen und danach mit diesem Essig alle Speisen des Fieberkranken etwas würzen.

Rubin (Karfunkel)

„Seine Kraft ist zu fürchten und mit großer Vorsicht und Sorgfalt anzuwenden.

Wenn beim Menschen eine Krankheit, Fieber, Gicht oder irgendeine andere Veränderung im Säftehaushalt auftritt, lege den Karfunkel um Mitternacht über den Nabel des Kranken. Lasse ihn aber nicht länger über dem Nabel des Kranken liegen, bis der Mensch spürt, dass er von dem Stein etwas erwärmt wird. Dann entferne ihn sofort, weil seine Kraft dann diesen Menschen und seine Eingeweide stärker durchdrungen hat, als dies irgendeine andere Arznei oder Salbe hätte tun können. Wenn der Mensch auch nur die geringste Veränderung in seinem Körper spürt, nimm diesen Stein sofort weg, denn wenn man ihn noch länger über dem Nabel liegen lässt, durchdringt die Kraft des Steines den ganzen Körper und trocknet ihn aus. So vertreibt dieser Stein jede beliebige Krankheit vom Menschen und besiegt sie.

Und wenn jemand Kopfschmerzen hat, lege er einen Karfunkel für eine kurze Stunde auf den Scheitel, bis sich sein Fleisch von dem Stein erwärmt hat, dann entferne er ihn sofort, weil die Kraft dieses Steines seinen Kopf schneller und stärker durchdringt, als die kostbarste Salbe oder ein Balsam das tun könnte, und so wird er im Kopf Erleichterung finden.“

Hildegard nennt den Rubin „Karfunkel“. Er hat eine hellrote bis dunkelrote, manchmal auch ins Violette gehende Farbe. Zur Behandlung reicht ein unbehandelter Rohstein.

Den Rubin sollte man außer zur Behandlung nie auf der bloßen Haut tragen, da er sonst auch Schaden anrichten kann, wie Hildegard sagt. Deshalb Rubinschmuck immer nur auf der Kleidung tragen.

Erfahrungen damit zeigen, dass plus/minus 45 Minuten die richtige Behandlungsdauer mit einem Rubin ist. Aber immer auf das eigene Gefühl verlassen, das individuell ganz verschieden sein kann. Wenn die Auflagestelle warm wird, muss der Stein sofort weggenommen werden.

Man kann eine solche Therapie aber ruhig ein- bis zweimal am Tag durchführen.

Bei uns ist es Usus, dass der Ehemann seiner Frau zum 40. Hochzeitstag einen Rubinring schenkt, weil dies die Rubin-Hochzeit ist. Dies wurde von einigen meiner älteren Patientinnen begeistert aufgenommen – von den Ehemännern meist weniger freudig. Die Frauen haben dadurch immer einen Rubin bei sich und können sich bei einigen Wehwehchen sofort selbst behandeln, indem sie den Rubinring mit der Steinseite direkt auf den Kopf oder bei anderen Erkrankungen in den Nabel legen. Ansonsten ist der Stein durch das Gold vom Ring zur Haut isoliert und kann als Schmuckring immer getragen werden.

Smaragd

Vom Smaragd sagt Hildegard: *„Der Smaragd wächst morgens bei Sonnenaufgang. Um diese Zeit ist die Grünkraft der Erde (viriditas) und die der Gräser besonders kräftig, weil die Luft noch kalt und die Sonne schon warm ist; die Kräuter* *nehmen die Grünkraft so gierig auf wie ein Lamm die Milch, dass die Tageswärme kaum ausreicht, die Grünkraft dieses Tages zu garen und zu nähren, damit sie fähig werde, Früchte hervorzubringen. Deshalb ist der Smaragd wirksam gegen jede Schwäche und Hinfälligkeit des Menschen, weil ihn die Sonne aufbereitet und weil seine ganze Substanz von der Grünkraft der Luft durchsetzt ist.“*

Indikation:

- bei allen körperlichen und geistigen Schwächezuständen, bei allgemeiner Kraftlosigkeit und Abmagerung und in der Rekonvaleszenz
- bei Kreislauf- und Herzschwäche
- bei grippalen Infekten
- bei allen Schmerzen im Herzbereich, im Magen-Darm-Bereich, bei Seitenstechen usw.

Man braucht einen Smaragd-Kristall, eine Scheibe oder eine Kette aus Splittern oder eine Smaragd-Kugel. Der Smaragd sollte immer auf der bloßen Haut getragen werden.

Optimal ist es, wenn wir den Smaragd über die schwache Körperstelle des Köpers legen oder festkleben, z.B. bei Magenschwäche in den Magenbereich, bei Herzschwäche über dem Herzen, bei Verdauungsschwäche auf den Bauch oder – was am besten wirkt – in den Nabel, denn der Nabel ist eine Art Verteilerstation.

Der Smaragd wird also dort platziert, wo er praktisch alle inneren Organe erreicht und mit Lebensenergie, mit Viriditas, versorgen kann. Dabei ist es völlig egal, welche Smaragdform man nimmt, ob Kristall, Scheibe oder Kette, das wichtigste ist, dass es ein echter Smaragd ist.

Denn Hildegard sagt weiter zu diesem Thema: *„Wenn jemand im Herzen, im Magen oder in der Seite Schmerz hat, trage er einen Smaragd bei sich, so dass sich das Fleisch seines Körpers von jenem Smaragd erwärme, und es wird ihm besser gehen.“*

Diese Smaragd-Anwendung bringt aber nur eine vorübergehende Erleichterung der Beschwerden; sie heilt nicht und beseitigt auch nicht die Ursachen der Erkrankung, sondern lindert nur den Schmerz oder bringt ihn vorübergehend sogar zum Verschwinden. Der Smaragd ist also ein echtes Hildegard-Schmerzmittel.

Weiter sagt sie: *„Wenn aber die Schmerzen überhandnehmen, soll der Kranke einen Smaragd in den Mund nehmen, damit er vom Speichel feucht und der Speichel vom Stein warm werde. Und er soll den Stein oft in den Mund ein- und ausführen, und die Schmerzen werden so weichen. Und wer an starken Kopfschmerzen leidet, halte den Stein an seinen Mund und erwärme ihn durch seinen Atem, sodass er von diesem Hauch sich beschlägt. So befeuchtet bestreiche er mit dem Stein die Schläfen und die Stirn und nehme ihn anschließend in den Mund, und es wird ihm besser gehen. Und wer üble Schleime in sich hat* (das ist Gicht oder Rheuma), *erwärme guten Wein, spanne ein Leinentuch über ein Gefäß, lege den Smaragd auf das Tuch und gieße den angewärmten Wein über den Stein und durch das Tuch. Das mache er immer und immer wieder. Dann bereite er mit jenem Wein und mit Bohnenmehl eine Suppe und esse sie oft, und jenen zubereiteten Wein trinke er oft, und das reinigt sein Gehirn und mindert in ihm den üblen Schleim. – Und wenn jemanden Würmer annagen* (Krebs), *dann lege er ein Leinentuch über das Geschwür und darauf einen Smaragd und darüber binde er andere Tüchlein. Das mache er deshalb, dass sich dieser Stein erwärme. Und so verfahre er an drei Tagen, und die Würmer werden sterben.“*

Das sind schon massive Aussagen Hildegards. Der Smaragd hilft also bei allen Schmerzen – was einen aber nicht von einer weiteren Behandlung der Ursachen verschonen kann. Er hilft auch gegen *„üble Schleime im Körper“*, also zur Blutreinigung, zum Beispiel bei Rheuma und Gicht.

Und *„wenn jemanden Würmer annagen,* das ist in der hildegardischen Sprache Krebs, sollte er auch hier mit Vorsicht den Stein zur Unterstützung verwenden – natürlich neben den anderen Krebs-Therapien, die uns Hildegard anbietet, beispielsweise das Wasserlinsen-Elixier und die verdünnte Aalgalle, auch die Therapien der Schulmedizin – soweit nötig – mit einschalten und die Seelen-Therapie nicht vergessen. Denn in 99 Prozent aller Krankheiten – auch beim Krebs – ist die eigentliche Ursache in der Seele zu suchen.

Hier kann man also allein mit dem Stein nur helfend eingreifen und auch nach einiger Zeit viele nebenwirkungsreiche Medikamente einsparen, man sollte aber auf die normale Medizin nicht ganz verzichten.

Bei der Anwendung des Smaragds besorgen wir uns am besten einen Smaragd-Anhänger mit Öse, den man an einer Kette tragen kann. So kann man ihn auch gut in den Mund nehmen. Eine Smaragd-Kette eignet sich auch sehr gut, um den Stein in ständigen Körperkontakt zu halten. Für die Edelstein-Therapie genügt eine Kette aus Smaragd-Splittern. Es muss kein Schmuckstück aus geschliffenen Steinen sein, die ja meist in Gold gefasst und entsprechend teuer sind. Eine Fassung beeinträchtigt den direkten Kontakt zum Körper,

Eine Smaragd-Scheibe verwenden wir zum Auflegen des Smaragds auf die Haut. Sie sollte keine Anhängevorrichtung haben, weil sich diese für die Anwendung störend wirkt. Sie hat eine große Auflagefläche. Man kann auch mehrere Scheibchen nehmen, die man dann großflächig mit einem hautverträglichen Pflaster festkleben kann.

Nachwort

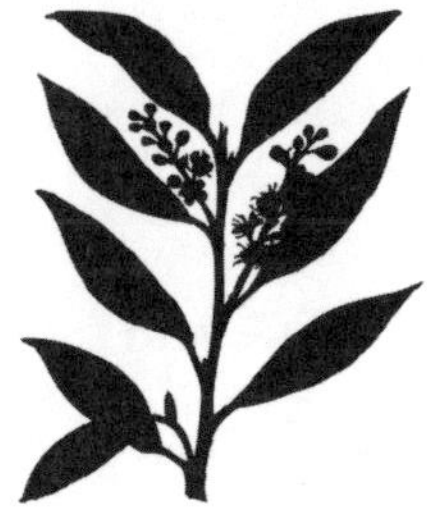

Über die Steine und alle anderen Sachen bei Hildegard ließe sich noch vieles schreiben. Ich habe hier nur diese aufgeführt, mit denen ich selber wirklich gute Erfahrungen gehabt habe, aber in den verschiedenen „Steinbüchern" kann man sich das genauer erarbeiten und in die Praxis umsetzen. Man muss sich allerdings sehr genau an die „Original-Fassung" von Hildegard halten. Hier muss man stets die Spreu vom Weizen trennen und nicht kommentarlos das übernehmen, was sich mancher „in Anlehnung an Hildegard" noch dazu ausgedacht hat.

„Der Herr lässt die Arznei aus der Erde wachsen
und ein Vernünftiger verachtet sie nicht." Jesus Sirach 38.4

Man muss aber auch ab und zu bedenken, was La Rochefoucauld einmal sagte:

„Wer seine Gesundheit durch allzu strenge Lebensweise zu erhalten sucht,
begibt sich damit in eine fortlaufende und langweilige Krankheit!"
Also, alles nicht so todernst nehmen, das Leben genießen und fröhlich sein!

Die heilige Hildegard von Bingen hat uns in ihren Schriften rund 2000 bis 3000 Rezepturen hinterlassen. Ein knappes Viertel davon ist ausgewertet und für die Praxis einigermaßen in unsere Sprache und unsere heutige Zeit hinübergebracht worden. Davon werden praxismäßig vielleicht 250 bis 350 Rezepturen angewendet. Es werden durch den Forscher und Pioniergeist vieler Hildegard-Freunde in aller Welt ständig neue Mittel dazukommen.

Der leider schon verstorbene Neu-Entdecker der heiligen Hildegard und ihrer Heilkunde, mein verehrter Lehrer Dr. med. Gottfried Hertzka, sagte einmal:

„Die heilige Hildegard hat uns und unserem Forschergeist so viel hinterlassen, dass sie noch für einige Nobelpreise gut sein wird.“

Hildegard sagte auch immer wieder an einigen Stellen sinngemäß:
„Es heilt, es sei denn, Gott will nicht, dass es hilft.“

In diesem Sinne möchte ich schließen mit den Worten aus Goethes „Faust“, wo er den Mephistopheles sprechen lässt:

„Der Geist der Medizin ist leicht zu fassen:
Man durchstudiert die groß´ und kleine Welt,
um´s am Ende geh´n zu lassen,
wie´s Gott gefällt!“

Bezugs-Adressen von Hildegard-Mitteln und -Medikamenten:

(**Unvollständig** – Alle Medikamente müssen über eine normale Apotheke bezogen werden, evtl. dort die Quellenangabe der Einkaufs-Möglichkeiten angeben)

Deutschland:

Jura Naturheilmittel
Nestgasse 4
D-78464 Konstanz
Tel.: 07531 / 31487
Fax: 07531 / 33403
E-Mail: jura@hildegard.de
http://www.hildegard.de

Mühldorfer Naturkornmühle GmbH
Mühlenstraße 15
84453 Mühldorf/Inn

Schloss-Apotheke
83229 Aschau/Chiemsee
Tel.: 08052 / 316

Bastei-Apotheke Angelika Huber
Karl-Theodor-Str. 38
80803 München 40
Tel.: 089 / 394 880

Max-Emanuel-Apotheke
Belgrader Straße 21
80796 München

Zähringer-Apotheke
Zähringerplatz 17
78467 Konstanz
Tel. 07531 / 62317

Bäckerei Holstein
Höllstraße 9
78315 Radolfzell

Österreich:

St. Hildegard Posch Ges.m.b.H.
Am Weinberg 23
A-4880 St-Georgen
Tel.: 07667 / 61

Hildegard-Naturhaus
Firma Augustin Hönegger
Ersperding 3
5232 Kirchberg bei Mattighofen
Tel.: 07747 / 5454
Fax: DW 55
e-mail: hildegard@salzburg.co.at

Schweiz:

Hildegard-Vertriebs AG
Aeschenvorstadt 24
oder Hildegard-Drogerie AG
Werner Ness
Postfach 164
CH-4010 Basel
Tel.: 061 / 23 24 79 u. 27 99 15 1;
Fax: 061 / 27 22 3 81
(von Deutschland aus Vorwahl 004161)
E-Mail: hildegard@datacom.ch

Hildegard-Literatur (und Quellenverzeichnis – teilweise vergriffen) und Hildegard-Verbände:

Ein kleiner Ausschnitt der großen Palette an Hildegard-Büchern – also unvollständig:

Hildegard von Bingen:
1. Heilmittel
2. Ursachen und Behandlungen der Krankheiten
3. Scivias – Wisse die Wege
4. Liber vitae meritorim – Das Buch der Lebensverdienste

Dr. Gottfried Hertzka:
Kleine Hildegard-Apotheke
So heilt Gott
Das Wunder der Hildegard-Medizin

Peter Pukownik:
„Hl. Hildegard, Heilfasten“ Gesundheit für Körper und Seele.
„Hl. Hildegard – Rheuma“ ganzheitlich behandeln.
„Hl. Hildegard – Migräne und Kopfschmerzen“ ganzheitlich behandeln.
„Bolesti hlavy a migrény“ = Tschechische Ausgabe
„Der Hildegard Gesundheitsgarten“

Die besten Rezepte der Hildegard-Medizin:
„Hl .Hildegard – Almanach der Jahreszeiten“ mit Rezepte-Brauchtum
„Almanah letnih casov“ = Slovenische Ausgabe
„Blutegel-Therapie – den Körper entgiften
„Die große Hausapotheke Gottes“, Volksheilkunde aus Nordbayern
„Kleine Hausapotheke Gottes“, Auszug daraus

Die Zeitschriften der drei großen Hildegard-Vereine:

„Hildegard-Heilkunde"
Mitteilungsblatt des **Förderkreises Hildegard von Bingen e.V."**
Nestgasse 2
D-78464 Konstanz
Tel.: 07531 / 31487
Fax: 07531 / 33403
E-Mail: jura@hildegard.de
www.hildegard.de

„Hildegard-Zeitschrift"
Mitteilungsblatt der **„Internationalen Gesellschaft Hildegard von Bingen"**
Postfach
CH-6390 Engelberg

„St. Hildegard-Kurier"
Mitteilungsblatt des Bundes der Freunde Hildegards e. V.
A-5084 Grossgmain bei Salzburg
Tel. 06247 / 82 53

Stichwortverzeichnis

A

Aalgalle 203, 271
Abführmittel 91, 114, 157f.
abgekochtes Wasser 70, 93, 107, 147, 237, 239
Abnehmen 35, 76, 89, 210, 237, 250
Abwehrschwäche 30, 41, 144, 218
Achat 254
Aderlass 26, 98, 113, 204, 208, 214-223, 230
Akelei 121, 170
Akelei-Blatt 121
Akne 93, 99f.
Alant 122-125
Alantwürze 123
Alkohol 34, 52, 56f., 76, 81, 133, 152, 191, 202, 239, 241f., 249, 265
Alkoholiker 52, 57, 123
Allergien 51, 63f., 68, 74f., 98, 126, 146, 149f., 186, 191, 204, 261
allergische Kinder 87f.
Aloe 126f., 150
Aloe-Körner 126
Alpträume 263
Alzheimer 81, 143
Amethyst 254f.
Andorn 41f., 127-131
Angina pectoris 41, 44, 47
Anthroposophie 207
Äpfel 70f., 76, 92, 108, 113, 132
Apnoe 47
Appetitlosigkeit 68, 139
Aronstab-Wein 133
Arthritis 61, 69
Arthrose 59, 69
Asthma 15, 125, 155, 263f.
Atembeschwerden 125, 136f., 159, 181, 198
Atemwegs-Erkrankungen 108ff.
Aufstoßen 35, 44, 112, 267
Augenmittel 179
Augentrübung 218, 230, 261
ausgemahlene Mehle 76
Ausscheidung 26, 58, 148
austherapiert 206
Autogenes Training 26, 113, 204

B

Babynahrung 31
Bakterien 53, 66, 160, 211
Bandscheibenvorfall 46
Bärwurz 97, 134-137
Bärwurz Birnhonig 135ff.
Bärwurz-Mischpulver 97, 135
basisch 27, 74, 76, 100, 184, 238
Beifuß 137f.
Bernstein 255f.
Bertram 48f.
Beryll 257
Bestrahlung 69, 114, 189, 200, 219
Bienenhonig 56
Bindegewebsschwäche 80
Bindehaut-Entzündung 180
Birnen 73, 93, 110, 135f.
Blausäure 28f., 111
Bluthochdruck 151, 178, 246
blutreinigend 237ff.
blutstillend 67, 144
Blutuntersuchung 215
Blutwerte 75, 82
Blutzuckerspiegel 77
Bockshornklee 139f.
Bohnen 74, 94, 108
Bohnenkraut 116f., 139
Bohnensuppe ohne Bohnen 94
böse Geister 162, 211
Brennnessel 40, 108, 127, 140f., 145
Brennnessel-Vergesslichkeits-Öl 142
Bronchial-Katarrhen 154
Brustfellentzündung 48, 108
Brust-Packung 153

C

Calcium 55f., 76
Cantharidenpflaster 26
Chalzedon 254, 258
Chemo-Therapie 200
Cleopatra-Bad 98
Colitis ulcerosa 104

Conjunctivitis 180
Cortison 99

D

Dachfellschuhe 80
Dachs 86
dämpfig 107, 136
Darmfunktion 38
Darmparasiten 138
Darmpilze 134
Darmsanierung 94, 97ff., 146
Darmschleimhaut 114
Darmträgheit 101
Depressionen 38, 82, 133, 187, 190, 218, 246
Desinfektion 56, 162, 183
Diabetes 86, 146, 196f.
Diamant 259f.
Dill 39, 41, 76, 129, 144, 211f.
Dinkel 27f., 30f., 33-37, 39, 43, 49, 53-56, 59, 70, 72, 74, 81, 83f., 89, 92, 94, 97, 101, 103f., 106f., 116, 118, 135, 137, 157, 166, 201, 212, 237, 239f., 267
Dinkelbrühe 31f., 81, 236
Dinkel-Flocken 35
Dinkel-Gofio 27, 33, 56, 101
Dinkelgrieß-Suppe 35, 70, 148, 165, 174
Dinkel-Kaffee 34
Dinkelnudeln 60, 71
Dinkelspreu 202
Dinkel-Zwieback
Diptam 40, 145
Discretio 23, 26, 167, 243, 248
Disotto 36
Dotterkekse 103
Dr. Simonton 206
Durchblutungs-Störungen 51
Durchfall 35, 52, 70-73, 102, 111, 156, 165
Durchfall-Ei 102, 105

E

Edelkastanie 78-80, 83-85, 108
Edelkastanienholz 80f., 86
Edelkastanien-Honig 82, 84
Edelkastanien-Mehl 82f., 85
Eibisch 145
Eier 76, 89, 100, 166
Einschlafen 25
Ekel gegen Essen 174
Elektrolyt-Haushalt 105, 114, 134, 148
Elektrosmog 36, 202
Engelsüßwurzel-Pulver 83
entgiftend 52, 127, 137
entkrampfend 127, 129, 153, 163
Entkrampfung der Gefäße 38, 47, 187
Entsäuerung 76f., 237
Entspannung 26
Entzündungen 82, 129, 138f., 154, 161, 175, 189, 195, 220, 268
Enzym GST 45
Epilepsie 46, 48
Erdstrahlung 36
Ernährungsfehler 24
Ernährungsumstellung 99
Espen-Rinde 115
Eugenol 150, 195

F

Fastensuppe 49, 237
Fenchel 37-43, 53f., 70f., 76-78, 94, 99, 101, 107, 113, 129, 131, 159, 174, 177, 194, 198f., 201, 211f., 242
Fernheilungen 245f.
Fettverarbeitung 75
Fieber 43, 46, 63, 68, 70, 98, 104, 121, 126, 133, 135, 138f., 145, 149, 160-162, 176, 197, 255-257, 260f., 268
Flohsamen 97f., 101, 105, 146-149, 158, 238
Flüssigkeits-Zufuhr 26, 99
Frankenwein 68f., 243
Frischkorn-Müsli 54

G

Galgant 43ff.
Galgant-Honig 45, 47, 161
Galgantwasser 44
Galgant-Wein 46, 59
Gallenfluss 108
Gallenkolik 44, 226
Gallen-Migräne 44
Gastritis 61f., 168, 173, 267
Gebärwurz 134
Gebet 26, 74, 99, 113, 204, 246f.
Gebete 244, 246f.
Gelbsucht 126f., 256, 259

Gelenkschmerzen 189
Gemüse-Fenchel 38
Gemüts-Schwankungen 149
Geschmacks-Verstärker 75
Gesundheitseigelb 71
Gewürznelke 150f.
Gicht 24, 61, 63, 68f., 74f., 79f., 84, 112f., 116, 118f., 139f., 144, 151, 157, 172, 178, 182, 188-190, 197, 249, 258f., 263, 268, 271
Gift-Gase 39
Goldkur 61f., 69
Goldsalz-Injektionen 61
Gold-Tauchsieder 63
Goldwein 63f., 69
griechischer Klee 139
Grünkern 28, 94
Gundelrebe 118, 152f., 159
Gurgelmittel 139f.
Gürtelrose 44, 121, 161

H

Haarwuchsmittel 140
Halluzinationen 163, 167
Halsbräune (Diphtherie) 139
Halsschmerzen 47, 72, 159
Haltbarkeit 56, 75, 171, 191
Hämorrhoiden 146, 147
harntreibend 154, 169
Hasengalle 95, 96
Haut-Erkrankungen 51, 91, 93ff., 171, 172
Head´schen Zonen 223, 225-227
Heiler 245f.
Heilfasten 17, 26, 235-240, 276
Heilkraft des Weines 241-243
Helicobacter pylori 97, 134f.
Herde 43, 129
Herzschmerzen 44, 82, 84, 112, 140, 145, 162, 218, 267
Herzwein 14, 32, 51, 56-58, 119, 157, 164, 167, 177, 203, 238, 243
Heufieber 63
Hildegardischer Herzschrittmacher 264
Hildegard-Nerven-Kekse 166
Himbeersaft 70, 104
Hirschleber 113
Hirschtalg 118, 189
Hirschzunge 153-156, 200
Hirschzungen-Elixier 154-156
Hirschzungenpulver 156
Hitzewallungen 47, 185, 187
H-Milch 72, 91, 94, 98
Honig 14, 32, 42, 45, 47, 51f., 54, 56, 70-73, 82-85, 89, 91f., 104, 108, 114, 116f., 120f., 123f., 126, 130f., 135-138, 140, 145, 154, 159, 161, 166, 170f., 182f., 190f., 194, 198, 199, 203, 238
Hüft-Operation 175
Husten 37, 41, 111, 126, 129f., 136, 153f., 159, 169, 189
Husten-Weine 41
Hyazinth 260-262
Hypertonie 165, 178, 232
Hypotonie 32, 38, 41, 54, 57

I

Iliosakralgelenke 231
Infektion 29f., 46, 161
Infektionen im Hals- und Kopf-Bereich 128
Ingwer 43, 114, 157f., 229, 238
Ingwer-Ausleitungsgranulat 238
Ingwer-Pulvermischung 158
Insektenstiche 182
Insulin 36, 146
Ischialgie 95, 233f.

J

Jähzorn 79, 84, 137, 258
Jaspis 115, 262-266
Jucken 98, 150

K

Kalbsfuss-Suppe 59f.
kalter Magen 61, 173
Kaneelbaum 196
Kapuschka 201
Karneol 144, 265
Käse 38, 75, 76, 107, 110, 152, 216
Kirschkernkur 192
kleine Naturbrot 78
klimakterische Beschwerden 267
Kniekehle 225, 230f., 233
Knoblauch 60, 73, 109, 174
Knochen-Erweichung 75
Kohlensäure 76, 147

Kohlenstaub-Lunge 125
Kolloidales Silber 65
Königskerze 125
Konservierungsstoffe 30, 75, 94, 100
Konzentrationsstörungen 81, 143
Kopfader 218
Kopfbrummen 152
Kopfpackung 152
Kopfsalat 35, 72, 92, 108, 113
Kopfwaschungen 118
Körnermüsli 32
körperliche Blockaden 43
Körperübungen 23, 244
Krampfanfälle 46, 48
Krankenkost 38, 70ff.
Krankenkost nach Dr. Hertzka 70-73
Krankheitsursachen bei Hildegard 24
Kräutermischung 41, 211
Krebs-Patient 200, 205
Krebstherapie 200-206
Kreislauf 33, 38f., 41, 44f., 57f., 79, 164, 190, 256, 270
Küchengifte 15, 53, 74f., 93, 110, 114, 116, 202
künstliche Süßen 75, 94
Kupfer 68f., 266
Kupferstück 68f.
Kürbis 90-92, 107, 113

L

Lähmungen 112, 165, 181, 197
Lauch 73f., 93, 110, 238
Lavendel 159
Lebensmittel 30, 100, 113, 152, 201, 207
Leberader 218
Leberschäden 81
Leber-Schmerzen 82, 84, 154f.
Leere im Gehirn 81
Leinsamen 148f.
Leistenbruch 174
Leitsätze 23
Liebe 22
Liebstöckel 40f., 143, 159
Lungen-Bronchial-Erkrankungen 106-111, 123
Lungen-Emphysem 110
Lungenschmerzen 123f., 143
Lungen-Schmerzen 42, 123, 194
Lungen-Tbc 123, 154
Lymphatiker 115
Lymphknoten 121, 205

M

Macis-Öl 163
Magen-Darm-Bereich 44, 130, 169, 270
Magen-Darm-Blutungen 130
Magengeschwüre 187
Magen-Reinigung 141
Magenschleimhaut-Entzündung 62, 168, 173
Magenschmerzen 83f., 158, 185
Maienbutter 51
Malaria 50, 138
Mandelbaum 86, 88
Mandelentzündungen 115, 121
Mandelmilch 87f.
Mandeln 43, 71, 86-89, 110, 166f.
Mandel-Plätzchen 89
Margarine 72, 97, 107
Maroni 54, 78, 81-86, 108
Marzipan 87
Meditation 23, 26, 74, 99, 106, 113, 204, 238f., 244, 246
Meerrettich 162
Mehlstaub-Lunge 125
Meisterwurz 69, 160, 161
Migräne 44, 73, 75, 123, 132, 134, 136f., 170, 231, 256, 276
Mikrowelle 58, 72, 75, 94
Milch 33f., 36f., 65, 72, 75, 87f., 91, 94, 98, 236, 256, 270
Milchschorf 51
Milch-Semmel-Diät 236
Milz 47, 83f., 140, 144, 154, 179, 267f.
Milzschwellung 268
Mini-Aderlass 220-222
Mistel-Präparate 202
Mittelader 218
Mittelohr-Entzündung 170
Mittelohrvereiterungen 121
Monats-Blutung 199
Morbus Crohn 104, 130, 147
Mundschleimhaut 57
Muskatnuss 73, 92, 109, 118, 141, 163-167
Mutterkraut 167f.
Mutterkümmelpulver 102f., 217
Myrrhe 162

N

Nahrungsmittel 28, 74, 75
Narbenpflege 181f.
Nasenbluten 144, 265f.
Nasen-Polypen 121
naturheilkundlich 35, 140
Naturschutz 133, 155
Nebenhöhlen-Erkrankungen 14, 49
nervliche Belastung 165
Nieren-Kopfschmerz 152, 181
Nierenschwäche 57, 165, 190
Nudeln 43, 94, 106
Nugget-Goldpulver 61
Nussblätter-Pulvermischung 193

O

Odermennig 168
Ohrgeräusche 170
Oliven-Öl 93, 98, 173
Osteoporose 55f., 185, 260
Ozeana 173

P

Packungen 69, 101, 115
Parkinson´sche Krankheit 116ff.
Petersilie 56, 58, 70, 72, 73
Petersilien-Honig-Wein 14, 32, 56
Pfingstrose 168, 169
Phytinsäure 55f., 76
Pilze im Körper 74
Podagra 112, 139, 228f.
Prophylaxe 61
Prostata 91, 135, 140
Psoriasis 93, 95f., 100
Psyche 24f., 99, 147-149, 164
Psycho-Hygiene 238
Psychologie 21f., 106
Pubertät 99

Q

Quark 100, 110
Quendel 31, 40, 43, 50-53, 60, 70, 72f., 84, 94, 97, 109, 201
Quendel-Salbe 51f.
Quitten 43, 107, 113, 119f., 177
Quitten Gelee 118
Quitten-Gutzeln 43, 120
Quitten-Kur 119f.

R

raffinierter Zucker 76, 100
Rainfarn 109, 169
Rainfarnpulver 109, 169
Raucherentwöhnung 259, 266
Räucherungen 211
Rebhuhnbrot 36
rechtsdrehende Milchsäure, L(+) 76, 105
Reflexzonen-Therapie am Fuß 25, 111, 205
Rekonvaleszenz 41, 46, 161, 258, 270
REM-Phasen 25
Reue 25
Rheuma 24, 61-63, 69, 74f., 79f., 84, 112-118, 120, 129, 140, 157f., 163, 172, 177, 190, 195, 215, 249, 271, 276
Rheumaschub 63
Rheumatee 172
Rhythmus 22f., 25
Riech-Kräuter 211f.
Ringelblumen 101, 171, 257
Rohkost 38, 54, 105, 109f.
Rosenöl 132, 170, 180, 189
Rote Beete 97
Rotlichtlampe 114
Rotz 112
Rubin 268, 269
Rückenschmerzen 43, 46, 58f., 115, 232
Ruhr 102

S

Salbei 41f., 65, 76f., 98, 109, 114, 116, 131, 145, 159, 171-174, 178, 242
Salz 32, 53f., 60, 70, 72f., 76, 84, 89, 92, 102-104, 109, 141, 165f., 267
Sauna-Bade-Zusatz 79
Säuren und Basen 74ff.
Schafgarbe 144, 174-177
Schafgarben-Blätter 174ff.
Schilddrüse 263f.
Schilddrüsen-Überfunktion 38
Schlafen 25, 26, 42, 113, 188
Schlaflosigkeit 57, 266
Schlaganfall 165, 259
schlecht heilende Wunden 177

Schlehenfrüchte 114
schleimlösend 127, 153
Schluckauf 112
Schmerzen 31, 39, 41f., 44, 46f., 58, 61-63, 82-84, 91, 94f., 104, 112, 114f., 123-125, 131, 135, 137, 139, 145, 153f., 156, 158f., 162, 167f., 170, 180, 185, 187-190, 194, 198-200, 205, 212, 218f., 220-225, 228-231, 236, 241, 246, 255-257, 260, 263f., 267, 270f.
Schmerzpunkt 220, 225
Schnarchen 47
Schnittlauch 109
Schnupfen 14, 39, 49, 112, 144, 157, 169, 211f., 213, 263f.
Schröpfen 26, 111, 113, 182, 220, 223-225, 228-230, 232-234
Schrot 34, 94
schulmedizinisch 35
Schuppen 140, 171, 173
Schüttelfrost 68, 126
Schwächeanfällen 157
Schwächezustände 258, 266
Schwangerschaft 55, 58, 146
Schwangerschafts-Erbrechen 103
Schweinefleisch 24, 72, 74, 93, 100, 114
Schwellungen 57, 205, 220
Schwerhörigkeit 128
Schwermütigkeit 133
Schwingungen 253
Scivias 21, 276
seelische Abwehrkraft 25
sehnsüchtiges Wasser 77
Seitenstechen 267, 270
Silber 64-67, 119
Silberwein 65
Sivesan 40
Smaragd 269-272
Speichelfluss 37, 50, 65, 119f., 196
Speisemohn 97
Spulwürmer 91, 192f.
Starkes Erbrechen 103
Steinbrech 118
Steine 145, 176, 253f., 256, 266, 273
Stimmkräuter 177f.
Stinknase 173
Stoffwechsel 41, 74, 79, 98, 101, 240
Stottern 259
Subtilität 25f., 113
Südfrüchte 76, 108
Süßholzpulver 83
Süßspeisen 43

T

Talgdrüsen 99, 101
Tanne 178f.
Tausendgülden-Kraut 118f.
Theologie 21f.
Thiocyanat 28-30, 37
Tinnitus 152, 170
Toledo 87
Träume 25, 99
Traurigkeit 133, 267
Trigeminus-Neuralgie 170
trockener Husten 111
Trockenschröpfen 228, 234
Trommelstein 255, 258, 266
Tsampa 32
Tschernobyl 36

U

Übelkeit 47, 52, 163
Überanstrengung 51
Überdosierung 169, 196, 226
Überempfindlichkeit 56, 61
Übersäuerung 34, 35, 62, 74, 184
Übersäuerung des Magens 34f.
Ulmenholzfeuer 69
Umwelt 23, 53, 113, 202, 253
Unterzucker 56f.
Unterzungenvene 221

V

Vegetarierin 32
Veilchen 179-181
Veilchensalbe 181f., 204
Veilchenwein 181
Venenleiden 80, 84f.
Verblitzen 180
verdauungsfördernd 127, 137
Verdauungs-Störungen 83
Vererbung 24, 99
Vergiftungserscheinungen 109, 169
verkrampft 148
Vermiselles 85

verschleppte Grippe 139
verspannt 148, 226, 232
Viren 66, 134, 211
Viriditas 25, 270
Visionen 20
Völlegefühl 241, 267

W

Wasserlinsen-Elixier 203, 271
Wasserschiff 77
Wassersucht 151
Wechseljahre 133, 185-187, 260
Wegerich 165, 182f.
Weihrauch 162, 183, 211
Weinessig 54, 56, 72f., 75, 108, 144f., 184, 192, 268
Weinraute 47, 118, 185-188
Weißer Pfeffer 103
Weizenpackung 58f., 115
Wermut 111, 114f., 138, 188-191, 243
Wermut-Frühjahrskur 190f., 243
Wermut-Öl 189
Wetterfühligkeit 57, 266
Wicken-Umschläge 98
Witwenbuckel 234
Wunde 174, 175f.
Wundertropfen 170
Wundfieber 176
Wurmkuren 112f.
Wurmmittel 91, 122

Y

Ysop 42, 193f., 198f.

Z

Zahnen von Kleinkindern 257
Zaunrübe 195f.
Ziegelstein 39, 156, 183, 211f., 254
Ziegenmilch 94, 106f., 256
Zimt 42, 72f., 92, 109, 113, 120, 150, 154, 166, 194-199
Zimtöl 195
Zitrusfrüchte 93
Zittern 116, 117
Zitwer-Wein 117
Zwetschgenkerne 111
Zwiebeln 54, 60, 73, 109f., 210, 266
Zyanin 29

Weitere Bücher aus dem Verlag Via Nova:

Naturheilkunde für jeden

Ein Wegweiser für eine bessere Gesundheit
Dr. med. Jürgen Freiherr von Rosen

2. Auflage

Hardcover, 128 Seiten, ISBN 978-3-86616-166-5

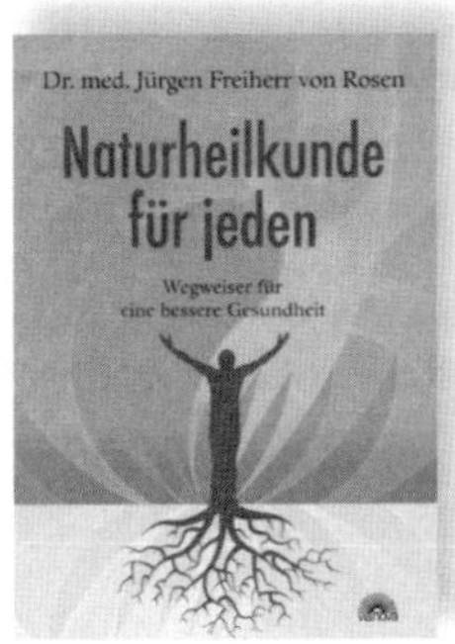

Ein praktischer und auch für den Laien gut verständlicher Leitfaden über die Vorteile und Anwendungsmöglichkeiten der Naturheilkunde mit vielen Tipps zur Gesundheitsvorsorge. Dem Thema Krebs ist ein eigenes Kapitel gewidmet. Im Register der häufigsten Krankheiten werden typische Symptome beschrieben und - soweit möglich - Empfehlungen für naturheilkundliche Therapien ausgesprochen. Das Buch zeigt auf, dass jeder ganz einfach Gesundheitsvorsorge betreiben kann - durch eine Lebensführung im Einklang mit der Natur. Ein aufschlussreicher Ratgeber für alle, die auf natürliche Weise gesund bleiben oder werden wollen!

Die Kunst gesund zu leben

Mein Programm für Ernährung, Bewegung und Balance
Prof. Franz Decker

Paperback, 256 Seiten, 42 Grafiken, ISBN 978-3-86616-157-3

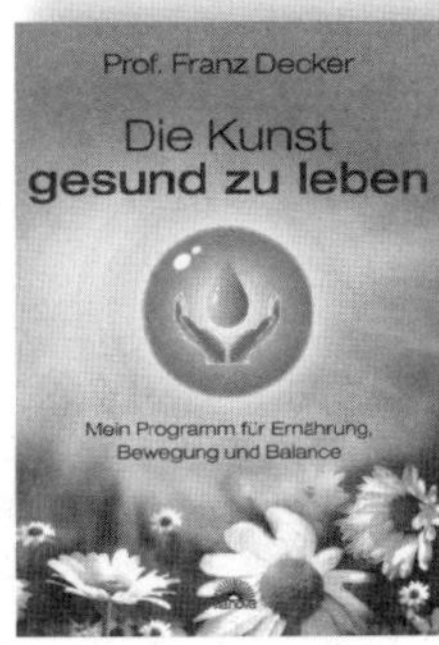

Ein 12-Schritte-Lebensprogramm für mehr Lebensqualität und Gesundheit. Es ist heute nicht leicht, gesund zu leben. Viele Menschen sind müde, energielos, ausgebrannt, schlecht gelaunt, zu dick und kränkeln. Moderne „Krankheiten befallen uns nicht aus heiterem Himmel, sondern entwickeln sich aus täglichen kleinen Sünden wider die Natur" (Hippokrates). Wir brauchen deshalb die Kunst, gesund zu leben. Gesundheit und Vitalität bis ins hohe Alter sind heute mehr als je zuvor von der Entscheidung für eine gesunde Lebensweise, eine bewusste Denk- und Lebensmentalität abhängig. So kann man modernen Lebenskrankheiten vorbeugen und ein erfülltes Leben führen. Das Buch zeigt den Weg zu einer solchen neuen Lebenskunst mit Lebensqualität und Lebens-Balance. Es enthält zahlreiche Tipps, Übungen, Mentaltrainings-Situationen und Erfahrungen, welche die Wirksamkeit des 12-Schritte-Lebensprogramms verstärken.

Hand und Fuß – Quellen der Heilung

Eine völlig neuartige Reflexzonen-Massage
Friedrich Butzbach

4. Auflage

Paperback, 192 Seiten, 70 Grafiken und Zeichnungen, ISBN 978-3-86616-138-2

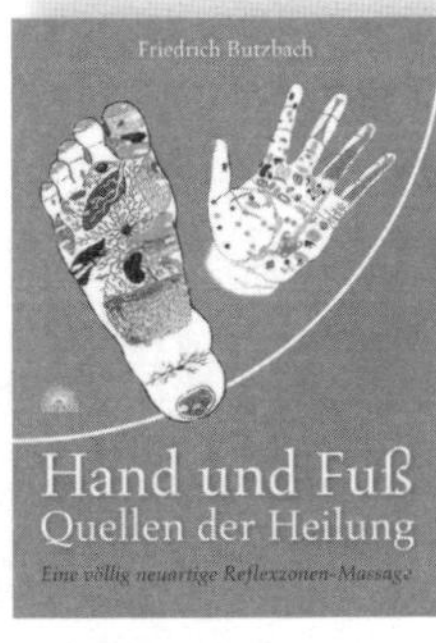

In einer über dreißigjährigen Praxis erwuchsen dem Autor neue Erkenntnisse der Fußreflexzonenmassage, besonders an den großen Zehen. Er fand hier über 40 Reflexpunkte der Hirnreflexe, über die schnellere und intensivere Reaktionen ablaufen. Dazu kommen noch rund 20 neu gefundene Reflexpunkte, die zum Beispiel den Augeninnendruck, Herpes und Gürtelrose, hohen Blutdruck, Herzbeschwerden, Asthma oder Zahnschmerzen sehr schnell und effektiv positiv beeinflussen. Die Massage eines von ihm gefundenen Reflexpunkts kann selbst sehr alte Schockerlebnisse aus dem Unterbewusstsein in das Bewusstsein bringen und die dadurch entstandenen Belastungen und Blockaden abbauen. Genaue Beschreibungen und viele Skizzen und Schaubilder machen nicht nur die Lokalisierung der Reflexpunkte und die Art der jeweils erforderlichen Massage klar, sondern sind vom Autor auch ausdrücklich als Möglichkeit zur Selbsthilfe für sich und vor allem zur Anwendung bei Kindern gedacht.

Quantengeist und Heilung

Auf seine Körpersymptome hören und darauf antworten

Arnold Mindell

2. Auflage

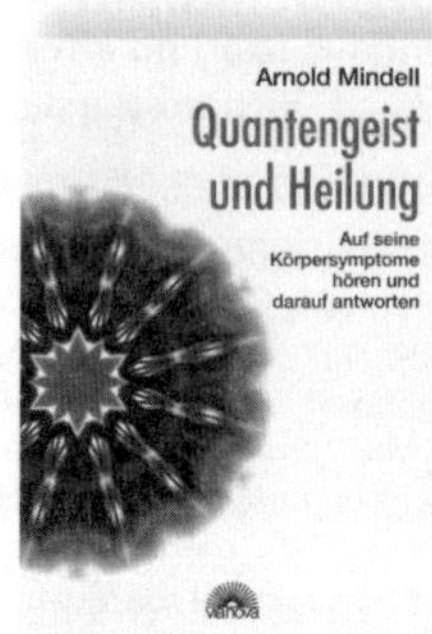

Paperback, 296 Seiten, ISBN 978-3-86616-036-1

Quantengeist und Heilung ist Arnold Mindells neues Modell der Medizin, das auf den atemberaubenden Erkenntnissen der Pioniere der Quantenphysik beruht, welche die Landschaft unseres Glaubenssystems beinahe täglich neu gestalten. Mindell, der dort weitermacht, wo C. G. Jung aufhörte, hat sich als führender Experte im Gebrauch von Konzepten aus der Quantenphysik zur Heilung von Geist und Psyche erwiesen. Das Buch geht weit über die Theorie hinaus und stellt einfache Techniken, Übungsanleitungen und präzise Erklärungen wesentlicher Konzepte zur Verfügung, die es jedem Einzelnen ermöglichen, die Wurzeln selbst von chronischen Symptomen und Krankheiten, emotionalen, krankmachenden Mustern freizulegen, zu verstehen und zu beseitigen. Arnold Mindell: „Quantenphysik, die auch Sie anwenden können. Allen Aktionen und Ereignissen im Universum liegt eine Kraft zugrunde. Jeder Mensch besitzt die Fähigkeit, diese anzuzapfen, mit ihr zu interagieren und sie zur Selbstheilung zu benutzen."

Heilung beginnt im Herzen

Die inneren Kräfte wecken, um Körper und Seele zu heilen

Chuck Spezzano

2. Auflage

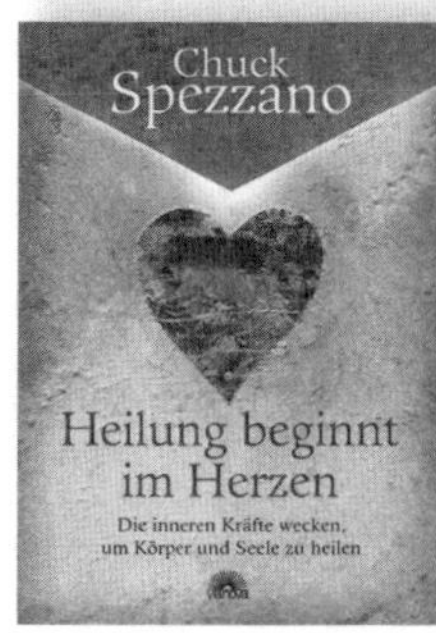

Hardcover, 240 Seiten, ISBN 978-3-86616-140-5

Das neue Buch des bekannten Lebenslehrers Dr. Chuck Spezzano gibt dem Leser grundlegende Prinzipien und Methoden an die Hand, um sich von allen Formen von Krankheit und Schmerz zu befreien. Es ergründet nicht nur die Wurzeln dessen, was Krankheiten und Schmerzen erzeugt, sondern zeigt darüber hinaus praktische Wege, wie man die dem eigenen Herzen und Geist innewohnende Kraft nutzen kann, um Krankheiten zu heilen und Schmerz aufzulösen.

Heilung von Schuldgefühlen

Das Geschenk des inneren Friedens wieder erfahren

Chuck Spezzano

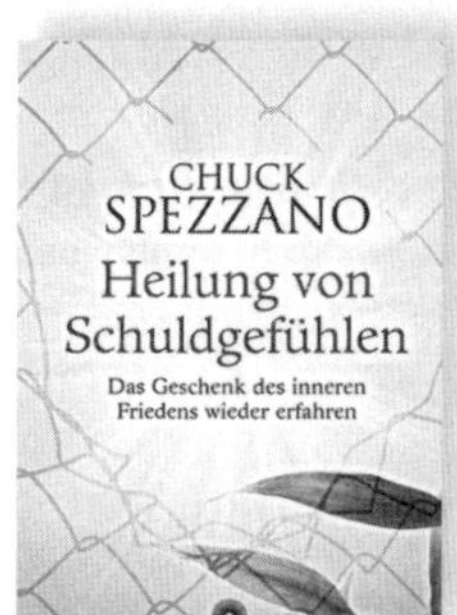

Hardcover, 256 Seiten, ISBN 978-3-86616-197-9

Schuldgefühle – wer kennt sie nicht? Schuldgefühle bewirken, dass wir uns herabsetzen und uns für das bestrafen, was wir getan zu haben glauben. Chuck Spezzano nähert sich diesem Thema mit der ihm eigenen Mischung aus Humor und Tiefgründigkeit. Er zeigt in seinem wachrüttelnden Buch nicht nur, wie es gelingen kann, die oftmals tief im Unterbewusstsein verborgenen Ursachen unserer Schuldgefühle aufzudecken, sondern stellt auch Wege vor, wie sie geheilt werden können. Seine Prinzipien werden anhand von Übungen und Fallbeispielen aus seiner langjährigen Praxis als Therapeut veranschaulicht. Die wichtigste Botschaft des Buches lautet, dass in seinem innersten und unveränderlichen Wesenskern jeder Mensch unschuldig ist.

Medizin die JEDEN angeht

Schulmedizin und alternative Heilverfahren als Partner

Dr. med. Richard Harslem

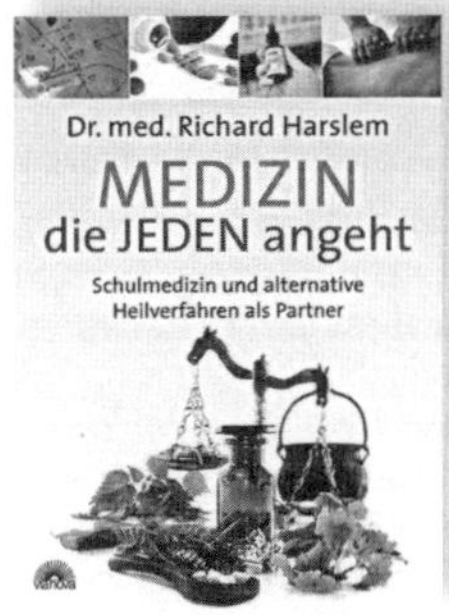

Paperback, 208 Seiten, ISBN 978-3-86616-204-4

Auf der Grundlage neuester wissenschaftlicher Erkenntnisse der Physik, der Hirn- und Placeboforschung zeigt dieses Buch anhand einfacher Alltagsbeispiele den gemeinsamen Nenner aller Heilmethoden sowohl der Schulmedizin als auch alternativer Heilverfahren auf: Der Patient muss im Mittelpunkt stehen, eine optimale Kommunikation zwischen ihm und dem behandelnden Arzt/Heiler wird die beste Heilmethode finden. Dieses dargestellte „menschenwürdige" Medizinverständnis und die zahlreichen, praktisch umsetzbaren Informationen sind für alle, die mit dem Gesundheitswesen und der Gesundheitserziehung zu tun haben, von großer Bedeutung, interessant und lesenswert, aber auch für alle, die gesund werden wollen! So können die Heilungschancen der einzelnen Patienten erhöht werden. Die Erkenntnisse des Autors wollen einer besseren Volksgesundheit dienen und Kosten senken.

Revolution in der Krebstherapie

Zellen neu programmieren

Vorwort von Prof. Dr. Ervin Laszlo

Dr. Pier Mario Biava

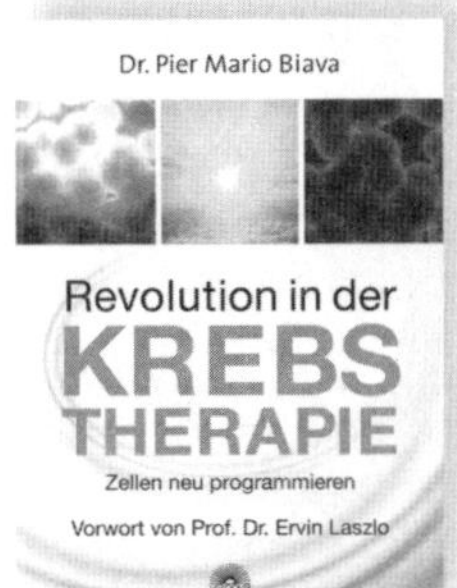

Paperback, 176 Seiten, ISBN 978-3-86616-186-3

Dr. Biava vertritt in seinem bahnbrechenden Buch die Auffassung, dass bei Krebs nicht die Krankheit selbst das Problem ist, sondern unser Umgang mit ihr und mit dem erkrankten Körper. Er hat festgestellt, dass Krebszellen nicht unbedingt zerstört werden müssen, sondern neu programmiert werden können, um wieder normal zu funktionieren. In diesem Prozess wird Information, die Stammzellen während des embryonalen Wachstums im Mutterleib erhalten, auf die Krebszellen im voll entwickelten Organismus übertragen, die auf diese Weise darauf „programmiert" werden, zu normalem und gesundem Wachstum zurückzukehren. In diesem packenden Buch liefert Dr. Biava überzeugende Argumente dafür, dass Krebs ein Nebenprodukt des Sinnmangels in der heutigen Gesellschaft ist und dass die Heilung von Krebs gleichbedeutend damit ist, wieder Sinn im Leben zu finden – ein Prozess, der zu einem tieferen Verständnis und einer tieferen Verbindung mit dem Leben führen kann.

Der Trank des Lebens

Das Heilgeheimnis aus dem Himalaja neu entdeckt

Christine Brunner

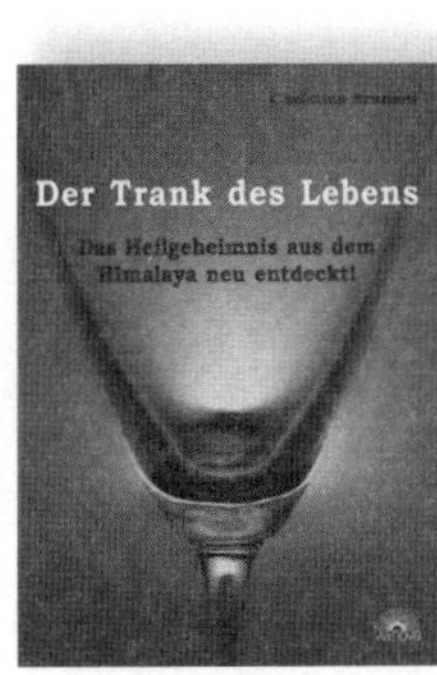

Paperback, 132 Seiten, ISBN 978-3-86616-196-2

Ambrosia, Amrita und Soma galten in früheren Hochkulturen als „Trank der Unsterblichkeit". Während die erstgenannten den Himmlischen Wesen vorbehalten waren, war Soma für die Menschheit bestimmt. Ihm wurde eine gesundheitsfördernde sowie lebensverlängernde und Gedanken klärende Wirkung zugeschrieben. Das Rezept für den Soma-Trank wurde in den alten indischen Schriften verschlüsselt wiedergegeben. Noch heute rätselt man über die Wahl der Früchte und Kräuter, die zur Herstellung gebraucht wurden. Doch eines ist sicher: Es war ein fermentiertes Getränk, reich an Enzymen. Lesen Sie in diesem hochinteressanten Buch, wie ein Physiker das Ur-Geheimnis der Gär-Getränke entschlüsselt hat. Über die Kombination von altem, ayurvedischen Wissen und moderner Forschung fand er, wonach Mystiker, Alchemisten, Ärzte und Forscher aller Epochen suchten: den Trank des Lebens.

Lebensquell Jin Shin Jyutsu

Ein Gesundheitsprogramm für mehr Wohlbefinden und Vitalität

Tina Stümpfig-Rüdisser

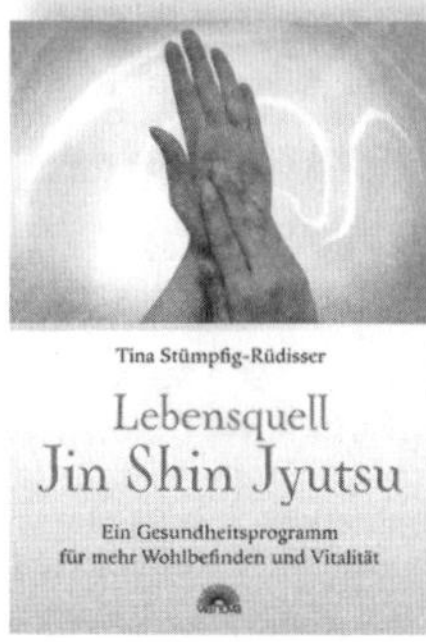

Paperback, 184 Seiten, 186 farbige Fotos, ISBN 978-3-86616-177-1

Mit diesem Buch haben Sie ein wunderbares Werkzeug, positiv und heilend auf Körper, Geist und Seele einzuwirken. Indem Sie Ihre Hände auf bestimmte Energiepunkte Ihres Körpers legen, stärken Sie Ihre Selbstheilungskräfte und fördern Ihre Gesundheit und Ihr Wohlbefinden in allen Lebensbereichen. Jin Shin Jyutsu bringt Harmonie in Körper, Geist und Seele zurück, fördert die Regeneration und Erneuerung der Zellen, verlangsamt den Alterungsprozess und erfüllt Sie mit neuer Kraft und Lebensenergie. Die Übungen sind mit vielen Fotos veranschaulicht, klar beschrieben und ohne Vorkenntnisse einfach auszuführen. Die Themen und Symptome sind übersichtlich alphabetisch geordnet.

Heilgebärden

Verbindung mit dem heilenden Feld durch Bewegung und Meditation – Vorwort von Chuck Spezzano

Barbara Schenkbier

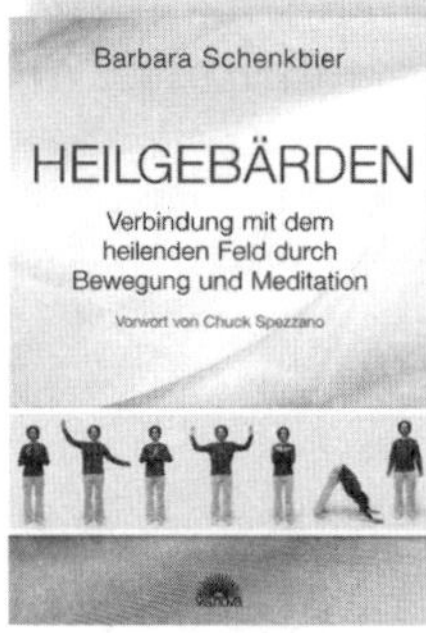

Hardcover, 160 Seiten, 42 mehrfarbige Fotos, ISBN 978-3-86616-175-7

Die Heilgebärden sind im Rahmen der Ausbildung für spirituelle Heilung inspirativ von der Autorin Barbara Schenkbier empfangen und ausgestaltet worden. Sie sind für jeden leicht durchzuführen. Achtsame Gebärden und Haltungen öffnen den Übenden für den Strom der Heilenergie aus dem heilenden Feld. Dynamische Bewegungen und Energiemassage aktivieren die Lebensenergie, so dass der Körper und die Feinstoffebenen durchströmt und geheilt werden. In der wachen Vergegenwärtigung der strömenden Heilkraft und in den Meditationen werden auch Geist und Seele angesprochen und wichtige spirituelle Grundhaltungen wie Achtsamkeit, Hingabe und Demut entfaltet.

Durch Energieheilung zu neuem Leben

Atlas der Psychosomatischen Energetik

Dr. med. Reimar Banis

3. Auflage

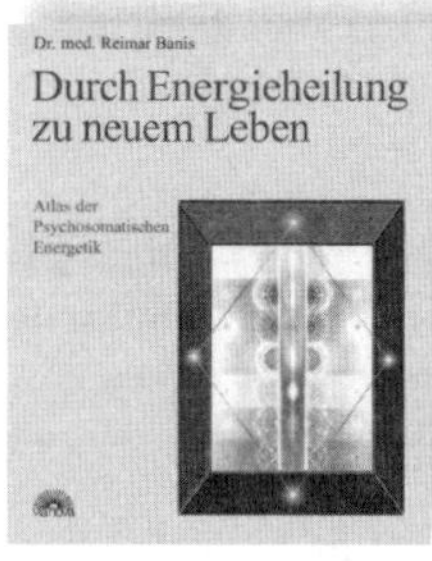

Hardcover, 408 Seiten, Großformat, vierfarbig, ISBN 978-3-936486-15-5

Jeder Mensch, der mehr über sich, seinen unbewussten Charakter erfahren möchte, kann von diesem Buch nur profitieren. Der Leser findet Informationen aus allen Kultur-Epochen und spirituellen Disziplinen über die Lebensenergie, die Chakras und deren herausragende Bedeutung für Gesundheit, Lebensfreude und Sinnfindung im Leben. Der Autor verbindet das naturwissenschaftliche Weltbild mit Erkenntnissen der modernen Energiemedizin und uralter spiritueller Erkenntnisse. Ein neues Weltbild wird sichtbar, in dem die seelische Evolution des Einzelmenschen den eigentlichen Schlüssel darstellt. Dr. Banis schildert ein neues, einfaches System der Energiemedizin, das er entdeckt hat, um Energieblockaden in kürzester Zeit zu erkennen und zu heilen – die Psychosomatische Energetik.